U0232650

✚ 神经外科全媒体书系 · 第 1 辑 ·

丛书主编 ◎ 马廉亭

NAOJISUI SHOUSHU RULU

DUOMOTAI RONGHE YINGXIANG JIEPOUXUE

脑脊髓手术入路

多模态融合影像解剖学

主编 ◎ 向伟楚

长江出版传媒

湖北科学技术出版社

图书在版编目（CIP）数据

脑脊髓手术入路多模态融合影像解剖学／向伟楚主编 . —武汉：湖北
科学技术出版社，2023.9

（神经外科全媒体书系 . 第一辑）

ISBN 978-7-5706-2244-3

Ⅰ . ①脑…　Ⅱ . ①向…　Ⅲ . ①脑血管疾病－脑外科
手术－解剖学　Ⅳ . ① R651.1

中国版本图书馆 CIP 数据核字（2022）第 183606 号

策　　　划：冯友仁　　　　　　　　　　　　　责任编辑：张荔菲　陈中慧
责任校对：罗　萍　李子皓　　　　　　　　　　封面设计：胡　博

出版发行：湖北科学技术出版社
地　　址：武汉市雄楚大街 268 号（湖北出版文化城 B 座 13—14 层）
电　　话：027-87679468　　　　　　　　　　　　　　邮　　编：430070

印　　刷：湖北金港彩印有限公司　　　　　　　　　　邮　　编：430040

787×1092　　　　　1/16　　　　　　　　　　17.75 印张　　　　　430 千字
2023 年 9 月第 1 版　　　　　　　　　　　　　2023 年 9 月第 1 次印刷
定　　价：198.00 元

《脑脊髓手术入路多模态融合影像解剖学》

编　委　会

名誉主编　马廉亭（中国人民解放军中部战区总医院）

主　　编　向伟楚（中国人民解放军中部战区总医院）

副 主 编　丁慧超（中国人民解放军中部战区总医院）

　　　　　杜　威（中国人民解放军中部战区总医院）

　　　　　陈大瑜（中国人民解放军中部战区总医院）

编　　委（按姓氏拼音排序）

　　　　　别毕洲（湖北省第三人民医院）

　　　　　陈　燕（中国人民解放军中部战区总医院）

　　　　　陈海杰（汕头大学医学院附属粤北人民医院）

　　　　　陈迎春（湖北省第三人民医院）

　　　　　冯　光（河南省人民医院）

　　　　　冯娟娟（湖北省第三人民医院）

　　　　　管江衡（中国人民解放军中部战区总医院）

　　　　　黄　成（中国人民解放军中部战区总医院）

　　　　　雷心语（中国人民解放军中部战区总医院）

　　　　　李　俊（湖北省第三人民医院）

　　　　　李　坤（中国人民解放军中部战区总医院）

　　　　　李欢欢（湖北省第三人民医院）

　　　　　李治国（郑州大学第一附属医院）

　　　　　梁　康（大新县人民医院）

　　　　　林爱龙（湖北省第三人民医院）

　　　　　刘　欣（中国人民解放军中部战区总医院）

　　　　　刘志文（中国人民解放军中部战区总医院）

　　　　　罗文俊（中国人民解放军中部战区总医院）

　　　　　吕福群（中国人民解放军中部战区总医院）

马生辉（中国人民解放军中部战区总医院）

盛柳青（湖北省第三人民医院）

宋　健（中国人民解放军中部战区总医院）

汪志忠（湖北省第三人民医院）

王　丽（中国人民解放军中部战区总医院）

王声播（湖北省第三人民医院）

韦　可（中国人民解放军中部战区总医院）

谢天浩（中国人民解放军中部战区总医院）

徐国政（中国人民解放军中部战区总医院）

杨　柳（中国人民解放军中部战区总医院）

杨　铭（中国人民解放军中部战区总医院）

杨　媛（中国人民解放军中部战区总医院）

尧小龙（湖北省第三人民医院）

姚国杰（中国人民解放军中部战区总医院）

叶建锋（湖北省第三人民医院）

于　多（中国人民解放军中部战区总医院）

张　纯（湖北省第三人民医院）

张　青（湖北省第三人民医院）

主编简介

向伟楚，现任中国人民解放军中部战区总医院神经外科副主任技师。湖北省脑血管病防治学会第一届常务理事、中国研究型医院学会出血专业委员会委员、《中国临床神经外科杂志》编辑。专注于神经外科"医、教、研"工作，擅长脑脊髓血管疾病三维影像融合、4D血管成像技术研究，以第一作者或通讯作者发表20余篇论文（其中SCI论文1篇）。作为副主编参编专著《神经系统疾病三维影像融合技术、应用及图谱》。2020年以第一完成人获得军队科技进步二等奖1项，2021年获得国家发明专利2项、实用新型专利1项（均为第一发明人）。2020、2021年度被评为军队"四有"优秀文职人员。

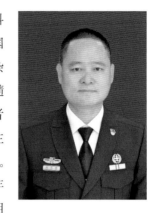

前　言

　　人体解剖学与医学影像学都是医学重要的基础学科。过去，学校教的是分系统的解剖学与单一模式的影像学。随着医学技术的发展，解剖学伴随着显微技术的发展而细分出了显微解剖学。近年来随着影像技术的进步，CT、CTA、MRI、MRA、ECT、PET-CT、SPECT、DSA 等应用于临床诊断，但这些影像技术给出的是单一模式的影像，虽对临床诊断、治疗、科研、教学有很大帮助，但仍有不足之处，如颅骨、脑神经、血管等毗邻解剖关系在单一影像上仍不能直观显示。数字化影像医学的出现及相关技术的问世，为解决这一难题提供了方案。

　　编者团队在 2016 年出版了《神经系统疾病三维影像融合技术、应用及图谱》，受到国内同行的关注和好评。神经系统疾病三维影像融合技术的应用有以下作用。①发现了影像学新特点。②发现了评估颅内多发创伤性动脉瘤出血责任的新方法。③发现了解决颅内深部创伤性微小血管伤的精准新术式。④发现"动态三维影像融合"新技术，提出"动态三维影像融合立体解剖"新概念。编者团队在此基础上，进一步深入研究与实践，编写了《脑脊髓手术入路多模态融合影像解剖学》。

　　本书根据神经外科常用手术入路的解剖学需求，利用软件，将 CT、CTA、MRI 等影像，进行多模态融合重建，获得静态或动态颅骨、脑神经、血管毗邻关系的影像。有利于临床诊断、治疗、科研与教学，适合神经外科、神经内科、介入科、眼科、耳鼻喉科等专科医生、研究生学习、应用与参考。

　　由于知识与水平有限，书中遗漏之处在所难免，恳请同道批评指正。

目　录

第一章

多模态影像融合技术及其应用方法

 第一节 概　述

近年来，随着数字化放射影像设备多样化、计算机技术的进步、人工智能的开发，医学影像得到了进一步的发展。多模态影像融合是未来医学影像的发展方向，其对临床疾病的诊断、治疗有很大帮助，在临床研究、教学、预防和保健方面也有很好的应用前景。

现代医学影像包括计算机断层扫描（computed tomography，CT）、计算机体层血管成像（computed tomography angiography，CTA）、磁共振成像（magnetic resonance imaging，MRI）、磁共振血管成像（magnetic resonance angiography，MRA）、数字减影血管造影（digital subtraction angiography，DSA）、发射型计算机断层成像（emission computerized tomography，ECT）、正电子发射断层显像（positron emission tomography，PET）等。

不同医学影像设备对临床疾病诊断有不同适应证，且对解剖结构与器官功能显示不同，单一影像显示有其局限性。为了在一张影像上既显示病变及其周围解剖结构，又显示血管，需要将两种或多种影像叠加融合。这些影像融合包括 3D-DSA 双血管融合（左右颈内动脉系统、一侧颈内动脉系统与一侧椎-基底动脉系统），3D-DSA 与 MRI 或 MRA，3D-DSA 与 CT，3D-DSA 与 ECT 或 PET-CT，MRI 与 MRA 或 CT、CTA、ECT、PET-CT，CT 与 ECT 或 PET-CT 等。

近年来又研制了多模态三维影像融合技术，如 DSA 的 2～4 支血管三维影像融合后再与 CT、MRI 融合，动态最大密度投影技术，动态双容积重建成像技术及动态三维影像融合成像技术等。

中国人民解放军中部战区总医院于 2006 年引进了 Innova 3100 数字减影血管造影机，其有着跟传统螺旋 CT 相仿的 Innova CT 功能，可以进行单根血管的三维采集。在 2011 年引进后处理工作站以来，结合高级软件功能，先通过人工的精确定位操作，然后利用 System syngo X-WP 三维后处理工作站进行最大密度投影成像、双容积重建技术成像，利用 Inspace 3D-3D Fusion 融合软件分析合并数据，先后进行了脑脊髓血管疾病、部分颅内肿瘤、部分脑功能性疾病的 3D-DSA 双血管三维影像融合，DSA 与 MRI 或 MRA 影像融合，DSA 与 PET-CT、MRI 与 PET-CT、MRI 与 CTA 等多种影像融合。

对多种融合影像的分析可以提高对疾病的认识和诊断水平。通过对冠状位、矢状位与轴位动态影像进行扫描（从前到后，再从后到前；从左到右，再从右到左；从上到下，再从下到上），可以多角度、全方位看清病变与脑脊髓结构、骨结构相互间的立体解剖关系，提高对诊断的认识并准确地选择手术入路。将 3D-DSA 分解为普通的 DICOM 图片与 MRI 数据输入神经导航仪，提高了颅内深部微小血管病灶定位的准确性、安全性，为脑深部既不能行介入治疗、又不能行直视手术的微小血管病变找到一种新的治疗途径，优化了手术效果，减少了并发症。

医学影像对临床多种疾病的诊断具有重要价值，用于临床诊断的传统医学影像，如 CT、MRI、DSA 等都只能提供单一影像。人体解剖结构是由多种组织、器官构成的，单一影像不能同时显示各组织、器官之间的相互解剖关系（尤其在病理情况下），如肿瘤与毗邻组织结构的解剖关系，因此，单一影像对疾病的诊断、治疗、科研与教学有较大局限性。

近年来，随着医学影像设备的数字化普及和发展，通过 DICOM 接口将成像的数据输入 DSA 机器的工作站，可以进行两种或多种影像三维融合，从而在一张影像上同时显示两种或多种组织结构，大大提高了诊断治疗水平，有利于科研与教学。

虽然三维融合影像可以为临床诊断治疗提供冠状位、矢状位与轴位影像，但对病变的内部结构及各组织结构间的毗邻关系仍显示不清楚，具有局限性。为了解决这一医学难题，编者团队在全面开发三维影像融合技术在神经系统疾病诊断治疗中应用的基础上，率先提出了"动态三维影像融合立体解剖"的新概念，并研究出相应的新技术，进一步清晰显示病变与毗邻多种解剖结构的相互关系，极大地提高了诊断与治疗的准确性。

第二节　三维影像融合发展简史

1895 年，德国物理学家 Wilhelm Conrad Röntgen 发现了 X 线。1901 年，Wilhelm Conrad Röntgen 被授予诺贝尔物理学奖。X 线的发现不仅对医学领域有重大影响，还直接影响了 20 世纪其他领域的许多重大科学发现。

20 世纪 40 年代，F. Bloch 和 M. Purcell 发现了核磁共振现象。

20 世纪 50 年代，A 型超声被用于临床诊断，20 世纪 70 年代断面 B 型超声问世，20 世纪 80 年代初出现彩色多普勒超声（color Doppler ultrasound，CDU）。

20 世纪 70 年代，Allan Macleod Cormack 和 Godfrey Newbold Hounsfield 发明 CT 技术。这一发明是医学影像发展的里程碑。

1929 年，25 岁的德国医生 Forssmann 将一根无菌导尿管通过左肘正中静脉插入了自己的右心房，并将浓碘化钠溶液注入导管内，首次尝试了心脏造影。由于待检部位的各种组织器官互相重叠，血管难以辨认，早期非减影的血管造影无法精确地指导临床诊断。20 世纪 70 年代开始，利用静脉注射造影剂，通过对胶片后期处理而得到减影血管图像的成功案例被不断报道，引起学界极大的兴趣。随着计算机技术、电视技术、影像增强技术的发展，计算机减影技术代替了传统的胶片后期处理。美国的 Mistretta 等人采用模拟存储装置，应用时间和碘剂 K-缘能量减影法，从透视影像中分辨出很低的碘剂信号，显著地提高了造影效果。第一台 DSA 设备在 1980 年的北美放射学年会上公布，反响强烈。此项技术最初被叫作"计算机透视成像"或"经静脉动脉摄影术"。逐渐地，局部动脉注射造影剂替代了静脉注射，实时减影成像替代了后期处理，同时采集帧率、运动伪影等问题又被逐渐克服，影像质量有了质的提升，"数字减影血管造影"这个名字也被确定了下来。

1981 年，有 4 家公司相继推出商用 DSA 设备，至当年底，已经有 30 多家商业实体得到了此技术的开发权。随着 DSA 设备、各种配套设施及导管室的商业化，X 线血管造影技术开始真正被用于标准化临床诊断，拉开了血管腔内微创手术及介入放射学的时代序幕。时至今日，随着硬件系统的不断完善以及影像处理技术的飞跃，DSA 设备已经从影像增强系统发展到了数字平板探测器。硬件的进步同样促进了整体机架机械运动性能的提升。术中三维血管造影、三维路径图、旋转采集血管机"类 CT"功能等三维成像技术成为可能。各种基于"类 CT"的高级功能也纷纷开始出现，如出现了导管室内的术中定量分析、功能医学成像等高端应用，可帮助医生判断即刻疗效；术中实时导航可增加医生对解剖的空间认知。同时，血管造影剂、高压注射器等配套设备的提升也使 DSA 技术有了明显进步。近十年来，伴随着介入术式在发展中国家的普及和下沉，DSA 设备在不断更新换代。综合起来看，小型化、低辐射、智能化、机械自动化以及多模态影像融合、临床功能专科化、流程化是未来 DSA 发展的必然趋势。

以上医学影像技术的发现、发展及应用，为临床诊断开创了具有 X 线、CT、CTA、MRI、MRA、DSA、ECT、PET-CT、TCD 等诊断性检查的新时代。为了进一步在同一张影像上同时看到多种组织结构及其相互关系，既看到解剖结构又了解其功能，在影像设备数字化采集、存储、处理、传输的基础上，利用 DICOM 接口、PACS 相互传输，研究出影像融合新技术，使原来单一检查设备获得的医学解剖影像与其他数字化影像设备检查所获得的解剖影像或功能影像融合后，形成多模态影像解剖结构或解剖与功能融合的医学新影像。这种融合影像对临床诊断和治疗更有帮助，对科研及教学也有重要价值。

CT、MRI、ECT、PET-CT 及 DSA 等数字化影像技术在临床上的广泛应用，实现了人体组织器官数字化的断层显像，DSA、CR、DR 等数字摄影技术的出现，实现了人体组织器官数字化的影像处理，使医学影像信息的采集、存储、传输、处理和显示等发生了前所未有的变化，并由此产生了多种医学影像三维重建和后处理技术。包括三维后处理在内的医学影像检查技术，将会是个性化医学的核心和基础，将改变传统的诊疗模式。

近年来，我国在医学影像融合技术方面发展较快，从单一影像为基础的诊断向多模态三维融合影像诊断发展，从目前以解剖为基础的诊断向解剖与功能相结合的诊断发展。解剖影像与分子水平融合影像诊断的发展是影像融合的必然趋势。

医学影像的终极目的是为患者提供服务，其发展与医学的发展直接相关。未来的医学发展将朝着以预测（prediction）、预防（prevention）、个性化（personalization）和参与性（participatory）为特征的"4P"医学方向发展，个性化医学将是新医学模式的核心之一，医学三维影像融合将是这一模式的核心和基础。

第三节 医学三维影像融合的分类

医学三维影像融合涉及临床应用的所有数字化影像设备，包括 X 线、超声、核医学、光学成像等在内的各种医学影像诊断技术，在充分发挥不同影像技术优势的前提下，弥补了单一影像检查的不足和局限性，将多种影像优势融合在一起，最大限度地发挥了医学影像对临床诊断治疗的作用，指导科学研究与教学。

在神经系统疾病诊断、治疗、科研与教学中主要应用的有最大密度投影技术、双容积重建技术与三维影像融合技术。

（一）按融合技术分类

（1）诊断：3D-DSA 与 MRI 或 MRA 或 CT 三维影像融合。

（2）治疗：介入治疗、超声等，甚至把 X 线、超声和 MRI 结合在一起用于治疗，把 3D-DSA 与 MRI 数据输入神经导航仪，进行脑深部与实质内微小动脉瘤、AVM 或 AVF 伴静脉瘤、DAVF 的显微直视手术。这些手术在裸眼或显微镜下很难操作，将三维影像融合数据输入神经导航仪，解决了准确定位的难题，开拓了手术治疗新领域。

（二）按解剖结构与功能分类

（1）解剖结构与三维影像融合：如 3D-DSA 双血管三维影像融合，3D-DSA 与 MRI 或 MRA 或 CT 三维影像融合，MRI 与 MRA 或 CTA 三维影像融合。

（2）解剖结构与功能三维影像融合：如 3D-DSA 与 MRI、3D-DSA 与 PET-CT、3D-DSA 与 ECT、MRI 与 PET-CT、MRI 与 ECT 三维影像融合。

（三）按应用范围分类

如脑脊髓血管病、颅内肿瘤、脑功能性疾病等。

（四）按临床学科应用分类

如神经外科、头颈外科、血管外科、骨外科、脊柱外科、创伤外科、妇产科等。

（五）根据融合影像方式分类

（1）同类影像方式融合：也称单模态融合，是指相同成像方式的影像融合，如 SPECT 影像间的融合、MRI 影像间融合等。用同一种影像检查进行影像融合对比研究，用于同一患者治疗前期及远期随访。

（2）交互方式融合：也称多模态融合，是指不同成像方式的影像融合，如 SPECT 与 MRI 影像融合、3D-DSA 与 MRI 影像融合等。

（六）按融合对象不同分类

（1）单样本时间融合：将一段时间内对某一患者同一脏器所做的同种检查影像进行融合，可用于对比跟踪病情发展和确定该检查对该疾病的特异性。

（2）单样本空间融合：将某个患者在同一时间内（临床上将 1 周左右时间视为同时）对同一脏器所做的几种检查的影像进行融合，有助于利用多种信息，对病情做出更确切的诊断。

（3）模板融合：将患者的检查影像与电子图谱或模板影像进行融合，有助于研究某些疾病的诊断标准。

（七）按对疾病观察时间长短分类

（1）短期影像融合：跟踪肿瘤的发展情况，对发现肿瘤 1～3 个月内的影像进行融合。

（2）长期影像融合：对治疗效果评估时，将治疗后病灶 2～3 年的影像与治疗刚结束时的影像进行融合。

综上所述，依据不同的分类原则，医学影像融合有多种方式。在实际应用中，临床医师可根据各种不同的诊断与治疗目的，不断设计出更多的融合方式，以适应临床的需求。

第四节　动态三维影像融合立体解剖成像技术

（一）"动态三维影像融合立体解剖"概念的提出与成像技术的探索

编者团队 10 多年中将多模态三维影像融合技术应用于临床诊断、治疗、科研与教学后，既体会到这一技术的科学性、先进性、实用性与优越性，又感到该技术在应用中存在缺陷。多模态影像融合后给出的是静态三维融合影像，视觉上缺乏融合影像的连续性，不能给出直观的立体解剖影像，无法清晰显示病变与毗邻的解剖结构关系，不利于诊断、治疗（尤其是直视手术）。因此，马廉亭教授提出了"动态三维影像融合立体解剖（dynamic 3D image fusion of the three dimensional anatomical）"的新概念，希望把多模态三维影像融合后给出的静态三维融合影像变成连续动态三维（冠状位、矢状位与轴位）影像融合立体解剖影像。

根据上述构思设计，技师在 DSA 机器后处理工作站中，经过反复探索，研究出了动态三维影像融合立体解剖成像技术，呈现了多模态连续动态三维影像融合立体解剖影像。扫一扫书中二维码，可以在计算机、电视、手机上显示此动态影像。

（二）动态三维影像融合立体解剖成像技术的研发条件

（1）要开展动态三维影像融合，医院需要在建立网络数字化的基础上实现数据的网络化，为提高诊断效率和质量提供技术手段和技术平台。医院必须购买一批具有"云计算"功能的图像存档和 PACS 传输系统的高档数字化诊断设备。这类医学影像网络化平台可集成各种信息，帮助医生做出正确诊断，医学影像融合是未来重点发展的方向。PACS 系统可以实现信息交叉互通，方便为临床医生提供三维图像，监测并发现一些病变；医生还可以通过计算机辅助诊断系统随时调阅其他患者诊疗信息，实现区域化或更广泛的资源共享。

（2）必须要有一支有资质、有技术，并热心研究新技术的专业人员组成的研究团队。包括临床经验丰富、科研设计能力强、见多识广且具有组织领导能力的老专家，年富力强、刻苦钻研、乐于奉献、能讲会写的医生，操作计算机熟练、积极肯干、能理解并配合完成科研设计的影像技师。

（3）医疗仪器设计生产厂商要不断开发、供应新的后处理软件，并能做到不同生产厂家、不同机器设备都能通过 DICOM 接口相互传输数据，做到资源共享。

（三）组成动态三维影像融合立体解剖成像技术的各项技术

动态三维影像融合立体解剖成像是应用 Inspace 3D-3D Fusion 软件在 System Syngo X-WP 三维后处理工作站平台上完成的。该技术是对双血管及其他需要融合的影像而开发研究应用的程序，专门用于影像设备图像的融合处理。对来自 CT、MRI、PET、SPECT 和 DSA 等的容积数据影像进行矢量配准，进行融合显示。通过整合 DSA、CT、MRI、PET-CT 等的成像优势优化手术流程、降低复杂手术难度、提高手术效率，从而实现介入手术从二维影像进入三维影像智能引导的跨越。各项技术如下。

1. 三维血管影像采集技术

如常规脑血管造影进行三维血管影像采集，经颈内动脉、颈外动脉或椎动脉分别注入造影剂。颈内动脉造影剂流速 3 ml/s，总量 18 ml；颈外动脉造影剂流速 2 ml/s，总量 12 ml；椎动脉造影剂流速 2.5 ml/s，总量 15 ml，压力 300 psi（psi＝6.895 kPa），可以使用"5sDSA"或者"8sDSA"采集模式。利用采集到的原始"5sDSA"或"8sDSA"影像数据在 System Syngo X-WP 三维后处理工作站上进行双容积（double volume）重建（图 1-1、图 1-2，视频 1-1）。

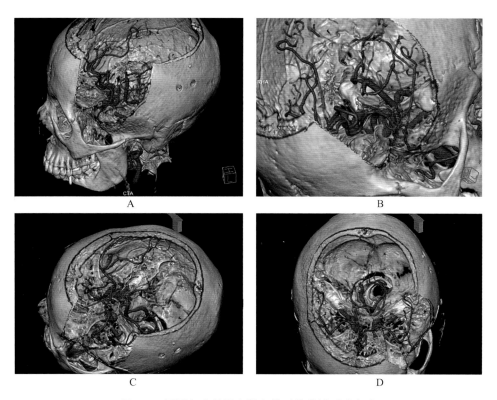

图 1-1 不同角度显示血管斑块以及模拟手术入路

A. 从侧前方观察；B. 从侧方观察；C. 从上方观察；D. 从后方观察。

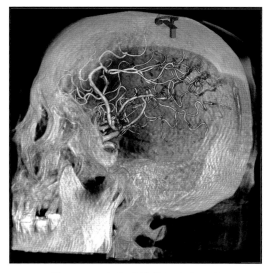

图 1-2 双容积成像模拟翼点入路

视频 1-1

2. 动态四维血管影像采集技术

经颈内动脉、颈外动脉或椎动脉分别注入造影剂。颈内动脉造影剂流速 3 ml/s，总量 21 ml；颈外动脉造影剂流速 2 ml/s，总量 14 ml；椎动脉造影剂流速 2.5 ml/s，总量 17.5 ml，压力 300 psi，可以采用"8sDSA"或者"12sDSA"4D 采集模式。采集需要运行两圈，第一圈是蒙片，采集影像包含骨头和软组织；第二圈采集的影像包含骨头、软组织及血管。采集完自动生成减影像，把骨头和软组织去掉，只留下血管影像，再把采集到的原始"8sDSA"或"12sDSA"影像数据在 System Syngo X-WP 三维后处理工作站上进行重建，利用两次采集的数据可以显示出各种影像效果，如单独显示骨头、血管和软组织，显示 4D-DSA 影像（图 1-3，视频 1-2）或 3D-DSA 影像（图 1-4，视频 1-3）。

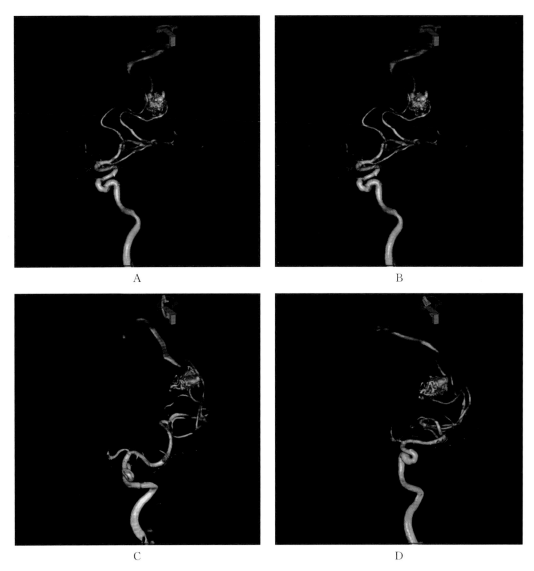

图 1-3   4D-DSA 影像

A. 第 30 帧 4D-DSA 影像；B. 第 40 帧 4D-DSA 影像；C. 第 50 帧 4D-DSA 影像；D. 第 60 帧 4D-DSA 影像。

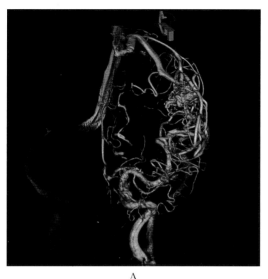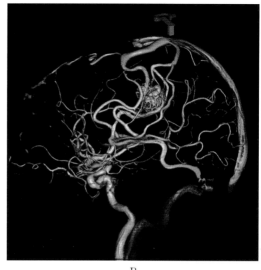

A B

图 1-4 3D-DSA 影像

A. 汤氏位像；B. 侧位像。

视频 1-2 视频 1-3

3. DSA 机器上的静脉 CTA 采集技术

此技术是高端 DSA 机器上一项非常实用而且效果很好的成像技术。此技术通过在人体静脉留置的针注射造影剂，可以采集动态三维或者四维的 CTA 影像，具有速度快、图像质量好、对人体副作用小的特点。具体操作如下。在患者手臂静脉留置蓝色套管针（20 G）1 枚，对图像质量要求高的需要注射含碘（370 mg/ml）的高浓度造影剂，静脉套管针连接高压注射器连接管，设定造影剂流速 4 ml/s、总量 80 ml、压力 300 psi。编者团队用双平板数字减影血管造影机采集影像数据，有两种方法：一是为采集设定固定的时间，当注射完后就自动开始采集旋转影像数据；二是手动注射，通过观察图像的变化，在颈内动脉起始部开始显影时，采集旋转影像数据，操作者必须精准把握采样时机，不然会错过最佳的采集时间。静脉注射获得 8 s 或者 12 s 的 DSA 减影容积图像数据取决于是动脉成像还是动脉、静脉、静脉窦全程成像，将这些原始数据发送至 System Syngo X-WP 三维后处理工作站，重建成双容积图像，以获得三维颅骨和全脑血管图像情况，这种成像手段又被称为 Dyna-CTA 血管成像。图 1-5 为 3D-CTA 影像，图 1-6 为 4D-CTA 影像（视频 1-4～视频 1-6）。

把重建好的三维血管影像或者静脉 CTA 的双容积图像导入 4D 显示卡上，在

Inspace Open Additional Volume 中增加 CT、MRI、PET 等的 DICOM 图像，将容积数据在 Inspace 3D-3D Fusion 软件上处理，在子任务卡的工具中点击该图标。容积选择：如果在 Inspace 任务卡装载两个以上容积，可从容积选项上选择用于配准的两个容积，选定容积后，进入配准向导，选择自动配准。全头颅双容积重建时，一般不需要过多地进行手动匹配，使用自动匹配就可以了，软件会利用两次采集获得的颅骨影像进行自动分析校正，使三维影像达到解剖上的完全吻合。对装载三维影像的显示可以进行"三维表面重建"或"透明重建"，获得三维血管融合影像（图 1-7、图 1-8，视频 1-7）。

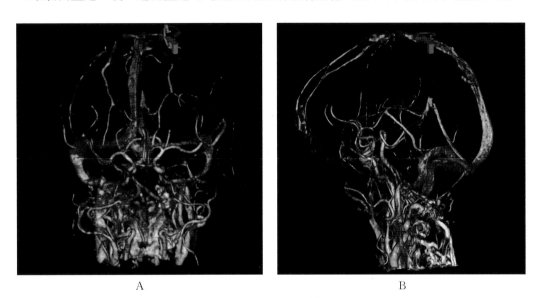

A   B

图 1-5 3D-CTA 影像

A. 正位像；B. 侧位像。显示动脉、静脉、静脉窦在同一图像上。

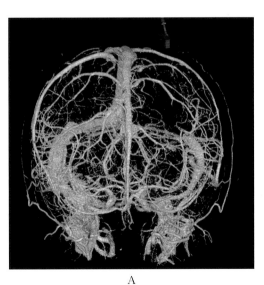
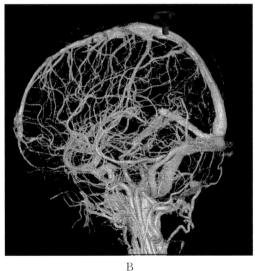

A   B

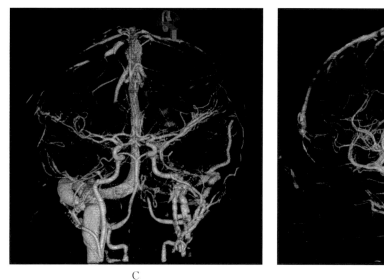
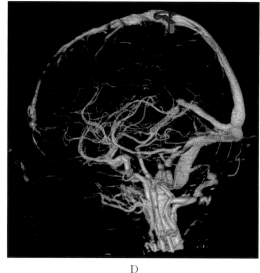

C   D

图 1-6   4D-CTA 影像

A. 三维汤氏位像；B. 三维侧位像；C. 动态三维反汤氏位像；D. 动态三维侧位像。

视频 1-4   视频 1-5   视频 1-6

4. 同步动态三维影像融合立体解剖成像技术

将两种影像源的 DICOM 数据进行 Inspace 3D-3D Fusion 融合之后，利用双容积工具（dual volume properties）中的 A＋B 模式，可实现两个影像源的空间位置关系一致，在多平面显示的矢状位、冠状位、轴位三个平面上实现任意点的两个影像源的融合后的位置同步。再利用工具栏中的移动剪切平面（shift clip plane）功能，单击鼠标右键不动，在任意平面上滑动可得到该方位融合图像的移动显示图像，例如，在矢状面由下至上滑动可得到由左至右的矢状位连续移动的融合图像，在冠状面由左至右滑动可得到由前至后的冠状位连续移动的融合图像。其他方位如此滑动可得到另两个方位连续移动的融合图像。将此过程用录像软件录制下来，可得到各个方位的同步动态三维影像融合立体解剖视频（图 1-9，视频 1-8）。

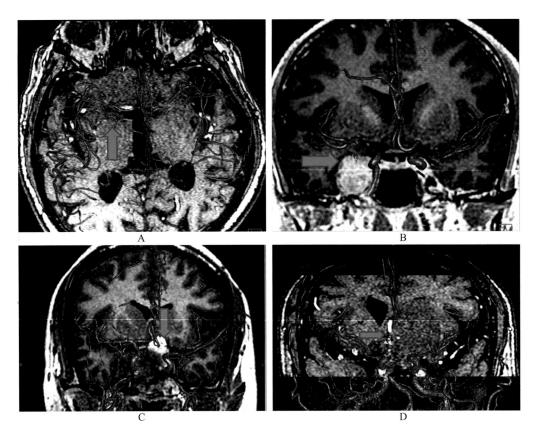

图 1-7　多平面显示 3D-CTA 与 MRI 融合影像

A. 轴位像。侧裂层面观察大脑中动脉动脉瘤具体位置。B. 冠状位像。蝶鞍层面观察肿瘤与血管关系。

C. 冠状位像。脑脚层面观察肿瘤与血管关系。D. 冠状位像。侧脑室层面观察肿瘤与血管关系。

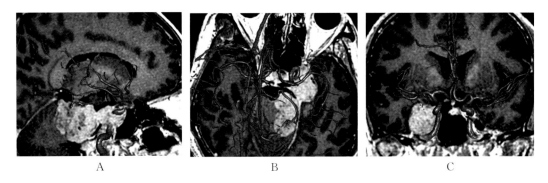

图 1-8　不同层面 3D-CTA 与 MRI 融合影像

A. 矢状位像；B. 轴位像；C. 冠状位像。

视频 1-7

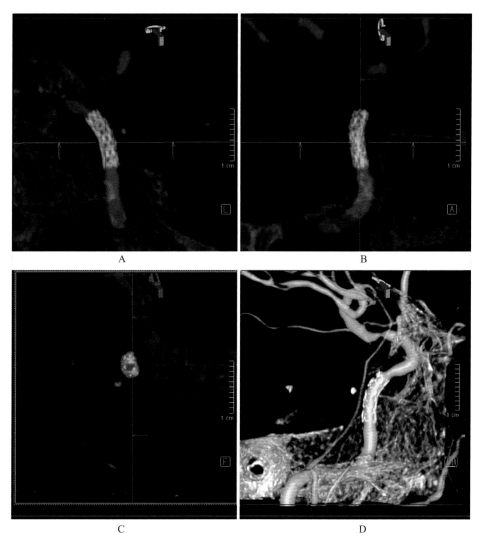

图 1-9　同步动态三维影像融合立体解剖影像

A. 侧位观察支架位置；B. 正位观察支架位置；C. 横切血管观察支架情况；D. 重建颅骨与支架的位置关系。

5. 不同步动态三维影像融合立体解剖成像技术

将两种影像源的 DICOM 数据进行 Inspace 3D-3D Fusion 融合之后，利用双容积工具中的 Embedded MPR，将其中一种影像源作为参照物显示为 3D 图像，而另一种影像源显示为多平面图像，再利用工具栏中的移动剪切平面功能，单击鼠标右键不动，在相应的方位上可获得该方向上以 3D 图像为参照物静止不动，而另一显示为多平面

视频 1-8

的影像源图像在该方向上有序地以单一方向滑动的动态平面图像。如先设置该融合后的图像为冠状位，运用移动剪切平面功能，由图像下方向上方滑动即可得到多平面影

像源图像在冠状面上由前向后的以 3D 图像为参照物的连续动态冠状面动态融合三维解剖影像，只是此时只有多平面图像是连续运动的，而 3D 图像是静止的。以此类推，也可以获取其他两个方位的图像。将此过程用录像软件录制下来，可得到各个方位的影像视频（图 1-10，视频 1-9）。

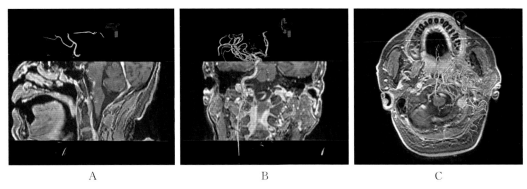

图 1-10　不同步动态三维影像融合立体解剖影像

A. 矢状位像；B. 冠状位像；C. 轴位像。

6. 最大密度投影成像技术

最大密度投影成像（maximum intensity projection，MIP）：有时又称"最大亮度投影"，是可视化平面之上投影三维空间数据的一种计算机可视化方法。MIP 能反映相应像素的 X 线衰减值，较小的密度变化也能在 MIP 图像上显示，能很好地显示血管的狭窄、扩张、充盈缺损及区分血管壁上的钙化与血管腔内的对比剂。

视频 1-9

MIP 是利用血管造影时机架旋转蒙片采集的数据与注射造影剂时旋转三维成像采集的数据，通过工作站进行后处理，将两种不同影像融合而获得血管病变、支架等与骨结构的空间相应关系的冠状位、矢状位与轴位图像的。该技术加强了对血管病变与骨结构解剖相互关系的认识，提高了诊断水平，并可据此模拟手术入路，指导手术治疗、减少手术并发症、提高治疗效果（图 1-11，视频 1-10）。

MIP 在神经系统疾病，尤其脑脊髓肿瘤、脑脊髓血管疾病、脑功能性疾病等方面的应用对诊断、治疗有较大价值。可用于评估血管壁有无钙化、支架置入后评估贴壁与展开情况、病变与骨结构的解剖关系，术前模拟手术并指导手术治疗。

动态最大密度投影成像：获得的 MIP 通过工作站进行处理，将血管影像固定不变，分别在静态影像的冠状位、矢状位与轴位扫描（从前到后，再从后到前；从左到右，再从右到左；从上到下，再从下到上），逐层将骨骼结构的遮盖剥去并同步录像而获得连续的动态影像，这样便可以在获得的冠状位、矢状位与轴位影像上多角度、全方位动态连续观察立体解剖结构的最大密度投影像（图 1-12，视频 1-11）。

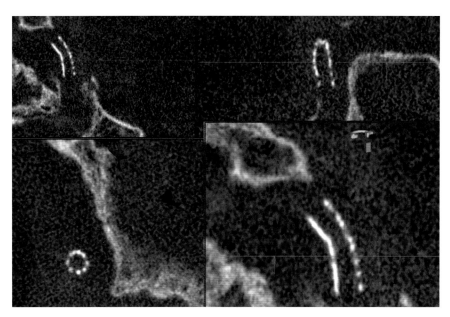

图 1-11　多平面显示 MIP 影像

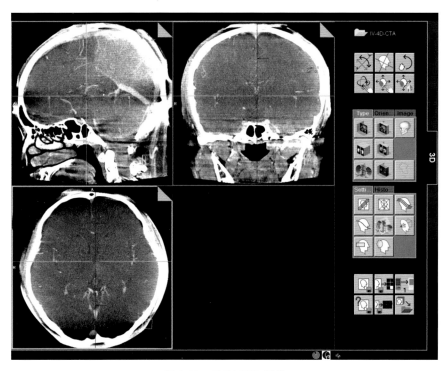

图 1-12　动态 MIP 影像

视频 1-10　　　　　　　　视频 1-11

7. 双容积成像技术

利用三维血管造影时机架旋转采集蒙片所获得的数据与注射造影剂时机架旋转所获得的数据，将二者在后处理工作站进行融合重建，而获得 3D-DSA 血管与造影同一部位骨结构相互重叠的解剖图像，称为双容积重建影像（图 1-13，视频 1-12～视频 1-14）。用上述重建技术获得的双容积重建静态影像在后处理工作站中进行动态处理：让血管影像固定不动，在静态双容积影像的冠状位、矢状位与轴位扫描骨结构，逐层剥去骨骼遮盖，暴露出血管病变的全貌，并同时录像获得动态双容积影像，这样就可以从多角度、全方位看清血管病变与骨结构的解剖关系。获得的动态影像被称为动态双容积影像（图 1-14，视频 1-15～视频 1-17）。

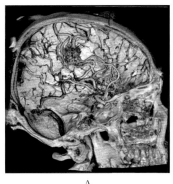 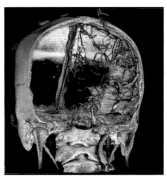 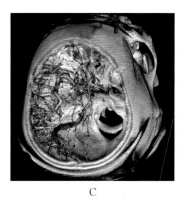

A　　　　　　　　　　　B　　　　　　　　　　　C

图 1-13　3D-DSA 双容积重建影像

A. 矢状位像；B. 冠状位像；C. 轴位像。

视频 1-12　　　　　　　　视频 1-13　　　　　　　　视频 1-14

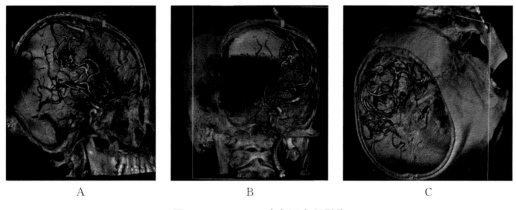

图 1-14　4D-DSA 动态双容积影像

A. 矢状位像；B. 冠状位像；C. 轴位像。

视频 1-15　　　　　　视频 1-16　　　　　　视频 1-17

（四）动态三维影像融合立体解剖成像技术的临床应用

医学三维影像融合技术在临床诊断、治疗、科研、教学、远程医疗或更大范围医疗资源共享、放射治疗、介入治疗及手术计划的制订与模拟手术等方面有着广泛的应用前景。以下对神经系统疾病常用的动态三维影像融合立体解剖成像技术的临床应用作相关介绍。

1. 在诊断方面的应用

（1）脑血管疾病。①颅内双重供血的 AVM、AVF、DAVF、Galan 静脉瘤等最适合行 3D-DSA 双三维血管融合，可全面了解双颈内动脉或一侧颈内动脉与另一侧椎-基底动脉系统对病变的供血全貌，准确诊断并指导手术或介入治疗。②颅内动脉瘤。a. 颅内大动脉瘤、巨大动脉瘤、巨大动静脉瘘，当瘤腔内有血栓形成时，行 3D-DSA 与 MRI 或 MRA 或 CT 三维影像融合。一般情况下，DSA 影像瘤体小于 MRI 影像瘤体而大于 MRA 影像瘤体。治疗后随着瘤腔内血栓形成、机化，动脉瘤体积变小，其占位效应减轻、临床症状好转。临床症状体征的改善情况可以用来评估所选栓塞材料是否合适。通过 3D-DSA 与 CT 三维融合影像可了解颅内血管与动脉瘤有无钙化。b. 通过动脉瘤栓塞术后 3D-DSA 与 Dyna-CT 双容积影像评估动脉瘤栓塞好转是否满意，评估辅助支架展开情况。c. 对行支架成形治疗的颈总动脉、颈内动脉、颈外动脉、颅内动脉，椎-基底动脉、锁骨下动脉狭窄以及颅内颈部动脉夹层与夹层动脉瘤，需要用覆膜支架治疗的 TCCF、巨大动脉瘤与动静脉瘘，用密网血流导向支架治疗的复杂动脉瘤等，通过术后 3D-DSA 与 Dyna-CT 双容积影像或最大密度投影成像可评价支架展开、贴壁情况、有无折叠等。

（2）脊髓血管疾病。①通过 3D-DSA 与 Dyna-CT 双容积成像及动态双容积成像技术，最大密度投影成像及动态最大密度投影成像的冠状位、矢状位与轴位静态与动态融合影像可以全方位动态了解脊髓 AVM、髓周 AVF、SDAVF 与 Cobb 综合征的供血动脉、病灶及引流静脉与脊椎骨、椎间孔及与脊髓的解剖关系，帮助诊断并指导治疗。②通过脊髓 3D-DSA 与 Dyna-CT 双容积成像或脊髓 3D-DSA 与 MRI 三维融合影像及动态影像观察，可以帮助判断病变与脊髓的关系，知道病变在脊髓前或后、左或右、内或外。

（3）颅内肿瘤。①通过 3D-DSA 或 Dyna-CTA 与 MRI、CT 的融合及动态融合影像了解各部位肿瘤血液供应情况，颅脑结构与肿瘤的解剖关系有助于诊断与治疗。②通过多种融合影像术前模拟手术入路，指导手术与教学。

（4）脑功能性疾病功能定位的研究。通过研究 MRI/fMMRI/PET-CT、MRI/ECT 脑功能定位术的诊疗体系，研究动态功能 MRI、静态功能 MRI、EEG、EEG-fMRI、弥散张量成像、多光谱、太赫兹波谱、术中电生理监测等在功能区肿瘤、癫痫、血管疾病等的应用。

（5）利用灌注血容量（PBV）测量脑灌注，观察球囊闭塞颈内动脉试验（BOT）前后脑血容量的变化，辅助评价颈内动脉是否闭塞。

（6）应用脑血流彩色全循环成像技术诊断颅内静脉窦血栓形成，研究颅内动脉、颈动脉、椎-基底动脉狭窄、栓塞开通或支架植入前后颅内血流动力学变化，研究外伤性颈内动脉海绵窦瘘（CCF）、颅内及椎-基底动静脉瘘治疗前后颅内血流动力学变化。

（7）CT 与 3D-DSA 融合可判断颅内破裂出血并伴血肿的多发动脉瘤的出血责任动脉瘤。

2. 在治疗方面的应用

（1）模拟手术入路与手术预演，通过 3D-DSA 与 Dyna-CT 双容积及动态双容积融合影像，最大密度投影冠状位、矢状位与轴位影像，选择与模拟颅内动脉瘤手术的体位、入路。

（2）脑深部与实质内无法介入治疗又无法通过直视手术找到的微小动脉瘤、微小动静脉畸形或微小动静脉瘘、微小硬脑膜动静脉瘘等，通过 3D-DSA 与 MRI 三维融合，将融合数据输入神经导航仪，在神经导航仪指导下很容易找到脑深部微小血管病灶，并将其关闭或灼闭。

（3）通过 3D-DSA 与 MRI 融合影像选择颅内肿瘤手术入路，术中应避开一些血管，尤其适用于颅底、鞍旁、岩斜区、脑干周围及枕骨大孔区等血管神经解剖结构较复杂部位的肿瘤，并采用复合手术模式治疗因手术导致的血管损伤。

（4）利用 MRI 与 Dyna-CTA 三维融合影像对微血管减压手术难易程度进行术前评估。

（5）利用三维融合影像与颅内电极三维重建对颅内的癫痫病灶进行术中精准定位。

3. 存在的问题

（1）由于各种成像系统的成像原理不同，其图像采集方式、格式以及图像的大小、质量、空间与时间特性都有很大差别，因此需研究稳定且精度较高的全自动医学图像配准与融合方法。

（2）对融合影像的理解、认识、判断是医学影像融合的最终目的，影像融合的潜力在于综合处理应用各种成像设备所得信息以获得有助于临床诊断的信息，由于影像融合技术目前还是一个全新的研究领域。因此，如何理解和利用这些新的综合信息，还需要不断的实验。

（3）在实际影像融合时，融合影像难以达到完美效果，在多种多样影像融合优化方法中，很难说某一种方法一定优于另一种。

（4）生产影像设备的厂家较多，但由于知识产权保护等因素，无法做到数据共享。

4. 发展前景

医学影像融合是未来人类医学影像的发展方向。影像诊断的发展是靠技术推动的，未来对疾病影像诊断的要求将从定位诊断研究发展到定量诊断研究，即做到除准确定位诊断外，还要明确病变的性质，如肿瘤是良性的还是恶性的，并明确恶性肿瘤的恶性程度。患者对健康的需求，将不断促进医学影像融合技术向更"高、精、尖"的方向发展。从预防医学的角度，从我国传统医学"上医治未病，中医治欲病，下医治已病"的思想看，未来对疾病的诊断应着眼于无病期。分子水平与基因水平检查监测则对医学影像诊断提出了更高的要求。医学影像将向分子与基因影像的方向发展。分子影像是运用影像学的手段显示组织水平、细胞和亚细胞水平的特定分子，反映活体状态下分子水平的变化，对其生物学行为在影像方面进行定性和定量研究，是分子生物学技术和现代医学影像学相结合而形成的新学科。

第五节　病例展示

病例一

患者，男性，19 岁。

入院诊断：①左侧颞叶动静脉畸形。②继发性癫痫。

入院情况：①因"突发四肢抽搐 2 周余"入院。②既往史。平素健康状况良好。③查体。体温 36.2℃，脉搏 86 次/min，呼吸 18 次/min，血压 138/90 mmHg；意识清楚、自动睁眼、应答切题、遵嘱运动，GCS 评分 15 分；双侧瞳孔等大等圆，直径约 2.5 mm，对光反射灵敏；眼球运动正常；面部感觉对称；双侧额纹及鼻唇沟对称；吞咽正常，伸舌无偏斜；双侧深浅感觉对称。四肢肌力、肌张力未见异常，双侧肱二头肌、肱三头肌腱反射正常，双侧膝腱反射、跟腱反射正常，双侧 Hoffmann 征、巴宾斯基征及 Kernig 征均阴性，颈软无抵抗。④辅助检查。头部 CT 平扫示左颞叶及颞部颅板下异常信号，血管畸形。

诊疗经过：入院后完善血常规、电解质、血糖、凝血功能、输血前三项、心电图、经颅多普勒超声等检查，结果基本正常，未见明显手术禁忌证，于 2021 年 11 月 29 日在全身麻醉下行全脑血管造影术、动静脉畸形栓塞术，术中动静脉畸形栓塞良好，术后造影复查动静脉畸形少量残留。

出院情况：患者无发热、恶心、呕吐，无四肢抽搐，饮食睡眠良好，大小便通畅。意识清楚，自发睁眼，回答正确，语言欠连贯，遵嘱动作良好。双侧瞳孔等大等圆，直径约 3 mm，对光反射灵敏。脑神经查体未见明显异常，四肢肌力、肌张力正常，四肢活动良好。

出院诊断：①左侧颞叶动静脉畸形。②继发性癫痫。

手术名称：全脑血管造影术、动静脉畸形栓塞术。

手术经过：患者取平卧位，给予全身麻醉插管后，采用 Seldinger 法穿刺双侧股动脉成功。置入 6F 导管鞘并固定。置入 5F 造影管，插入双侧颈内动脉、双侧颈外动脉及双侧椎动脉造影，多角度投照。发现左侧颞叶动静脉畸形，主要由左侧大脑中动脉上干远端供血，静脉畸形在脑表面形成巨大静脉球瘤及粗大引流静脉，分别通过中央前静脉向矢状窦、labber 静脉向横窦引流，畸形处大小约 3 cm×3 cm。向患者家属交代造影结果、手术方案及风险，家属要求继续进行血管内治疗。全身肝素化，经右侧鞘管置 6F 导引导管于右侧颈内动脉第二椎体水平。将微导管超选至左侧大脑中动脉近瘘口处，备用 4 支 Onyx-18 胶，微导管预充二甲基亚砜（DMSO），经微导管对左侧颞叶动静脉畸形行栓塞，共缓慢注入 1.6 ml Onyx-18 胶，见 Onyx-18 胶弥散良好，动静脉畸形栓塞良好，供血动脉远端不再显影，动静脉畸形少量残留，超选经大脑中动脉下干造影，发现其远端分支少量供应畸形，导管进入困难，予以残留。撤出导管，保留导管鞘。术后安全返回监护室进一步监护治疗。术中麻醉良好，手术顺利，未出血，术后患者戴简易呼吸机安全返回病房，体温 36.5℃，脉搏 68 次/min，呼吸 20 次/min，血压 125/82 mmHg（图 1-15～图 1-19，视频 1-18～视频 1-25）。

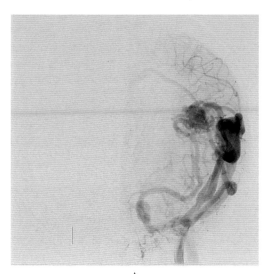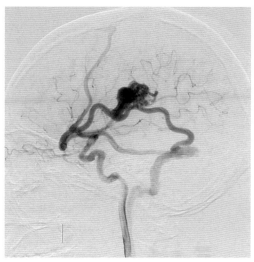

A B

图 1-15 左侧颈内动脉 2D-DSA 影像

A. 正位像；B. 侧位像。可见一巨大静脉球瘤及粗大引流静脉。

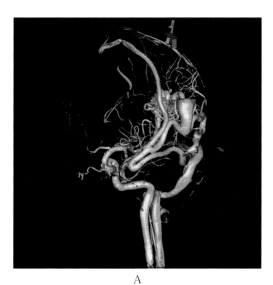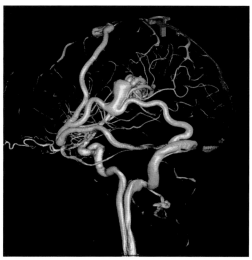

A B

图 1-16 左侧颈内动脉 3D-DSA 影像

A. 正位像；B. 侧位像。可见一巨大静脉球瘤及粗大引流静脉。

视频 1-18 视频 1-19 视频 1-20 视频 1-21

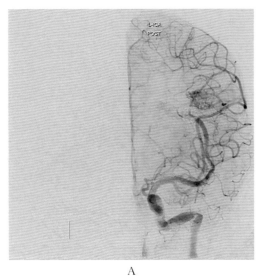
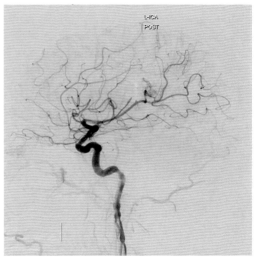

A　　　　　　　　　　　　　　　　　　　　B

图 1-17　术后左侧颈内动脉 2D-DSA 影像

A. 正位像；B. 侧位像。示动静脉畸形基本消失，少量残留。

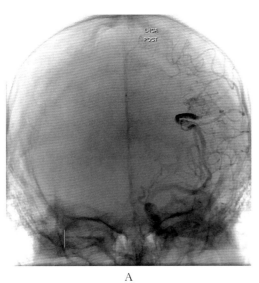
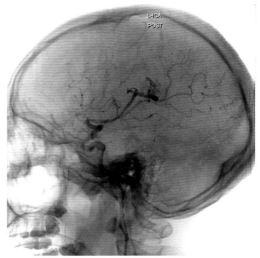

A　　　　　　　　　　　　　　　　　　　　B

图 1-18　术后左侧颈内动脉 2D-DSA 非减影影像

A. 正位像；B. 侧位像。可观察 Onyx-18 胶的弥散程度。

视频 1-22　　　　　　　　　　　视频 1-23

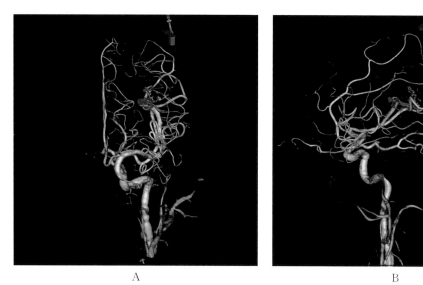

A   B

图 1-19　术后左侧颈内动脉 3D-DSA 双容积影像

A. 正位像；B. 侧位像。紫色显示 Onyx-18 胶。

视频 1-24　　　　　　视频 1-25

影像技术总结

（1）对于畸形血管的 2D-DSA 或者 3D-DSA 影像采集，要加大造影剂的流速和总量，而且最好在全身麻醉状态下对患者行血管造影以及治疗，否则图像质量得不到保障。

（2）术后进行 3D-DSA 采集，可以非常直观、清楚地看到 Onyx-18 胶弥散程度。

病例二

患者，男性，49 岁。

入院诊断：脑血管畸形。

入院情况：①患者因"突发头痛伴四肢乏力 6 h"入院。②既往史无特殊。③查体。体温 36.8℃，脉搏 69 次/min，呼吸 16 次/min，血压 129/70 mmHg，嗜睡。双侧瞳孔等大等圆，直径约 2.5 mm，对光反射灵敏，左侧视野偏盲。双侧额纹、鼻唇沟对称、等深，伸舌居中，颈软。深浅感觉双侧对称，四肢活动好，肌力 V 级，肌张力正常，双侧腱反射阴性，双侧巴宾斯基征阴性。指鼻试验、跟膝胫试验阴性。

诊疗经过：入院后完善术前检查，无明显手术禁忌，在全身麻醉下行全脑血管造影术、超选择动脉造影术、硬脑膜动静脉瘘栓塞术。

出院情况：体温 36.2℃，脉搏 82 次/min，意识清楚，GCS 评分 15 分。双侧瞳孔等大等圆，直径 2.5 mm，对光反射灵敏。双肺呼吸音清，腹部平软，四肢肌张力正常，肌力 V 级，右侧股动脉穿刺点未见渗血、渗液，足背动脉搏动正常，双侧巴宾斯基征阴性，颈抵抗阴性。

出院诊断：右侧枕叶、顶叶硬脑膜动静脉瘘。

麻醉方法：全身麻醉。

手术经过：患者取平卧位，给予全身麻醉插管后，采用 Seldinger 法穿刺右侧股动脉成功。置入 6F 导管鞘并固定，在泥鳅导丝引导下将 6F 导引导管置入右侧颈外动脉主干，随后将微导管超选至右侧脑膜中脉后支，在微导丝引导下送至瘘口处。接高压冲水装置，经微导管分别交替置入弹簧圈 4 枚，备用 Onyx-18 胶，微导管预充 DMSO，经微导管对硬脑膜动静脉瘘进行栓塞，并缓慢注入 1.2 ml Onyx-18 胶，弥散良好，造影复查提示本支动脉完全栓塞，瘘口闭塞，但残留枕动脉分支供血的瘘口仍存在。再次将导引导管送至左侧脑膜中动脉靠下的分支动脉，依次经微导管分别交替置入弹簧圈 3 枚，备用 Onyx-18 胶，微导管预充 DMSO，经微导管对硬脑膜动静脉瘘进行栓塞，共缓慢注入 1.6 ml Onyx-18 胶，弥散良好，造影复查提示该动脉完全栓塞，瘘口闭塞，再次选择左侧脑膜中动脉中间分支，并缓慢注入 1.2 ml Onyx-18 胶，硬脑膜动静脉瘘显影，但残留左侧枕动脉分支供血的瘘口仍存在，再次复查右侧颈内动脉影提示静脉期血流较前明显，静脉窦较前显影清楚。撤出导管，保留导管鞘。术后安全返回监护室进一步监护治疗（图 1-20～图 1-27，视频 1-26～视频 1-35）。

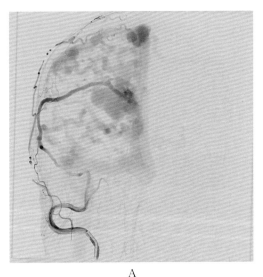
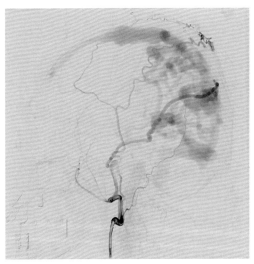

A　　　　　　　　　　　　　　　　B

图 1-20　右侧颈外动脉 2D-DSA 影像

A. 正位像；B. 侧位像。

视频 1-26

视频 1-27

视频 1-28

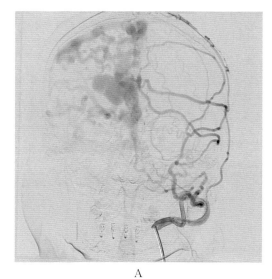

A

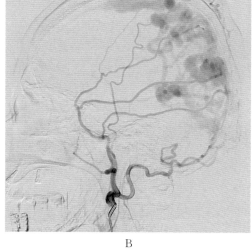

B

图 1-21　左侧颈外动脉 2D-DSA 影像

A. 正位像；B. 侧位像。

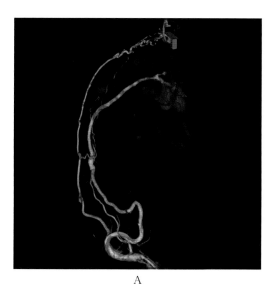

A

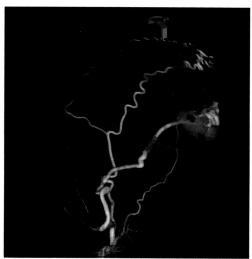

B

图 1-22　右侧颈外动脉 3D-DSA 影像

A. 正位像；B. 侧位像。

视频 1-29　　　　　　　视频 1-30　　　　　　　视频 1-31

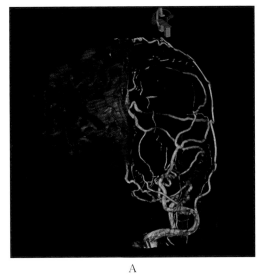

A　　　　　　　　　　　　　　　B

图 1-23　左侧颈外动脉 3D-DSA 影像

A. 正位像；B. 侧位像。

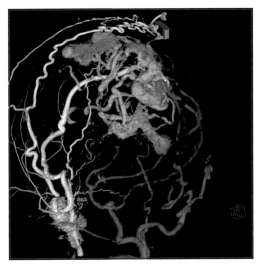

图 1-24　右侧颈外动脉 3D-DSA（白色）与左侧颈外动脉 4D-DSA（橙色）融合影像（动脉早期）

蓝色箭头所示为共同瘘口。

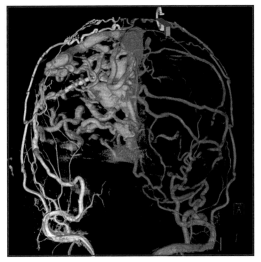

图 1-25　右侧颈外动脉 3D-DSA（白色）与左侧颈外动脉 4D-DSA（橙色）融合影像（动脉后期）

蓝色箭头所示为共同瘘口。

视频 1-32   视频 1-33   视频 1-34

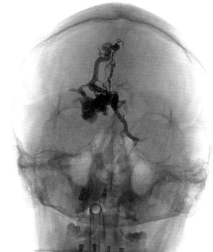 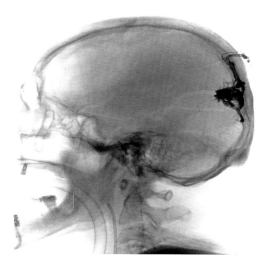

A   B

图 1-26 术后 2D-DSA 非减影影像

A. 正位像；B. 侧位像。可见 Onyx-18 胶的弥散程度。

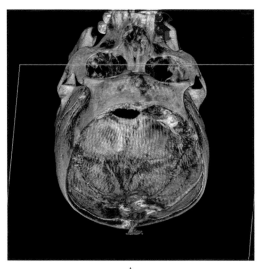 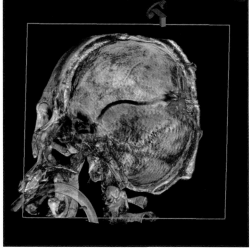

A   B

图 1-27 术后 3D-DSA 双容积影像

A. 轴位像；B. 矢状位像。可见 Onyx-18 胶与颅骨之间的关系。

影像技术总结

（1）对于硬脑膜动静脉瘘的患者，2D-DSA、3D-DSA、4D-DSA 影像采集的时候，造影剂的流速和总量都必须要加大，而且患者最好是在全身麻醉状态下行造影以及治疗，否则患者移动，图像质量就下降，不能完全地配准，影响判断。

视频 1-35

（2）从 2D-DSA 影像看，双侧颈外动脉的显示非常混乱，不能分辨出哪些血管是共同供血的。但是，编者团队利用影像融合将 3D-DSA 和 4D-DSA 影像中的血管融合在一起，通过播放 4D-DSA 影像，可以很容易地找到共同的瘘口，诊断非常明确，治疗起来就容易多了，只要把共同的瘘口栓塞住，有问题的血管就会断流，从而达到痊愈的目的。

（3）术后再进行一个 3D-DSA 或 4D-DSA 采集，融合出来的影像可以非常直观、清楚地看到 Onyx-18 胶弥散程度以及与颅骨的关系。

病例三

患者，女性，8 岁。

入院诊断：右侧额叶、顶叶软脑膜动静脉瘘。

入院情况：①因"左侧肢体乏力 2 个多月"入住神经外科。②既往史无特殊。③查体。体温 36.8℃，脉搏 80 次/min，呼吸 18 次/min，血压 99/48 mmHg。胸部对称无畸形，无挤压痛，心肺听诊未见异常，腹平软，无压痛及反跳痛，肝、脾肋下未及，骨盆挤压无分离感。④辅助检查。头颅 MRI 平扫提示右侧额叶、顶叶疑似血管畸形。

诊疗经过：患者入院后完善相关检查，全脑血管造影术提示右侧额叶、顶叶多发软脑膜动静脉瘘，向家属交代病情后，遂改全身麻醉，行血管内治疗术。术后予以补液、控制性降压、促醒、营养神经等对症支持治疗。

出院情况：患者未诉特殊不适，生命体征平稳，心肺听诊未见异常，腹平软，无压痛及反跳痛。

专科情况：嗜睡，GCS 评分 14 分。双侧瞳孔等大等圆，直径约 2.5 mm，对光反射灵敏。颈软，脑神经查体未见明显异常。左侧肢体肌力 Ⅳ 级，右侧肢体肌力 Ⅴ 级，肌张力不高，双侧巴宾斯基征阴性。股动脉穿刺点无渗血，足背动脉搏动对称。

出院诊断：右侧额叶、顶叶多发软脑膜动静脉瘘。

手术名称：全脑血管造影术、颅内软脑膜动静脉瘘栓塞术。

手术经过：患者取平卧位，在全身麻醉下采用 Seldinger 法穿刺右股动脉成功。置入 5F 导管鞘并固定。置入 5F 造影管，对双侧颈内动脉、右侧颈外动脉及双侧椎动脉进行造影，多角度投照。发现右侧额叶、顶叶软脑膜动静脉瘘，瘘口位于右侧额叶、顶叶软脑膜处，由右侧大脑中动脉 M_2 段下干发出一粗大供血动脉沿大脑皮质向上供血，供血动脉远端狭窄。粗大的引流静脉近端呈瘤样扩张，大小约 4.14 cm×2.33 cm，经 Labbe 静脉及一细小分支静脉分别向右侧乙状窦及上矢状窦引流，右侧大脑前动脉未显影。造影管插入右侧椎动脉，造影时可见血流经由右侧后交通动脉向颈内动脉系统代偿供血（图 1-28～图 1-30，视频 1-36～视频 1-40）。

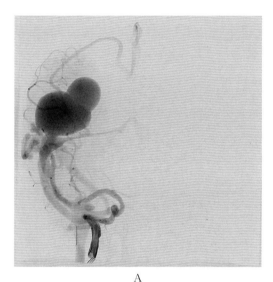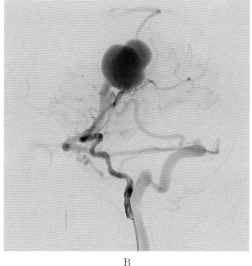

A	B

图 1-28 右侧颈内动脉 2D-DSA 影像

A. 正位像；B. 侧位像。可见粗大的引流静脉近端呈瘤样扩张，经 Labbe 静脉及一细小分支静脉分别向右侧乙状窦及上矢状窦引流。

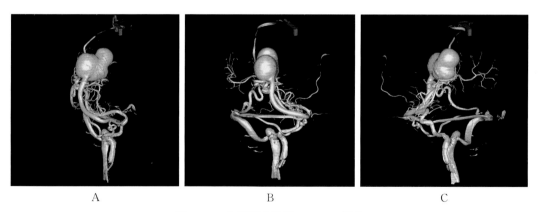

A	B	C

图 1-29 右侧颈内动脉 3D-DSA 影像

A. 正位像。可见引流静脉局部异常扩张，形成分叶状静脉瘤。B. 右倾斜位。可见多支引流静脉。C. 侧位像。可见引流静脉从不同方向引流并汇入颈内静脉，其中海绵窦方向为主引流方向。

视频 1-36　　　　　视频 1-37　　　　　视频 1-38

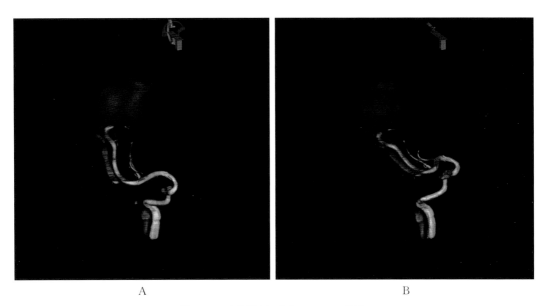

A　　　　　　　　　　　　　　　　　B

图 1-30　右侧颈内动脉 4D-DSA 影像

A. 正位像。显示引流静脉局部异常扩张形成分叶状静脉瘤。B. 右倾斜位。见引流静脉于动脉早期即显影。不同角度动态观察软脑膜动静脉瘘主要供血血管以及流进流出通道。

视频 1-39　　　　　视频 1-40

　　向家属交代病情后全身肝素化，置 5F 导引导管于右侧颈内动脉第二椎体水平，接高压冲水装置，在导丝导引下置入封堵球囊导管至供血动脉狭窄处近心端，缓慢充盈球囊后再次造影，提示静脉瘤未显影。经封堵球囊导管向供血动脉狭窄处置入弹簧圈多枚。随后经封堵球囊导管缓慢注入 Onyx-18 胶栓塞剂 0.6 ml，等待10 min 后，缓慢松弛球囊，再次复查造影，提示静脉瘤未显影，右侧大脑前动脉显影可，循环时间正常。并可见右侧顶叶一软脑膜动静脉瘘显影，由右侧胼周动脉远端分支供血，向上矢状窦引流。余血管未见明显异常，循环时间正常。向家属交代病情后，家属表示暂不处理右侧顶叶处软脑膜动静脉瘘。撤出导管，保留导管鞘。术后安全返回。监护室进一步监护治疗（图 1-31～图 1-35，视频 1-41～视频 1-46）。患者半年后行全脑血管造影术复查提示原来右侧额叶、顶叶多发软脑膜动静脉瘘已不再显影，其余血管未见异常（图 1-36～图 1-38，视频 1-47～视频 1-51）。

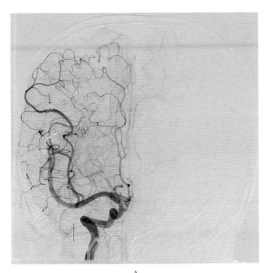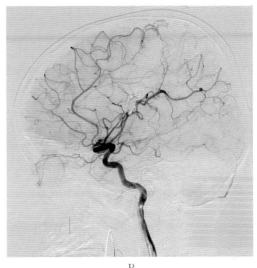

A　　　　　　　　　　　　B

图 1-31　术后右侧颈内动脉 2D-DSA 影像

A. 正位像；B. 侧位像。示动静脉瘘消失。

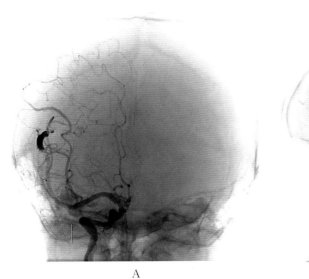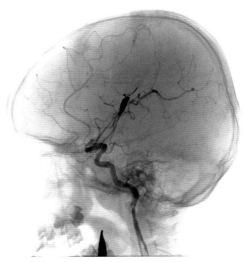

A　　　　　　　　　　　　B

图 1-32　术后右侧颈内动脉 2D-DSA 非减影影像

A. 正位像；B. 侧位像。可见 Onyx-18 胶与血管的关系。

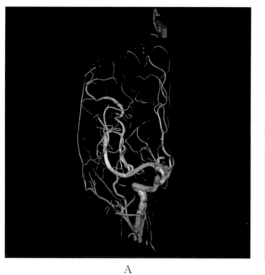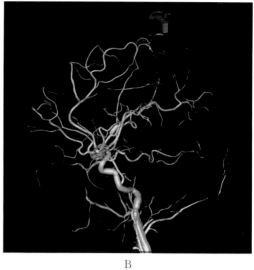

A   B

图 1-33　术后右侧颈内动脉 3D-DSA 影像

A. 正位像；B. 侧位像。示软脑膜动静脉瘘已不显影。

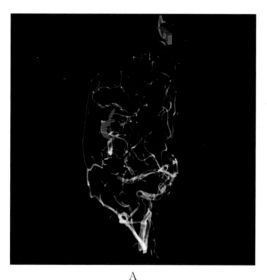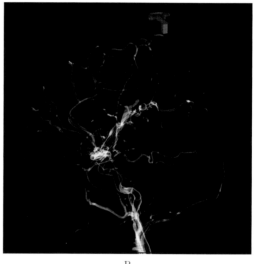

A   B

图 1-34　术后右侧颈内动脉 3D-DSA 双容积透明模式影像

A. 正位像；B. 侧位像。示 Onyx-18 胶与血管的关系。

视频 1-41   视频 1-42   视频 1-43

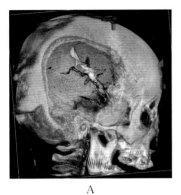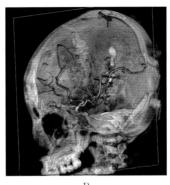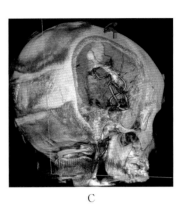

A   B   C

图 1-35 术后右侧颈内动脉 4D-DSA 双容积影像

A. 矢状位像；B. 侧位像；C. 斜位像。动态观察颅骨与 Onyx-18 胶弥散情况。

视频 1-44   视频 1-45   视频 1-46

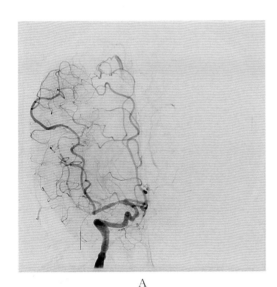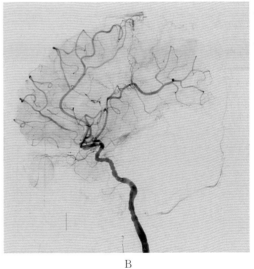

A   B

图 1-36 半年后复查右侧颈内动脉 2D-DSA 影像

A. 正位像；B. 侧位像。未见异常血管。

视频 1-47　　　　　　　　视频 1-48　　　　　　　　视频 1-49

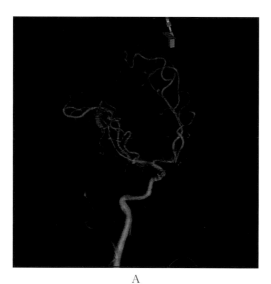
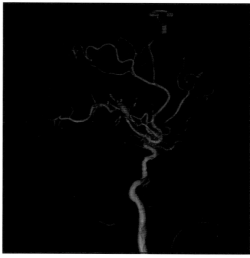

A　　　　　　　　　　　　　　　B

图 1-37　半年后复查右侧颈内动脉 3D-DSA 双容积影像

A. 正位像；B. 侧位像。示 Onyx-18 胶弥散情况。

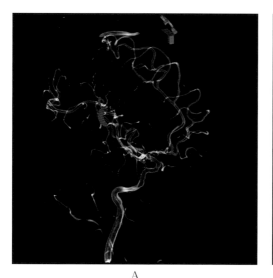
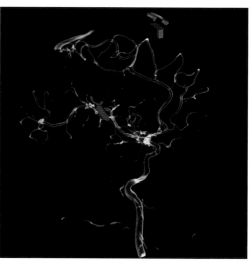

A　　　　　　　　　　　　　　　B

图 1-38　半年后复查右侧颈内动脉 3D-DSA 双容积透明模式影像

A. 正位像；B. 侧位像。示血管与 Onyx-18 胶弥散情况。

视频 1-50　　　　　　　　视频 1-51

影像技术总结

（1）对于颅内软脑膜动静脉瘘患者，对 2D-DSA、3D-DSA、4D-DSA 的采集影像都需要进一步分析，选择适当的造影剂流速和总量，手术麻醉方式是全身麻醉。

（2）通过 2D-DSA 影像，不是很容易分辨主要的供血动脉。利用 3D-DSA 重建出具体的供血动脉，再利用 4D-DSA 影像进行连续动态多方位显示，可以找到具体的供血动脉。只要把有问题的血管标记出来，介入治疗就不会太难，这类患者都可以痊愈，并且复发的概率会很低。

（3）术后再进行一个 3D-DSA 或者 4D-DSA 采集是有必要的，可以非常直观地看清楚供血血管，以及看到弹簧圈、Onyx-18 胶弥散程度。

病例四

患者，女性，64 岁。

入院诊断：①右侧小脑半球占位。②原发性高血压。

入院情况：①因"体检发现右侧小脑占位 1 个月"入院。②既往史。平素健康状况良好，2012 年因右手骨折于某医院进行手术治疗。③查体。体温 36.2℃，脉搏 73 次/min，呼吸 18 次/min，血压 171/93 mmHg。意识清楚，应答切题。双侧瞳孔等大等圆，直径约 3 mm，对光反射灵敏，眼球运动正常。颜面部感觉对称，角膜反射灵敏。双侧额纹、鼻唇沟对称，外耳道无异常分泌物，粗测听力无异常。无发音困难，无吞咽困难。口角无歪斜，伸舌居中，双侧深浅感觉对称，四肢肌张力正常，肌力Ⅴ级，活动可。双侧腱反射灵敏，双侧巴宾斯基征阴性，双侧指鼻试验阴性。闭目难立征阴性。④辅助检查。头颅 MRI 平扫及增强提示右侧小脑半球占位性病变，疑似胶质细胞瘤或淋巴瘤。

诊疗经过：患者入院后完善相关检查，头颅 320CTA 提示小脑右半球区占位病灶（富血供、高灌注），考虑血管网状细胞瘤可能，不排除孤立性纤维瘤/血管外皮瘤；颅内动脉粥样硬化性狭窄病变；大脑白质变性。头颅增强 MRI 示右侧小脑半球富血供实性占位，考虑血管网状细胞瘤，不排除孤立性纤维瘤或血管外皮瘤。肺部 CT 提示如下。①双肺多发微小结节灶，Lung-RADS 2 类，建议 12 个月内 LDCT 随访。②右肾囊肿可能。排除相关手术禁忌证后行全脑血管造影术，未见肿瘤主要供血动脉，未行栓塞治疗。后于全身麻醉下行神经导航下右侧小脑半球病变切除术，手术顺利，术后CT未见出血，术后出现眩晕、呕吐，予以对症治疗后症状缓解，复查头颅增强MRI示右侧小脑半球肿瘤已全切。现患者恢复良好，生命体征稳定，患者及其家属要求出院，请示上级医师后，准予出院。

出院情况：患者诉活动后轻微头昏，无其余不适。精神、饮食一般，大小便正常。体温36.5℃，脉搏72次/min，血压109/63 mmHg。意识清楚，应答切题。双侧瞳孔等大等圆，直径约3 mm，对光反射灵敏。枕部切口愈合良好（Ⅰ/甲），眼球运动正常。颜面部感觉对称，角膜反射灵敏。双侧额纹、鼻唇沟对称。四肢肌张力正常，肌力Ⅴ级，活动可。双侧腱反射灵敏，双侧巴宾斯基征阴性。闭目难立征阳性，双侧指鼻试验阴性，双侧跟膝胫试验阴性。

出院诊断：①右侧小脑半球血管网状细胞瘤。②甲状腺结节。③双肺多发结节。④右肾囊肿。

手术名称：全脑血管造影术、超选择动脉造影术。

手术经过：患者取平卧位，在给予局部麻醉下，采用Seldinger法穿刺右股动脉成功。置入6F导管鞘并固定。置入5F造影管，插入双侧颈内动脉、双侧椎动脉、右侧颈外动脉进行造影，多角度投照及三维旋转，发现右侧小脑半球血管网状细胞瘤，大小2.43 cm×2.08 cm，主要由右侧小脑后下动脉皮质支供血，右侧小脑上动脉可见一细小分支血管参与供血，经引流静脉汇入窦汇。其余血管造影未见异常。考虑栓塞供血动脉无法有效减少该血管网状细胞瘤血供，故未行血管内治疗，撤出导管，拔除鞘管，动脉穿刺压迫器压迫止血，安全返回病房（图1-39～图1-41，视频1-52～视频1-59）。

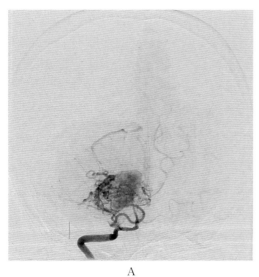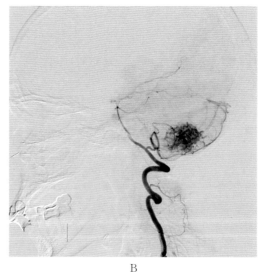

A　　　　　　　　　　　　　　　B

图1-39　右侧椎动脉2D-DSA影像

A. 正位像；B. 侧位像。见小脑下动脉异常血管团，肿瘤染色。

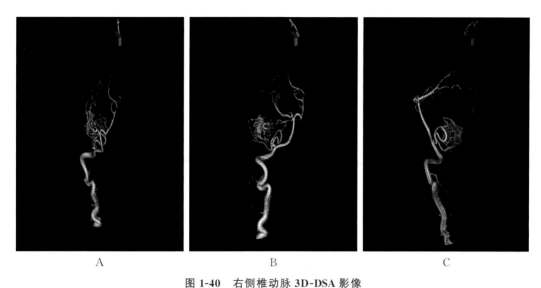

图 1-40 右侧椎动脉 3D-DSA 影像

A. 正位像；B. 斜位像；C. 侧位像。观察供血血管以及肿瘤内的血管情况。

| 视频 1-52 | 视频 1-53 | 视频 1-54 | 视频 1-55 |

手术名称：神经导航下右侧小脑半球病变切除术。

手术经过：①气管插管全身麻醉，成功后患者取俯卧位，头架固定头部，并固定神经导航支架，标记枕部正中手术切口，长约 14 cm，手术区常规消毒铺巾。②按标记线逐层切开头皮各层，颅后窝撑开器撑开，沿肌肉白线切开枕部肌肉，直至颅骨，向两侧剥离枕部肌肉，暴露枕骨鳞部及枕骨大孔，于枕骨钻孔 1 个，铣刀铣开骨瓣，形成骨窗大小约 6 cm×8 cm，上至横窦，下至枕骨大孔，电凝硬膜后"Y"形剪开，此时脑组织张力高，充分释放脑脊液后，脑组织压力明显下降，神经导航及术中超声确定肿瘤位置，经小脑皮质造瘘直径约 0.5 cm，即可见肿瘤壁，沿肿瘤壁完成肿瘤剥离，肿瘤血供丰富、边界清楚，可见丰富毛细血管供血，全切肿瘤后，神经导航及术中超声确认切除完全，后创面仔细止血。③仔细检查术野无活动出血，用吸收性明胶海绵及纱布覆盖，间断缝合硬脑膜，硬膜缺损处以人工硬膜（6 cm×8 cm）修补缝合，置回骨瓣，4 枚连接片、8 枚钛钉固定颅骨，于硬膜外放置引流管 1 根，另从枕部皮肤戳孔引出并固定，严密缝合肌层，分层严密缝合头皮。手术标本常规送检。④术中麻醉良好，手术顺利，出血约 600 ml，未输血，术后患者麻醉状态，术后体温 36.8℃，脉搏 70 次/min，血压 108/71 mmHg，术后复查头颅 CT 术区未见明显出血，戴简易呼吸器安全返回神经外科监护室。

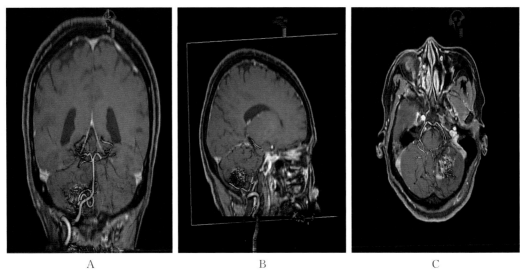

A　　　　　　　　　B　　　　　　　　　C

图 1-41　右侧椎动脉 3D-DSA 与 MRI 融合影像

A. 冠状位像；B. 矢状位像；C. 轴位像。模拟手术入路。

视频 1-56　　　　　　视频 1-57　　　　　　视频 1-58　　　　　　视频 1-59

影像技术总结

（1）颅内肿瘤患者，如果肿瘤及周边组织血供比较丰富，手术切除前做介入治疗，进行供血动脉的栓塞，会减少术中大出血的风险，而且会给术者一个大致的肿瘤范围。

（2）利用患侧的 3D-DSA 原始数据重建一个 Dyna 3D Nat Fil Head 序列，重建成层距为 2 mm 的 DICOM 格式图片，传输到手术导航仪，与薄层扫描的 3D MRI 进行融合，从而使手术更加精准，避免损伤或者闭塞不必要的血管。

病例五

患者，女性，48 岁。

入院诊断：①左侧听神经瘤。②左侧三叉神经痛。

入院情况：①因"间断左侧牙齿及颜面部疼痛 9 个月"入科。②意识清楚，查体配合，GCS 评分 15 分。双侧瞳孔等大等圆，直径约 3 mm，对光反射灵敏。颈软，四肢肌力肌张力正常。③辅助检查。DSA、MRI 检查示左侧桥小脑角区占位，疑似听神经瘤（图 1-42、图 1-43，视频 1-60、视频 1-61）。

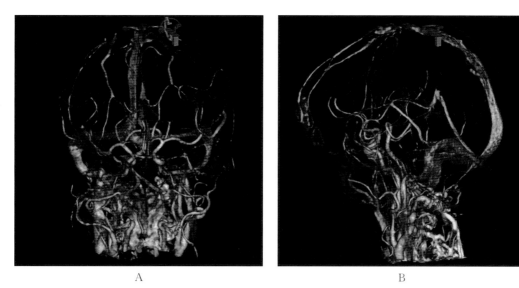

图 1-42　DSA 机器采集的静脉 Dyna-CTA 影像
A. 正位像；B. 侧位像。

诊疗经过：入科后向患者家属告知目前病情，神经外科常规护理，完善心电图、血常规、肝肾功能、凝血功能等检查，在全身麻醉下行神经导航辅助开颅肿瘤切除术，术后给予预防感染、改善脑功能等治疗及对症处理，术后病理提示神经鞘瘤，现患者生命体征稳定，家属要求出院，告知目前病情及注意事项，予以出院。

出院情况：患者嗜睡，未诉特殊不适，精神、睡眠较前好转，大小便正常。查体配合，GCS 评分 15 分。双侧瞳孔等大等圆，直径约 3 mm，对光反射灵敏。左侧轻微面瘫，颈软，四肢肌力、肌张力正常。

出院诊断：左侧听神经瘤。

手术名称：神经导航辅助开颅肿瘤切除术。

手术经过：①患者平卧手术床上，常规诱导下全身麻醉插管，麻醉成功后平卧手术台上，改右侧俯卧位，用头架固定头部，以横窦体表线为中线标记左侧旁正中直切口，长约 9 cm，完成神经导航计划并标记肿瘤位置，常规用碘附消毒铺单。②依次切开头皮各层，用颅后窝撑开器撑开头皮，电钻钻开颅后窝骨质，颅后窝咬骨钳咬开骨质，形成一个大小约 4 cm×5 cm 的骨窗，上达横窦、下达颅底，外达乙状窦及乳突，内达中线旁；在显微镜下，"X" 形切开硬膜，尽可能暴露外侧，见脑压较高，用脑压板将小脑牵开，见蛛网膜下有较多脑脊液，将蛛网膜切开放出大量脑脊液，使脑压明显降低，扩大显露范围，神经导航指引下定位肿瘤，见肿瘤位于左侧桥小脑角区，内听道明显扩大，肿瘤呈灰黄色，肿瘤组织质地软，血供丰富，边界欠清楚，行肿瘤部分切除后，脑压进一步降低，沿包膜下仔细切除肿瘤，并见肿瘤与三叉神经、面听神经及后组脑神经粘连紧密，小心保护三叉神经、面听神经及后组脑神经，显微镜下全切除肿瘤。肿瘤切除后神经电生理监测示上述神经功能正常；彻底止血创面，用止血纱布覆盖，行压颈试验，检查无明显出血，人工硬脑膜修补缝合硬脑膜，钛钉及钛板固定骨瓣，硬膜外置管引流，依次缝合肌肉及头皮各层。③手术经过顺利，术后清点棉片无误，术中出血 400 ml，未输血，术后患者生命体征平稳，术后给予生命体征监测、脱水、止血、抗炎等对症处理。

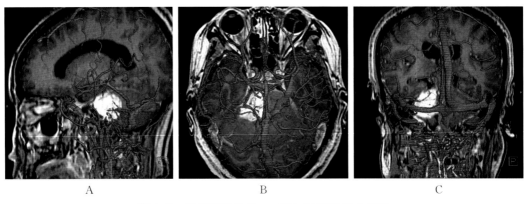

图 1-43　不同层面的 Dyna-CTA 与 MRI 融合影像

A. 矢状位像；B. 轴位像；C. 冠状位像。

视频 1-60　　　　　　　视频 1-61

影像技术总结

（1）对于颅内肿瘤患者，血供比较丰富的，手术切除前应做介入，进行栓塞，减少术中大出血的风险。栓塞后，术中可见萎缩的血管影、大致的肿瘤范围。

（2）利用 Dyna-CTA 的原始数据重建全脑 2 mm 的轴位断层连续图片，以 DICOM 格式传输到手术导航仪，与 MRI 进行融合，从而使手术更加精准，避免损伤或者闭塞不必要的血管。

病例六

患者，女性，16 岁。

入院诊断：①右侧颞叶、枕叶出血破入脑室。②脑血管畸形。

入院情况：①起病急，病程短。因"头痛、伴恶心、呕吐 1 d 余"入院，平素健康状况良好。②查体。体温 36.2℃，脉搏 86 次/min，呼吸 16 次/min，血压 96/63 mmHg。

患者嗜睡，精神差。双侧瞳孔等大等圆，对光反射可。GCS 评分 14 分，四肢肢体肌力 V 级，脑神经检查未见异常。③辅助检查。头颅 CTA 示右侧颞叶、枕叶团片状畸形血管团伴右侧颞叶、枕叶高密度影，多考虑动静脉畸形伴脑实质内出血并破入脑室系统可能。头颅 CT 示右枕叶出血破入脑室。

诊疗经过：入科后向患者家属告知目前病情，神经外科常规护理，完善术前检查评估，行全脑血管造影术、经皮选择性动脉造影术、脑及颅内血管畸形栓塞术，术后给予药物对症治疗，定期复查头颅 CT，现患者生命体征平稳，家属要求出院，告知病情及注意事项，请示上级医师后予以办理出院。

出院诊断：右侧颞叶、枕叶动静脉畸形破裂出血破入脑室。

手术名称：全脑血管造影术、脑及颅内血管畸形栓塞术。

手术经过：患者取平卧位，在给予局部麻醉下，采用 Seldinger 法穿刺右股动脉成功，置入 6F 导管鞘并固定，主动脉弓上造影未见大血管开口狭窄，置入 5F 造影管，插入双侧颈内动脉、右侧颈外动脉及双侧椎动脉，进行造影，多角度投照及三维旋转，发现右侧颞叶、枕叶动静脉畸形，大小约 0.86 cm×1.32 cm，由右侧大脑中动脉颞后动脉分支及右侧大脑后动脉分支参与供血，经皮质静脉向乙状窦方向引流。改全身麻醉，全身肝素化，置 6F 导引导管于左侧椎动脉第二椎体水平，接高压冲水装置，在导丝导引下置入微导管于右侧大脑后动脉供血分支内，微导管超选择造影明确畸形血管供血动脉，路途下缓慢先后共注入 Onyx-18 胶约 1.7 ml，复查造影见畸形血管团部分栓塞不显影，颅内动脉显影好，循环时间正常。术毕，撤出导管，保留导管鞘。术中麻醉满意，手术顺利，安全返回病房（图 1-44～图 1-46，视频 1-62～视频 1-66）。

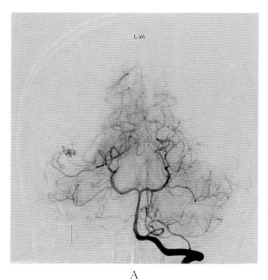
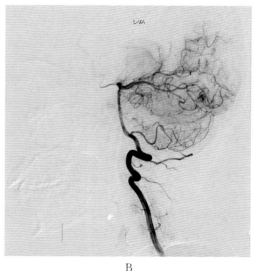

A B

图 1-44 左侧椎动脉 2D-DSA 影像

A. 正位像；B. 侧位像。示大脑后动脉分支参与供血的动静脉畸形团。

视频 1-62　　　　　　视频 1-63　　　　　　视频 1-64

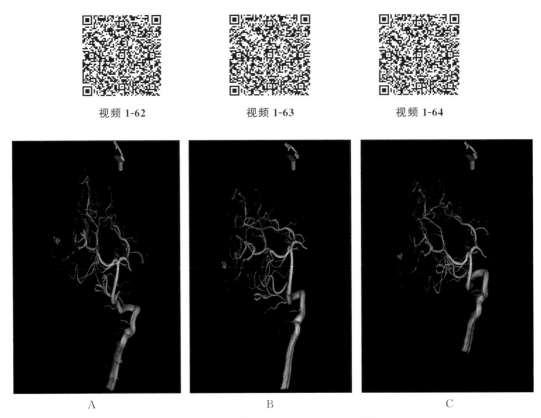

图 1-45　左侧椎动脉 3D-DSA 多角度影像

　　A. 左侧椎动脉造影可见右侧大脑后动脉分支参与畸形血管团供血。B. 右倾斜位像。可见畸形血管团供血动脉来源于右侧大脑后动脉远端分支。C. 调整角度后可见右侧大脑后动脉多个分支参与畸形血管团供血。

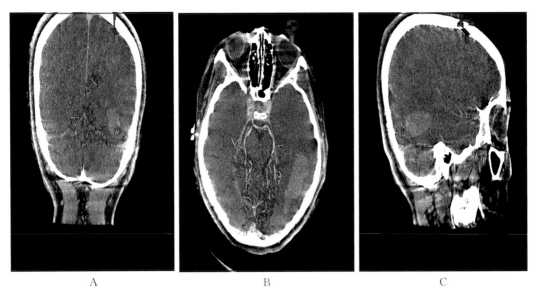

图 1-46　左侧椎动脉 3D-DSA 与 Dyna-CT 融合影像

　　A. 冠状位像；B. 轴位像；C. 矢状位像。多角度显示出血部位与畸形血管团是相符合的。

视频 1-65

视频 1-66

影像技术总结

（1）在颅内出血关系不是很明确的时候，先做三维血管采集。

（2）结束血管造影的时候，过 5 min 后进行一个全脑 Dyna-CT 检查。

（3）利用 Inspace 3D-3D Fusion 软件将一侧三维血管和全脑 Dyna-CT 进行融合之后，就会发现到底是哪支血管引起的出血，这对多支病变血管的定位是非常准确的。

病例七

患者，男性，51 岁。

入院诊断：①右侧蝶岩斜区脑膜瘤。②陈旧性脑梗死。③右侧大脑中动脉 M_2 段狭窄。④原发性高血压 3 级（极高危）。

入院情况：①因"左侧肢体乏力 9 个月，加重 3 个月，声音嘶哑半个月"入院。②查体。意识清楚，GCS 评分 15 分，检查配合，应答切题。认知力、定向力、理解力、计算力正常。③辅助检查。头颅 CT 示鞍区占位跨越颅中窝及颅后窝；双侧丘脑及双侧半卵圆中线多发腔梗。头颈部 MRA 示右侧额叶、颞叶、顶叶急性梗死；鞍区占位（包绕右侧颈内动脉、跨颅窝）肿瘤性病变。

诊疗经过：患者入院后完善相关检查，首次全身麻醉下行神经内镜下经鼻蝶窦内肿瘤切除术，蝶窦内肿瘤全切除，病理提示脑膜瘤（WHO Ⅰ 级），再次全身麻醉下行开颅岩斜区及右侧海绵窦、鞍区肿瘤切除术，术中颈内动脉海绵窦段被肿瘤侵蚀，破裂出血，给予缝合，海绵窦内肿瘤部分残留，术后给予对症治疗，患者右侧动眼神经麻痹，左侧肢体偏瘫，舌后坠，给予气管切开，保持呼吸道通畅，行全脑血管造影术，发现右侧颈内动脉 C_2 段起始部动脉瘤，大小约 0.16 cm×0.11 cm，颈内动脉及椎动脉多发狭窄及斑块，基底动脉夹层，暂时不考虑行覆膜支架治疗，术后给予高压氧对症治疗，患者意识障碍及左侧肢体功能逐渐好转，拔除气管套管。改日行全脑血管造影术提示假性患者动脉瘤变大，随时有出血危险，向患者家属讲明病情，行覆膜支架治疗假性动脉瘤，术后恢复顺利，病情稳定，予以出院。

出院诊断：①右侧蝶岩斜区及海绵窦区脑膜瘤。②右侧颈内动脉瘤。③基底动脉夹层。④颅内动脉多发狭窄。⑤高血压 3 级（极高危）。

手术名称：全脑血管造影术、支架置入术。

手术经过：患者取平卧位，局部麻醉下，采用 Seldinger 法穿刺右股动脉成功。置入 6F 导管鞘并固定。置入 5F 造影管，插入双侧颈内动脉及左侧椎动脉造影，多角度投照。发现右侧颈内动脉水平段起始部动脉瘤，大小约 0.2 cm×0.33 cm，瘤体呈分叶状，朝向后下方，动脉瘤形态较上次造影改变。右侧颈内动脉床突段重度狭窄，最窄处直径约 0.04 cm，颈内动脉及椎动脉多发狭窄及斑块，基底动脉夹层，左侧颈内动脉造影发现左侧大脑中及大脑前显影良好，其余血管造影未见异常。向患者家属交代病情，家属表示理解，并要求行血管内治疗术。改全身麻醉，全身肝素化，置 6F 导引导管于右颈内动脉第二椎体水平，接高压冲水装置，路途导引下置支架导管于右侧颈内动脉瘤颈远端，路途下在导丝导引下置入 0.35 cm×1.0 cm 的覆膜支架，支架覆盖动脉瘤瘤颈良好，支架全释放，复查照影见动脉瘤未显影，支架贴壁良好，载瘤动脉通畅，撤出导管，保留导管鞘。术后安全返回监护室进一步监护治疗（图 1-47～图 1-54，视频 1-67～视频 1-79）。

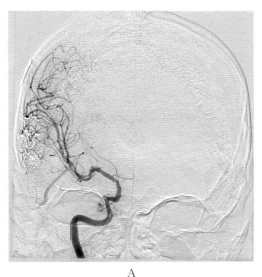 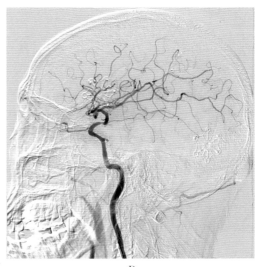

A 　　　　　　　　　　　　　　　　B

图 1-47　右侧颈内动脉 2D-DSA 影像

A. 正位像；B. 侧位像。示海绵窦段假性动脉瘤。

视频 1-67　　　　　　　视频 1-68　　　　　　　视频 1-69

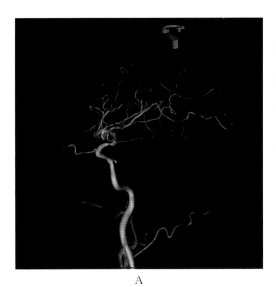
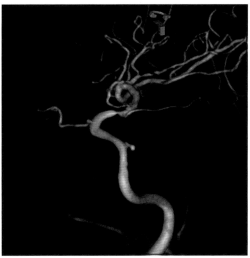

A   B

图 1-48　右侧颈内动脉 3D-DSA 影像

A. 侧位像；B. 斜位像。示海绵窦段假性动脉瘤。

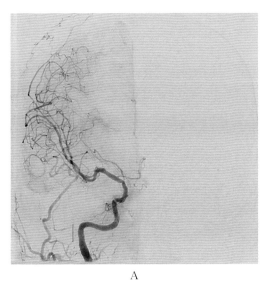
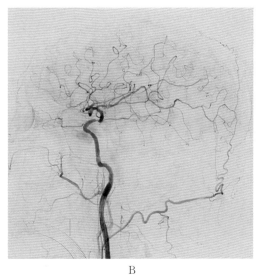

A   B

图 1-49　术后右侧颈内动脉 2D-DSA 影像

A. 正位像；B. 侧位像。示覆膜支架植入后假性动脉瘤消失。

视频 1-70   视频 1-71   视频 1-72   视频 1-73

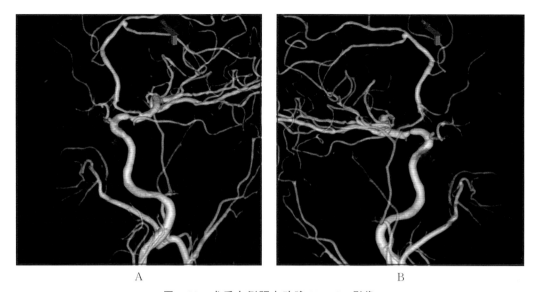

图 1-50　术后右侧颈内动脉 3D-DSA 影像

A. 侧位像；B. 斜位像。示覆膜支架植入后假性动脉瘤消失。

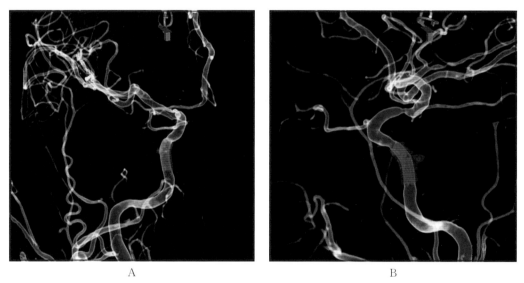

图 1-51　术后右侧颈内动脉 3D-DSA 双容积透明模式影像

A. 正位像；B. 侧位像。示紫色为覆膜支架贴壁完好，未发生外漏。

视频 1-74　　　　　　视频 1-75

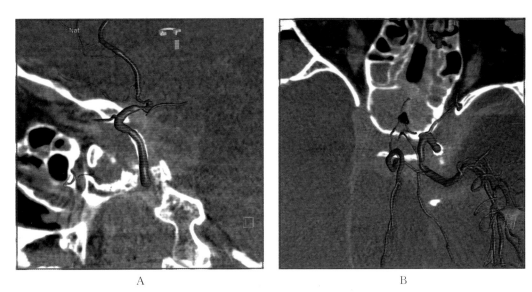

图 1-52　术后右侧颈内动脉 3D-DSA 与 Dyna-CT 融合影像

A. 矢状位像；B. 轴位像。示血管通畅，支架张开完全。

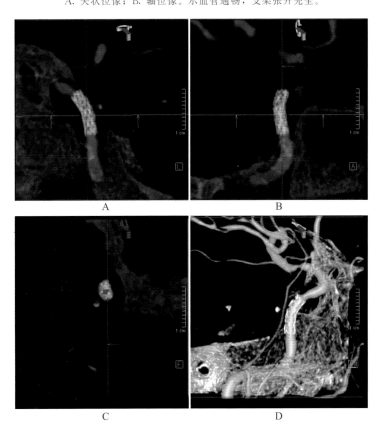

图 1-53　术后右侧颈内动脉 3D-DSA 与 Dyna-CT 融合 MPR 影像

A. 侧位像。见支架形态良好，局部颈内动脉血流通畅。B. 正位像。C. 见支架打开良好，管腔规则。D. 支架与血管 3D 影像融合示支架贴壁良好。

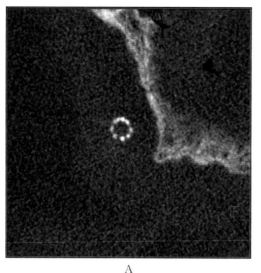
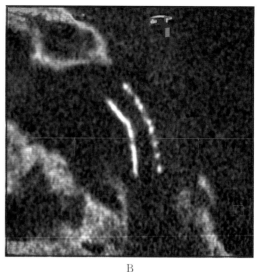

A　　　　　　　　　　　　　B

图 1-54　术后 Dyna-CT MIP 影像

A. 轴位像；B. 矢状位像。示支架张开完全。

视频 1-76　　　　　视频 1-77　　　　　视频 1-78　　　　　视频 1-79

影像技术总结

（1）对于要放支架的患者，2D-DSA 影像带来的信息量太少，不能准确地判断支架是否完全张开、支架是否在血管内贴壁等情况。

（2）普通的术后 3D-DSA 只能大概知道血管通畅情况，并不能充分显示支架内部结构。

（3）术后再做全脑 Dyna-CT，进行三维影像重建，调整合适的参数，再利用 Inspace 3D-3D Fusion 软件将患侧术后 3D-DSA 与全脑 Dyna-CT 进行融合，血管和支架的关系清晰可见。

病例八

患者，男性，44 岁。

入院诊断：T$_6$～L$_2$ 脊髓血管畸形硬脊膜动静脉瘘、髓周动静脉瘘。

入院情况：①起病隐匿，病程长；因"双下肢乏力伴腰腹部束带感 1 个多月"入院。②查体。生命体征平稳，体温 36.4℃，意识清楚，对答切题，查体合作，GCS 评分 15 分。双侧瞳孔等大同圆，直径约 2.5 mm，对光反射灵敏。其余脑神经查体未见明显阳性体征，肋弓平面以下痛温觉稍减退，四上肢肌力正常，右下肢肌张力稍增高，其余肢体肌张力正常，颈软无抵抗，病理征未引出。③辅助检查。a. 腰椎 MRI 平扫。T_{11} 水平椎管内异常信号影，考虑血管畸形。b. 脊髓 320CTA。$T_6 \sim L_2$ 椎管内异常血管影，考虑硬脊膜动静脉瘘可能。

诊疗经过：入院后完善相关术前检查及术前谈话，结合患者病史、体征、既往史及辅助检查结果，患者当前"脊髓血管畸形"诊断明确，考虑硬脊膜动静脉瘘可能，髓周动静脉瘘不排除，于急诊局部麻醉下行脊髓血管造影术，术中见 T_{12} 水平髓周动静脉瘘，由右侧 T_9 水平肋间动脉参与供血，瘘口位于 T_{12} 水平，经腹侧及背侧扩张脊髓静脉引流，2 d 后于局部麻醉下行髓周动静脉瘘栓塞术，栓塞后复查造影见少量造影剂弥散至引流静脉显影（静脉末期），现患者一般情况尚可，拟于今日出院，择期入院复查（图 1-55～图 1-64，视频 1-80～视频 1-91）。

出院情况：患者一般情况尚可，双下肢麻木乏力较前好转。生命体征平稳，体温 36.4℃，意识清楚，对答切题，查体合作，GCS 评分 15 分。双侧瞳孔等大同圆，直径约 2.5 mm，对光反射灵敏。其余脑神经查体未见明显阳性体征，双下肢痛温觉稍减退，双上肢肌力正常，双下肢肌力 V 级，肌张力正常，颈软无抵抗，病理征未引出。

出院诊断：T_{12} 脊髓髓周动静脉瘘。

手术名称：髓周动静脉瘘栓塞术。

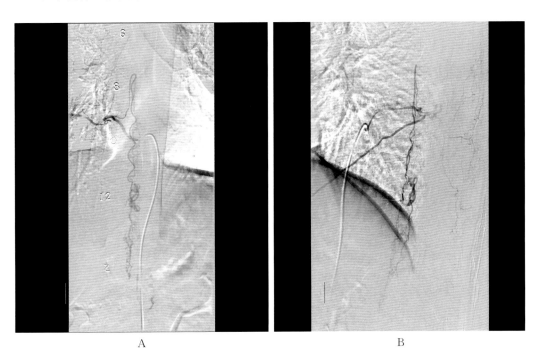

A   B

图 1-55 右侧 T_9 肋间动脉 2D-DSA 影像

A. 正位像；B. 侧位像。示 T_{12} 水平髓周动静脉瘘。

视频 1-80　　　　　　　视频 1-81　　　　　　　视频 1-82

手术经过：患者取平卧位，在给予局部麻醉下，采用 Seldinger 法穿刺右股动脉成功。置入 6F 导管鞘并固定，置入 5F 造影管，插入右侧 T_9 肋间动脉，全身肝素化，接高压冲水装置，在导丝导引下置入微导管于 T_{12} 水平近瘘口处，微导管减影明确髓周动静脉瘘后，路途下经微导管缓慢注入约 0.2 ml Onyx-18 胶，Onyx-18 胶弥散良好，复查造影见少量造影剂弥散至引流静脉显影（静脉末期），术毕，撤出导管，保留导管鞘。术中麻醉满意，手术顺利，未输血，术后患者清醒，体温 36.5℃，脉搏 86 次，血压 128/74 mmHg，安全返回病房。

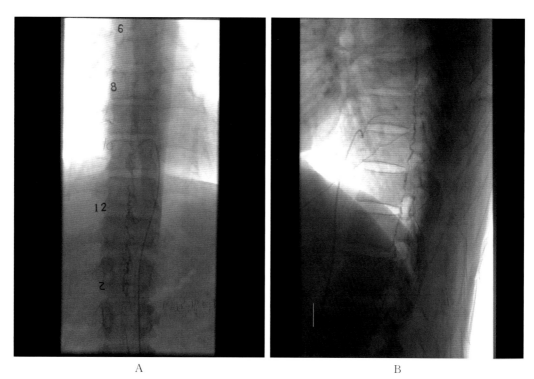

A　　　　　　　　　　　　　　　B

图 1-56　右侧 T_9 肋间动脉 2D-DSA 非减影影像

A. 正位像；B. 侧位像。示 T_{12} 水平髓周动静脉瘘。

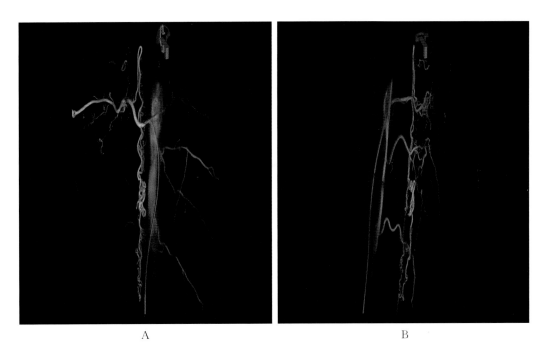

图 1-57 右侧 T$_9$ 肋间动脉 3D-DSA 影像

A. 正位像；B. 侧位像。示髓周动静脉瘘。

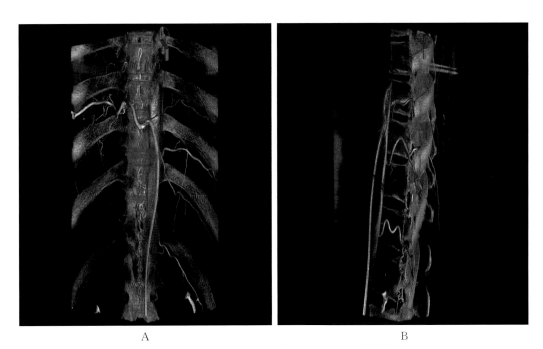

图 1-58 右侧 T$_9$ 肋间动脉 3D-DSA 双容积影像

A. 正位像；B. 侧位像。显示瘘口与椎体的位置。

视频 1-83　　　　　视频 1-84

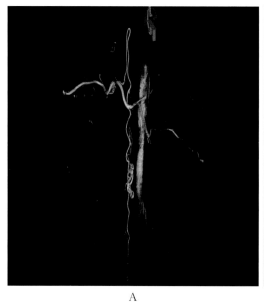
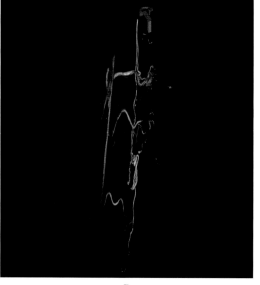

A　　　　　　　　　　　　　　　B

图 1-59　右侧 T₉ 肋间动脉 4D-DSA 影像

A. 正位像；B. 侧位像。动态显示血管流进瘘口以及流出的关系。

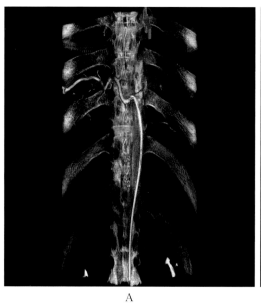
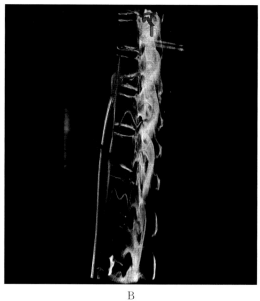

A　　　　　　　　　　　　　　　B

图 1-60　右侧 T₉ 肋间动脉 4D-DSA 双容积影像

A. 正位像；B. 侧位像。动态显示椎体、血管、瘘口的流进，流出位置关系。

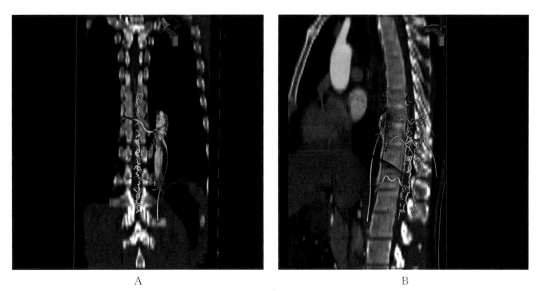

图 1-61 右侧 T$_9$ 肋间动脉 3D-DSA 与 320CTA 融合影像（VR＋MIP）

A. 正位像；B. 侧位像。显示椎体、软组织与血管之间的关系。

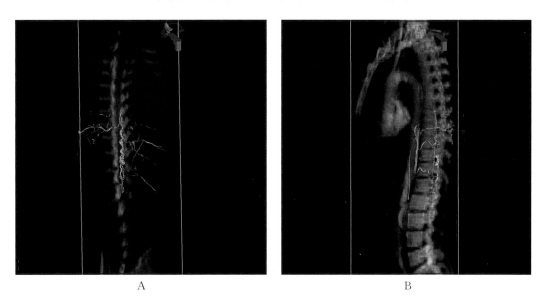

图 1-62 右侧 T$_9$ 肋间动脉 3D-DSA 与 320CTA 融合影像（VR）

A. 正位像；B. 侧位像。显示椎体、软组织与血管之间的关系，模拟手术入路。

视频 1-85   视频 1-86   视频 1-87   视频 1-88

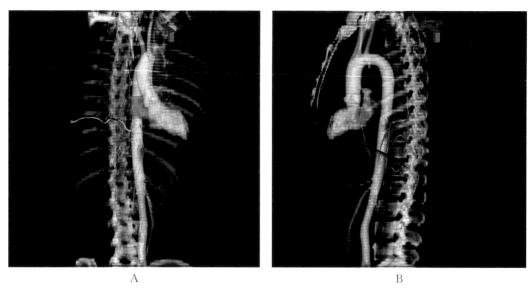

A   B

图 1-63   右侧 T₉ 肋间动脉 4D-DSA 与 320CTA 融合影像（VR＋断层）

A. 正位像；B. 侧位像。显示椎体、软组织与血管之间的关系，模拟手术入路。

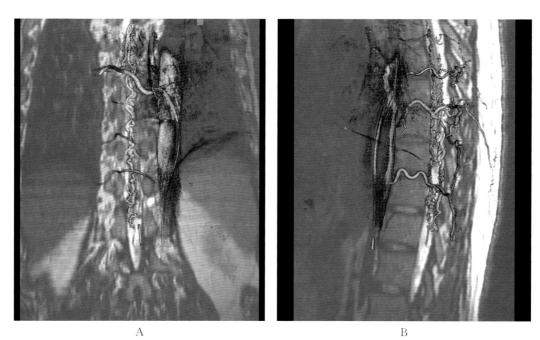

A   B

图 1-64   右侧 T₉ 肋间动脉 4D-DSA 与 MRI 融合影像

A. 正位像；B. 侧位像。动态显示椎体、软组织与血管之间的关系，模拟手术入路。

视频 1-89   视频 1-90   视频 1-91

影像技术总结

（1）脊髓髓周动静脉瘘是一种比较复杂的脊髓血管疾病，往往很容易被误诊，如果单单从 2D-DSA 影像来看，比较难判断其瘘口的具体位置和流进、流出通道。

（2）普通采集的 3D-DSA 影像也只能大概知道供血血管的情况，能够显示和骨头之间的关系、软组织和血管的具体内部结构关系，能够定位是在脊髓前还是脊髓后，但是并不能非常充分显示血管的流进、流出以及走行。

（3）4D-DSA 可以动态观察供血动脉的全程（动脉、静脉、静脉窦），造影剂通过造影管进入血液的流动，对影像进行分析，以病变的定性诊断、供血动脉、瘘口、引流静脉等的显示情况，清楚地看出有问题的血管团，常规成像技术 2D-DSA、3D-DSA 显现不出的细节，4D-DSA 都能清晰显示，再利用 Inspace 3D-3D Fusion 软件与 320CTA 或者 MRI 进行融合，可以清楚显示椎管内以及跟椎体之间的关系情况，导航数据薄层扫描的 MRI 也可以利用融合软件与 4D-DSA 融合，清晰显示供血血管与脊髓神经、软组织之间的位置关系。

第二章

颅眶区入路

随着神经外科学、眼科学和影像学的不断发展，眶内和视路肿瘤，神经、血管病变的诊断和治疗水平得到提高。MRI、CT 及 DSA 等影像设备的应用对于颅眶区病变的诊断尤为重要。融合影像技术为医生提供更加准确的手术定位，并帮助医生模拟手术入路。经颅入路和经眶入路等显微外科入路，明显降低了颅眶区病变的致残率。结合放射治疗、化学药物治疗和靶向治疗等综合治疗手段，进一步优化颅眶区病变的治疗效果。本章重点介绍眼眶的解剖以及融合影像指导下颅眶区入路的选择。

第一节　眼眶的解剖

眼眶是一个前宽后窄的锥形腔，是由神经、血管、肌肉、韧带和骨性结构所组成的复杂结构，开口于面部，通过双眼收集外界信息，提供给大脑。几乎所有构成颅前窝、颅中窝的颅骨都参与眼眶的构成。眼眶向后与颅前窝、颅中窝相通，向下与翼腭窝和颞下窝相通。进出眼眶的神经和血管经过视神经孔和眶上裂，其部分被眼直肌起源的总腱环所包绕。进入眼眶的神经和血管不仅通过骨性管道，而且还通过总腱环，这增加了眼眶及其他累及眶尖病变手术入路的复杂性。眼眶手术可以通过面部和结膜经前方入路，也可以经过任何眶壁或从颅内进入。神经外科最常使用的入路是直接通过上壁和外侧壁切除眶尖附近或累及视神经管、眶上裂及邻近区域的病变。

一、眼眶

眼眶由额骨、颧骨、蝶骨、泪骨、筛骨、腭骨和上颌骨构成。有顶壁、底壁、内侧壁和外侧壁，沿着后内侧走行，逐渐缩窄为眶尖部。眼球位于眼眶的前部，大约占整个眶腔容积的 1/5，其他被眼球外肌肉、血管、神经、眶内脂肪和结缔组织所占据。

眶内侧壁向上有圆弧过渡区达眶顶壁，属额骨部分。内侧壁后部为蝶骨，中部为筛内眶板，前部是泪骨的一部分。筛孔是眶侧内壁的重要标志，孔内有筛前筛后神经和血管通过，内侧壁毗邻内直肌和上斜肌。眶外侧壁由颧骨和蝶骨构成，其内侧部分由上颌骨构成。眼眶外侧壁毗邻外直肌。眼眶外侧壁上部呈扇贝形，内有泪腺。上颌骨的顶壁为眶底壁。眼眶外侧壁较厚，能够起到良好的保护作用，其余的眶壁均较薄。眶壁覆盖骨膜，眶尖的眶骨膜与总腱环融合在一起。

二、眶上裂

眶上裂为眶和颅中窝之间的狭长间隙，其内有动眼神经、滑车神经、外展神经、三叉神经眼神经支和眼上静脉通过。眶上裂上界为蝶骨小翼，下界为蝶骨大翼，内侧为蝶骨体，额骨是构成眶上裂外侧尖部的一部分。眶上裂外侧缘中间有一骨性隆起，是总腱环外侧缘的附着点，标志着眶上裂狭窄的外侧部和宽大的内侧部的分界。眶上裂综合征常表现为眼球突出、复视、眼球运动障碍、眶后区疼痛、对光反射减弱或消失。

三、眶下裂

眶下裂的前后缘较长，内外缘狭窄。其较长的后缘由蝶骨大翼构成。眶下裂的前缘由上颌骨的眶面构成，只有后面的下部由腭骨眶突构成。眶下裂连接翼腭窝和颞下窝，其内有上颌神经发出的眶下神经和颧神经以及与其伴行的动脉和静脉、翼腭神经节的交通支，以及连接眼下静脉和翼静脉丛的静脉。

四、视神经管

视神经管在眶顶壁和眶内侧壁交界处开口于眶尖的前内侧，位于蝶骨小翼与蝶骨体的交界处，眶上裂与视神经管之间由视柱分开。视神经管直径约 6 mm，长约 10 mm，内有视神经和眼动脉穿过。总腱环为眼球各直肌的起点，附着于视神经管的上、下、内侧缘以及眶上裂外侧缘中部的骨性突起。

五、眶尖区

眶尖是锥形眶腔的尖端，位于眼眶最深处，视神经管前方，包括眼外肌起点、总腱环、眶上裂、视神经孔及其内容物。眶尖区主要范围：前至前床突的基底部、后为前床突的尖部、内侧到视神经管、外侧到眶上裂和圆孔处及此区域周围的组织和结构，是颅腔与眼眶间的重要通道，也是所有从颅腔通向眼眶的神经和血管的必经之路。眶尖综合征常表现为视神经萎缩或水肿、视力障碍、上睑下垂、眼球固定、角膜反射消失，眼神经和上颌神经分布区感觉障碍。

六、眼动脉

眼动脉通常位于海绵窦上方，起自颈内动脉前曲上方的内侧，起点位于视神经内侧的下方，位于视神经管的后方。在视神经管内，眼动脉位于视神经鞘内、视神经的下方，穿过总腱环。眼动脉出视神经管后到达眶尖，位于视神经的下外侧。有时眼动脉在视神经管内发出一回返支，供应视神经的颅内段。眼动脉发出视网膜中央动脉、泪腺动脉、睫状后长动脉和睫状后短动脉、眶上动脉、内侧眼动脉、滑车下动脉、滑车上动脉和鼻背动脉。视网膜中央动脉是眼动脉的第一个分支，也是最细的一个分支，从睫状神经节的内侧发出，穿视神经的下面在硬膜鞘内走行很短的距离，到达视神经的中央，向前抵达视网膜。视网膜中央动脉是终末支，没有血管吻合，损伤时会导致失明。泪腺动脉是最大和最早的眼动脉分支之一，与泪腺神经伴行，供应泪腺、眼睑和结膜的外侧部分。少数眼动脉起自海绵窦段，经眶上裂入眶。还有少数眼动脉经过视柱上的副孔或眼动脉孔入眶。

七、眼外肌

与眼球活动有关的眼外肌，每眼各有6条。一只眼的眼外肌包括4条直肌和2条斜肌。4条直肌分别为上直肌、下直肌、内直肌和外直肌。2条斜肌分别为上斜肌和下斜肌。其中上斜肌由滑车神经支配，外直肌由外展神经支配，其余4种眼外肌由动眼神经支配。

第二节 颅眶区入路的应用

最早关于眶部病变手术的报道描述的是经眶外侧壁入路。经颅入路治疗眶部病变由Dandy于1922年首次报道。经颅入路通常应用于眶尖和（或）视神经管，或同时累及眶和邻近颅内区域的肿瘤。眶尖区是近半数脑神经、重要血管及其他组织结构汇集在相交界的狭小部位，周边解剖关系复杂，手术显露困难，病变全切率低，并发症多，并涉及多个学科范畴，眶尖区手术是神经外科领域公认的难题之一。颅眶区病变的治疗方案应综合考虑病变的性质、部位、范围以及患者的视觉功能和外观美容。对于没有实质性影响颅、眶重要结构的病变，应及早手术，并力争全切；病变与颅、眶重要结构关系密切，但尚无明显视力损害和其他神经功能障碍时，宜在保留正常功能的前提下尽可能多地切除病变，以充分减压和延缓复发；而对于已失明者则应争取全切，恶性病变需施以化学药物治疗等综合治疗。

颅眶区入路有多种，包括额眶入路、眶颞入路、眶外侧入路、眶内侧入路、经鼻入路等多种入路。如果病变位于眶前2/3的眶骨膜内，通常可经颅外入路；若病变位于眶尖、眶内侧壁并侵及颅内，多采用额眶入路；若肿瘤位于眶外侧壁并向颅中窝、翼腭窝发展，则可采用扩大翼点入路或眶颞入路。根据不同的病例特点选择不同的手术入路，可以为患者取得更好的治疗效果，以下重点介绍眶颞入路及额眶入路两种手术方式。

一、眶颧入路

适应证：经眶颧入路可到达鞍区、海绵窦区、眶侧壁和上斜坡，适用于大部分前循环和基底动脉瘤，以及切除颅眶交界区、鞍旁、海绵窦、颅中窝病变，例如颅眶沟通性肿瘤。

禁忌证：①眶颧入路无法安全到达，需要过度牵拉功能区脑组织（尤其在优势半球）的肿瘤或动脉瘤等病变，可能需要更大的手术入路。②患者的全身和局部条件不适合开颅手术，如全身性内科疾病，手术部位局部的头皮或颅骨感染。

优点：充分暴露颅前窝底、颅中窝底，增加显露角度及工作角度，减轻对脑组织的牵拉。

常规准备：①经颅入路术前应备皮。②术前完备视力、视野检查及眼底检查，注意视力丧失程度。③对于眶内病变，进行眶内压力测定；眼球突出明显者要用眼罩保护眼球，必要时缝合患侧眼睑；术前 3 d 使用抗生素滴眼液，预防感染。

术前影像学检查：头颅 MRI、头颅 CT、脑血管检查及融合影像。

体位和准备：患者取仰卧位，患侧肩部垫高，头向健侧旋转 45°，略下垂，将颧骨置于术野最高点，头架固定头部。器械包括显微镜及显微器械、电钻、铣刀、磨钻等。

手术的关键步骤：①皮瓣。切口起自颧弓根下部，大约在耳屏前 1 cm，于发际内弧形延伸至中线，颞浅动脉可选择保留，内侧切口经常跨中线 1～2 cm，以便进一步向下牵开皮瓣；自颞浅筋膜分离皮瓣并牵开，颞肌上部沿颞上线显露，沿此线下方切开颞肌，预留一条肌筋膜，这将有助于关颅时缝合颞肌。头皮继续分离，将暴露含有面神经额支的脂肪垫沿着颞肌深筋膜进行分离，以免损伤面神经额支，将筋膜、脂肪垫和内含的神经与头皮一起翻开，随后，颞肌用骨膜剥离子分离至颧弓根，双极电凝止血。颞肌可向下、后方翻起和牵拉。头皮和肌肉以头皮拉钩牵开固定。②骨瓣。钻孔时应有一骨孔位于额骨与蝶骨交界处，铣刀将颅骨铣开形成额颞部骨窗。咬骨钳咬除蝶骨嵴、蝶骨小翼，并用高速磨钻打磨光滑。为从侧方充分暴露海绵窦区或眶区，可将颧弓连同眶侧壁一并铣开，咬除颞骨至颅中窝底。磨除前床突后，可根据需要进一步开放视神经管，进行视神经管减压。对于眶内后部的肿瘤，可配合使用咬骨钳和磨钻进一步去除眶上壁和眶外侧壁骨质。在病变切除后，需对这些切除的眶壁进行重建，以减少将来眼球内陷的风险。③硬膜打开。弧形剪开硬膜并悬吊。根据病变的范围和性质切除。④关颅。病变切除并彻底止血后，连续缝合硬脑膜，额颞骨瓣及颧弓用连接片复位固定。颞肌复位严密缝合，以免术后颞肌萎缩。逐步缝合皮下及头皮切口，放置硬膜外引流管。

需要规避的风险：①在耳屏附近切开时要小心，避免过于向后，因为可能会损伤外耳道。②分离皮瓣时，应沿颞肌筋膜分离，可避免损伤面神经额支。③用骨膜剥离子抬起骨瓣时要小心，以防对侧骨缘嵌入脑组织。④磨除蝶骨嵴尤其在深部及前床突周围时，必须小心，因为视神经和颈内动脉就在附近的硬膜内。⑤眶顶壁如缺损面积大于 3 cm^2，可用骨黏固剂（骨水泥）修补，以防止脑搏动波及眼球。

抢救与补救：如果脑膜中动脉意外损伤或出血，电凝硬膜上的动脉，用骨蜡封闭动脉起源处的骨缘。如果骨窗较大，脑组织暴露过多，可用棉片或者可吸收性明胶海绵覆盖保护，以避免对皮质表面不经意的损伤。

术后复查：术后行头颅 CT 检查，以评估是否存在血肿、脑水肿、气颅或其他可能的并发症。需在重症监护室对患者进行监护。观察头部敷料，注意引流情况或脑脊液渗漏的迹象。

可能出现的并发症：①眶周淤肿、搏动性突眼、眼球内陷。②神经损伤。失明、复视、眼球活动障碍。③颞浅动脉损伤或电凝、过度牵拉脑组织导致神经功能损伤。④颞肌萎缩和颞窝骨质切除导致的容貌缺陷。⑤其他并发症包括出血、感染、脑脊液漏、癫痫等。

二、额眶入路

术前准备：①经颅入路术前应备皮，必要时要剃病变侧眉毛。②术前完备视力、视野检查及眼底检查，注意视力表失程度。③对于眶内病变，进行眶内压力测定；眼球突出明显者要用眼罩保护眼球，必要时缝合患侧眼睑；术前 3 d 使用抗生素滴眼液，预防感染。

体位：患者仰卧，头向健侧转 15°。

手术步骤：①头皮切口。设计额部发际内冠状切口，切开头皮，向前分离皮瓣，外侧达额骨颧突。分离皮瓣后将骨膜向下推至眶缘，不要过于向下，这样既可保护眶上神经和面神经额支，又可减少眼睑的水肿。眶上神经自眶上神经切迹内剥出并保留，如果眶上神经位于骨管内，则将骨管打开，游离眶上神经并将其保护好。②在额骨颧突外侧钻取关键孔，其他骨孔应尽量在发际线之内，以免对患者术后外观造成不良影响。铣刀铣开额骨，将骨瓣游离，骨瓣前缘应接近眶上缘；如果术中额窦开放时，可以使用带蒂骨膜对额窦进行封堵。③当病变只存在于眼眶内时，分离颅前窝硬脑膜，连同额叶一起抬起，微型磨钻磨开眶顶壁，必要时可磨开视神经管骨质、蝶骨小翼等。进入眶内，剪开眶骨膜，分离眶内脂肪，切除病变。当病变在颅眶交界区，此时剪开硬脑膜，开放侧裂池释放脑脊液，脑组织塌陷后抬起额叶，即可暴露鞍旁和颅眶交界区，显微镜下仔细辨认眼动脉、滑车神经、视神经，尽量予以保护，以免损伤。沿病变周边分离，尽可能切除颅眶沟通性病变，以减少术后复发。④关颅。术后彻底止血，缝合硬脑膜及眶筋膜，眶顶板如缺损大于 3 cm^2，可用骨黏固剂（骨水泥）修补。还纳额骨骨瓣并用连接片复位固定。逐步缝合皮下及头皮切口，放置硬膜外引流管。术毕眼部需加压包扎。

术后复查：术后可行头颅 CT 检查，以评估是否存在血肿、脑水肿、气颅或其他可能的并发症。患者需在重症监护室被监护。观察患者头部敷料，注意引流情况或脑脊液（CSF）渗漏的迹象。

可能出现的并发症：①眶周淤肿、搏动性突眼、眼球内陷。②神经损伤。失明、复视、眼球活动障碍。③其他并发症包括出血、脑脊液漏、感染、脑挫伤和癫痫。

三、眶外侧入路

这种手术入路不需要进入颅内，主要应用于眶上、外、下部和外侧眶尖的肿瘤。

体位：患者仰卧，头转向健侧。

手术步骤：沿眼眶的外侧缘及额骨颧突作弧形切口，可根据需要沿颧弓上缘向外侧延长切口。沿颞肌筋膜游离皮下组织至眼眶外侧缘。暴露出眶外侧缘，用微型颅钻及铣刀去除眶外侧壁。打开眶骨膜，分离眶内脂肪，注意外直肌的走向，将外直肌牵开，继续向前分离以暴露眶尖外侧病变，切除后彻底止血，缝合眶骨膜及筋膜层，将眶外侧缘和颧弓复位，缝合颞肌筋膜及皮肤。

四、眼眶前方入路

眼科多采用眼眶前方入路，切除位于眶内眼球赤道部以前的肿瘤，肿瘤接近视神经时，可采用经内侧结膜切口。结膜切口可于角膜缘切开，放射状延长，也可自球结膜边缘切口，暴露肿瘤，分离肿瘤后切除。

缺点：眼球阻挡视野，常需切断眼肌。

五、经鼻内镜筛窦入路

近年来由于神经内镜的快速发展，越来越多的传统开颅手术由神经内镜手术治疗所取代。由于神经内镜手术创伤小，更快捷、能够利用天然孔道进入等优势，使得经鼻内镜已经成为视神经管减压术以及部分颅眶沟通性肿瘤手术的主流术式。

第三节 融合影像技术指导手术治疗

神经外科手术一方面要求最大限度地切除病变，另一方面要将手术损伤减小到最低程度，确保患者术后获得良好的生存质量。要开展颅眶手术，就迫切需要了解颅眶区复杂的解剖关系，选择合适的手术入路，从而提高该区域病变的全切除率，并使颅眶区的正常结构得到最大程度的保护。在融合影像中，可以通过任意角度，在任意截面动态观察骨性结构和血管的解剖等相互关系（图 2-1，视频 2-1～视频 2-3）。由于个体差异性，每个人的融合影像又不相同，因此在术前，对手术对象颅眶手术区影像资料进行双容积影像融合，可个体化观察颅骨及眶骨厚度以及视神经孔、眶上裂或眶下裂等，并可见这些自然通道相互毗邻关系，血管及其分支的走行、血流灌注等。通过融合影像，不仅能够测量关键结构与手术区的距离，以期为神经外科和眼科医生提供开展颅眶区手术及模拟手术步骤的依据；还能将融合数据输入神经导航仪，术中在导航指导下可以避开重要的神经、血管，并很容易找到脑深部微小病灶。

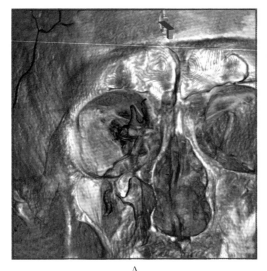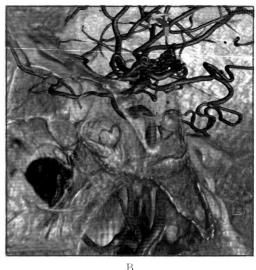

A   B

图 2-1　颅骨和颈内动脉融合影像

A. 冠状位像；B. 矢状位像。截面观察骨性结构和血管的解剖等相互关系。

视频 2-1   视频 2-2   视频 2-3

　　视神经管减压术：外伤或眶内占位常常容易损伤视神经，引起视力障碍。视神经管减压术是治疗视神经损伤的一种手术方法，手术时间越早，治疗效果越好。可经颅手术入路或者鼻内镜下经蝶筛窦入路治疗。目前最常采用的是经鼻内镜下视神经管减压术。术前应检查患者视力、视野及眼底，完善眼眶、鼻窦及周围结构的影像检查。

　　手术步骤：用沾有肾上腺素盐水的纱条填塞鼻腔，收缩鼻黏膜；内镜下将中鼻甲向鼻中隔方向推压，扩大视野，切除筛窦内气房；尽可能切除蝶窦前外侧壁骨质以扩大视野；观察视神经管及周围结构，用磨钻将视神经管壁磨薄，使用神经剥离子或刮匙将菲薄的骨质去除，从而开放视神经管；如视神经管已有骨折，可直接去除骨片开放视神经管；随后切开总腱环及视神经鞘膜，对视神经彻底减压。术中使用磨钻时应注水降温，避免神经灼伤；去除视神经管骨质时避免损伤视神经、颈内动脉。通过在3D-DSA/3D-CT 的双容积融合影像中观察，在视神经管中眼动脉沿视神经管外下方走行，且观察视神经管 4 个壁，外侧壁与下侧壁骨质厚，内侧壁与上壁骨质最薄，因此可选择在视神经管的内壁与上壁交界处破壁进行减压，比较容易打开视神经管，且不易损伤眼动脉。

第四节 眼动脉的解剖变异

　　正常的眼动脉经视神经孔入眶。编者团队在融合影像中发现未经视神经管进入眼眶的单侧异常眼动脉2例，一例为起自颈内动脉海绵窦段的眼动脉通过眶上裂入眶，另一例为眼动脉经过视神经孔旁的眼动脉孔入眶。这些解剖变异，对经颅或经眶进行颅眶区病变手术都有较大参考价值，在个体化融合影像解剖中可以提供更准确的参考（图2-2）。

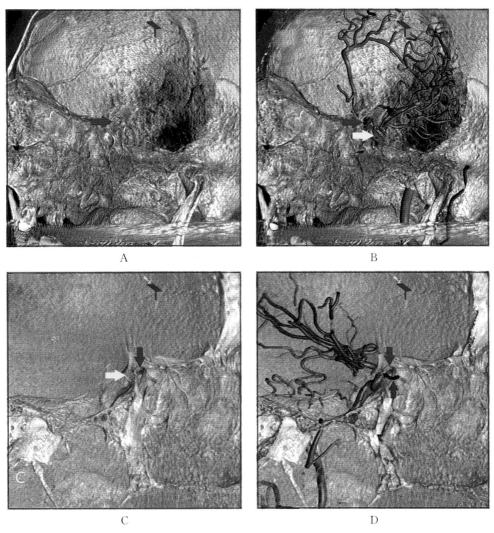

图2-2　眼动脉未经视神经管入眶的解剖变异影像

　　A. 起自颈内动脉海绵窦段的眼动脉通过眶上裂入眶，蓝色↑示视神经孔；B. 起自颈内动脉海绵窦段的眼动脉通过眶上裂入眶，蓝色↑示视神经孔，黄色↑示眼动脉；C. 眼动脉经过视神经孔旁的眼动脉孔入眶，蓝色↑示视神经孔，黄色↑示眼动脉孔；D. 眼动脉经过视神经孔旁的眼动脉孔入眶，蓝色↑示视神经孔，黄色↑示眼动脉孔，红色↑示眼动脉。

第五节　病例展示

病例一

　　41 岁男性，因"左眼突出 4 个月，伴左眼视力消失 1 个多月"入院。行头颅 MRI 增强扫描检查提示鞍区、鼻咽部、左侧海绵窦、左侧颞极、左侧眶区巨大占位性病变（图 2-3，视频 2-4）。经鼻穿刺活检提示非角化鳞状细胞癌。将患者头颅 MRI 薄层扫描与脑血管造影通过双容积技术进行影像融合，观察肿瘤与其包绕血管的解剖关系（图 2-4，视频 2-5），左侧颈内动脉造影检查结果（图 2-5，视频 2-6～视频 2-8）以及左侧椎动脉造影检查结果（图 2-6，视频 2-9～视频 2-11），进行颅骨 CT 与 MRI 影像融合，并模拟手术入路（图 2-7，视频 2-12）。将患者左侧颈内动脉 DSA 数据重建成 CT 图片形式，分别把 MRI 及重建 CT 数据导入神经导航系统进行影像融合，采取左侧眶颧入路（图 2-8），依次切开头皮各层和颞肌，分离皮肌瓣翻向下方，骨膜剥离子剥离骨膜，显露颧弓，铣刀打开颧弓；额部皮肤显露至眶，暴露眶上神经及血管，将其从眶上切迹分离，于关键孔及颞上线位置钻孔，铣刀将额骨铣开并铣至眼眶，将眶外侧壁、眶顶壁铣开并去除骨瓣；术中电生理监测，在导航指导下避开重要的血管、神经，将眶内肿瘤及颞极、鞍旁肿瘤大部分切除，解除肿瘤对眼球的压迫，严密缝合硬脑膜，还纳骨瓣并用连接片固定。术后患者左眼视力未见明显恢复，术后 MRI 复查提示还有肿瘤残留（图 2-9，视频 2-13）。

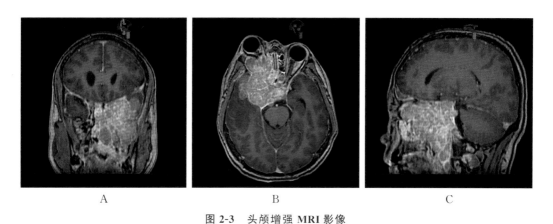

图 2-3　头颅增强 MRI 影像

A. 冠状位像；B. 轴位像；C. 矢状位像。可见肿瘤侵袭鞍区、鼻咽部、左侧海绵窦、左侧颞极、左侧眶区。

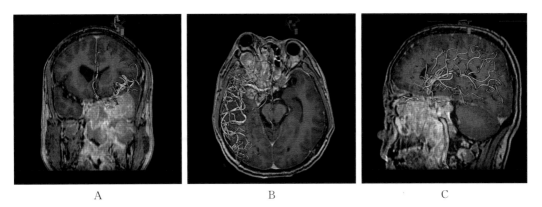

图 2-4 左侧颈内动脉 3D-DSA 与头颅增强 MRI 融合影像

A. 冠状位像；B. 轴状位像；C. 矢状位像。观察颈内血管与肿瘤的关系。

视频 2-4

视频 2-5

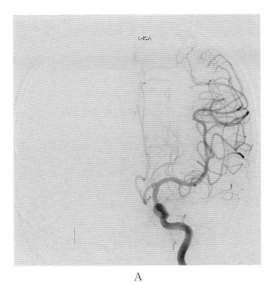

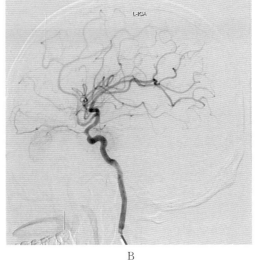

图 2-5 左侧颈内动脉 2D-DSA 影像

A. 正位像；B. 侧位像。血管未见异常。

视频 2-6　　　　　视频 2-7　　　　　视频 2-8

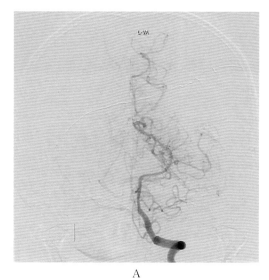
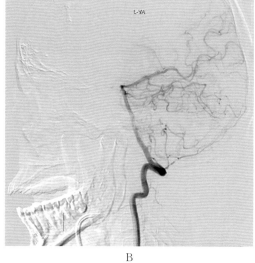

A　　　　　　　　　　　　　　　B

图 2-6　左侧椎动脉 2D-DSA 影像

A. 正位像；B. 侧位像。血管未见明显异常。

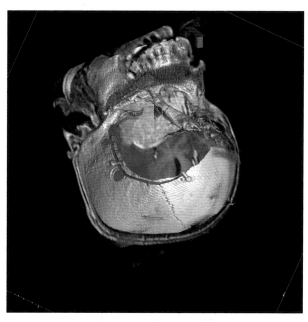

图 2-7　颅骨 CT 与 MRI 融合模拟手术入路

模拟术中铣去颅骨范围内的视野影像。

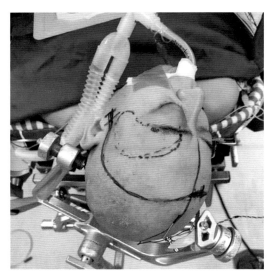

图 2-8　手术体位及手术切口标记

患者仰卧位，头偏右 30°，头架固定，采取左侧眶颧入路。

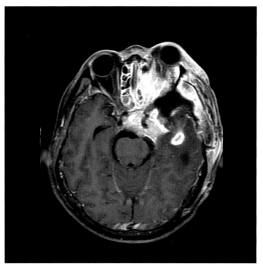

图 2-9　术后 MRI 复查

可见眼球突出较术前稍好转，有肿瘤残留。

视频 2-9　　　　视频 2-10　　　　视频 2-11　　　　视频 2-12　　　　视频 2-13

病例二

47 岁中年女性，起病急，病程短。主要临床表现：患者因间断头部胀痛不适，行头部 MRI 检查发现左侧蝶骨嵴脑膜瘤，于 2017 年 7 月 10 日在全身麻醉下行腰大池置管引流术及神经导航辅助下开颅肿瘤切除术，手术顺利，术后病理示脑膜瘤（脑膜皮细胞型，WHO Ⅰ 级），恢复良好后出院。2018 年开始逐渐出现左侧眼球突出，患者未予以重视及检查，2021 年 8 月行头部 MRI 检查，发现左侧眼眶占位性病变，患者及家属为求进一步手术治疗入院（图 2-10）。

查体：体温 36.5℃，脉搏 70 次/min，呼吸 20 次/min，血压 103/72 mmHg。双肺听诊音粗，腹平软无压痛、反跳痛。意识清楚，言语稍含糊。双侧瞳孔等大等圆，直径 3 mm，对光反射灵敏，角膜反射灵敏。嗅觉粗查正常。视力粗查左眼 0.08、右眼 0.25，双侧眼底视盘水肿，双侧眼球活动自如，无视野缺损。面部感觉正常，双侧颞肌无萎缩，双侧额纹对称，耸肩及转头运动正常，颈抵抗阴性，双侧腹壁反射正常，四肢肌力肌张力正常，双侧巴宾斯基征呈阴性。

鉴别诊断：①星形细胞瘤。病变多位于脑实质内，MRI 呈不规则长 T1 长 T2 信号改变，增强可见不规则环形强化。②血管周细胞瘤。病变多位于大脑凸面，MRI 可见长 T1 长 T2 信号改变，增强可见均匀一致强化，与脑膜瘤不同之处在于无明显"脑膜尾"征。行头颅 MRI 增强扫描检查提示左侧颞极、眶内脑膜瘤复发（图 2-11）。为了更好地了解肿瘤的供血情况，手术前做了全脑血管的 DSA 检查，左侧颈外动脉有微小动脉对肿瘤供血，发现左侧颈内动脉的大脑中动脉被肿瘤挤压抬高（图 2-12～图 2-15，视频 2-14～视频 2-22）；通过 DSA 影像重建颅骨，可发现颅内血管的走行以及与颅骨的毗邻关系（图 2-16，视频 2-23）。术前将患者头颅增强 MRI 扫描影像与脑血管造影通过双容积技术进行融合，观察肿瘤与其邻近神经、血管的解剖关系，把融合影像数据导入神经导航系统，并模拟手术入路（图 2-17、图 2-18，视频 2-24～视频 2-27）。

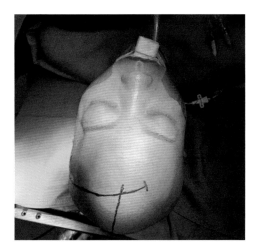

图 2-10　左眼球突出

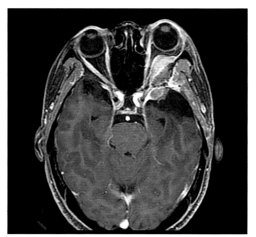

图 2-11　术前增强 MRI 影像

显示左侧颞极、眶区肿瘤病变。

手术经过：患者平卧手术台上，全身麻醉插管，成功后用头架固定头部，头部右偏 30°、后仰 15°，按照左侧原切口扩大翼点入路标记皮肤切口，切口下缘延伸至颧弓以下 1 cm，上端延伸至右侧眉弓上缘发际内，常规碘附消毒铺单（图 2-19）。依次切开头皮各层，钝性分开帽状腱膜、颞肌与骨膜，然后推开骨膜，显露颧弓，眼眶上缘及外侧缘，去除原骨窗螺钉及连接片，铣刀铣开原骨瓣，继续向前方及侧方扩大骨窗，铣开左侧眼眶外 1/3 顶壁及外侧壁，用磨钻继续向内及向外扩大眶外侧壁及眶上裂显露，显微镜下操作，打开硬膜，可见肿瘤位于左侧颞极，经眶上裂向眶内沿外侧缘生长，向内后方挤压眼外直肌及眼球，肿瘤质地韧，呈灰白色，血供丰富，边界相对较清，先行颅内颞极肿瘤切除，肿瘤向颅中窝底生长，与上颌神经紧密连接，部分粘连，小心分离肿瘤并切除颞极肿瘤，大小约 2 cm×2 cm×1.5 cm，然后沿眶上裂及眼眶内侧壁切除眶内肿瘤，肿瘤与眶周筋膜及眼外直肌有一相对清楚边界，沿边界小心分离，彻底切除眶内肿瘤，大小约 3 cm×2 cm×1 cm，间断缝合硬脑膜，硬脑膜缺损处，取

8 cm×12 cm 人工硬脑膜修补，还纳眼眶及骨瓣，予以铁马连接片 5 枚，连接片 1 枚及雪花片 1 枚连接骨瓣及覆盖骨孔，16 枚铁马螺钉固定，清点器械、棉片无误（图 2-20、图 2-21）。逐层缝合肌肉、帽状腱膜层及头皮，头皮下放置 4 号引流管 1 根，无菌敷料覆盖（图 2-22）。标本常规送病理检查，证实为脑膜瘤复发。

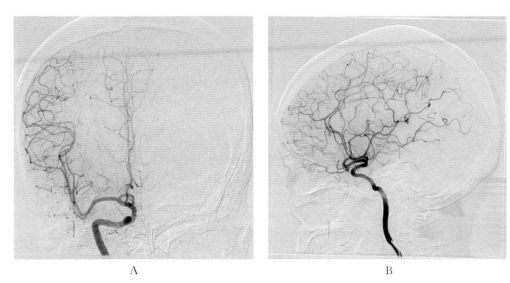

图 2-12 右侧颈内动脉 2D-DSA 影像

A. 正位像；B. 侧位像。血管未见异常。

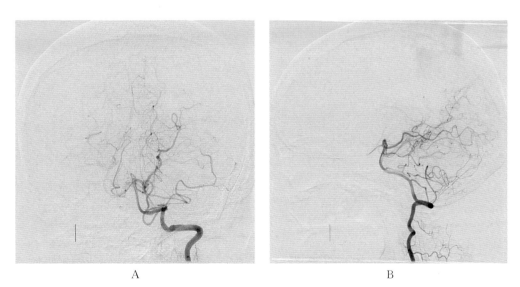

图 2-13 左侧椎动脉 2D-DSA 影像

A. 正位像；B. 侧位像。血管未见明显异常。

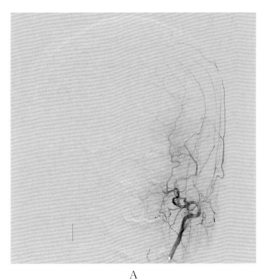
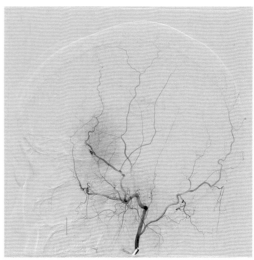

A   B

图 2-14　左侧颈外动脉 2D-DSA 影像

A. 正位像；B. 侧位像。示有微小动脉对肿瘤供血。

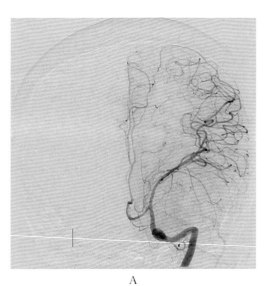
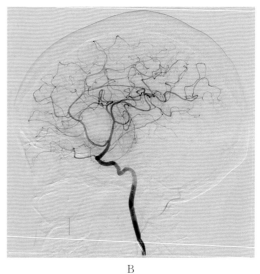

A   B

图 2-15　左侧颈内动脉 2D-DSA 影像

A. 正位像；B. 侧位像。可见大脑中动脉受肿瘤影响被挤压抬高。

视频 2-14　　　　　视频 2-15　　　　　视频 2-16　　　　　视频 2-17

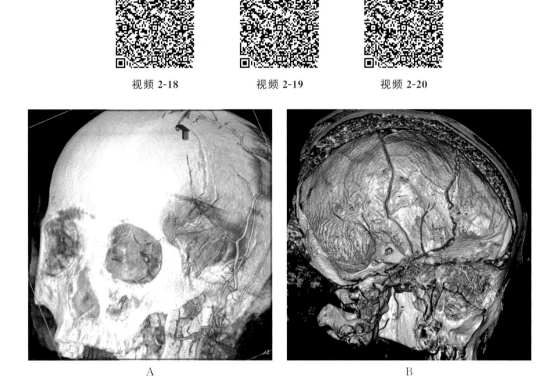

视频 2-18   视频 2-19   视频 2-20

A   B

图 2-16   3D-DSA 双容积影像

A. 从颅骨外侧观察血管走行与颅骨的关系；B. 从颅骨内侧观察血管走行与颅骨的关系。

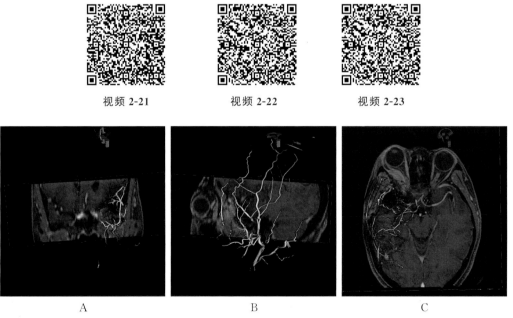

视频 2-21   视频 2-22   视频 2-23

A   B   C

图 2-17   左侧颈外动脉 3D-DSA 与增强 MRI 融合影像

A. 冠状位像；B. 矢状位像；C. 轴位像。可见肿瘤与血管的相互解剖关系，颈外动脉的分支对肿瘤供血情况。

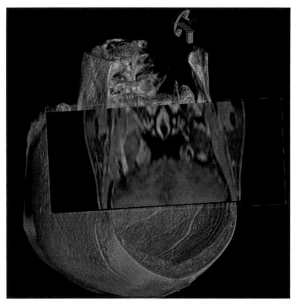

图 2-18　颅骨 3D-DSA 与 MRI 融合模拟手术入路

模拟术中铣去颅骨的范围组织结构。

视频 2-24　　　　　　视频 2-25　　　　　　视频 2-26　　　　　　视频 2-27

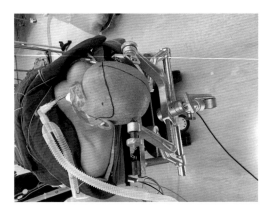
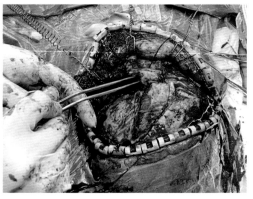

图 2-19　手术体位与手术切口标记　　　　**图 2-20　肿瘤全切后术中还纳骨瓣**

患者取仰卧位，头偏右 30°，头架固定，采取
左侧眶颧入路。

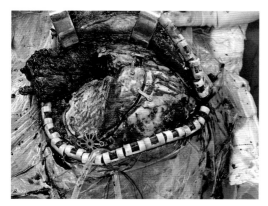

图 2-21　放置头皮下引流管

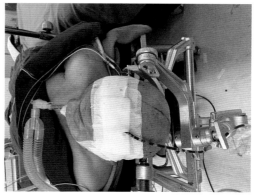

图 2-22　术后左眼解除压迫，用无菌敷料覆盖

第三章

经鼻－蝶窦－鞍底入路

第一节 经鼻－蝶窦－鞍底入路的发展简史

　　1907 年 Schloffer 首次成功经筛蝶入路切除垂体腺瘤，后经 Gushing、Hardy、Guiot 等人的发展，经鼻蝶入路垂体腺瘤切除成为一项标准的术式，随着现代医学影像学及内镜器械技术的不断进步，神经内镜下经蝶鞍区手术迅速发展起来，各种改良的经蝶入路不断产生：唇下－鼻内－蝶窦入路、筛窦－蝶窦入路、颅－鞍结节－蝶窦入路、鼻内－鼻中隔－蝶窦入路，到目前应用最多的单鼻孔－鼻内－蝶窦入路等，经蝶手术不断成熟，从而使神经外科向着更加精细的方向发展。

　　1962 年 Hardy 开始进行经蝶显微手术，经过多年的临床应用，该方法已被证实为安全有效，经蝶入路已成为垂体腺瘤或其他鞍区病变手术的一种方式。但是，某些手术并发症的发生率仍相当高，特别是颈内动脉损伤、视神经损伤。导致这些手术并发症的原因有很多，其中部分明显与手术入路的偏差有关，而且在复发病例再次手术中，由于中线等解剖结构的紊乱，更增加了并发症发生的可能性。1986 年 Roberts 发明了神经导航技术，神经导航系统是传统立体定向技术与现代计算机技术、影像学技术及微侵袭技术相结合的产物。其提供术中实时导航定位，不仅可以提高病灶切除率，而且减少了手术损伤，降低手术并发症的发生，目前已广泛应用于神经外科手术中。使用的 Stealth Station 导航系统有主动红外线定位装置，红外线定位准确性高，使用方便。Stealth Station 导航系统机械误差为 0.3 mm。在经蝶入路中，术中保持中线方向非常重要。在矢状位上前后方向偏离会误入前颅底或斜坡，向侧方偏离易损伤颈内动脉、海绵窦、视神经等。对于有些定位困难的病例，为了确定蝶窦前壁及鞍底，以往需要术中暂停手术操作，进行 X 线摄片来帮助定位，不但耗时长（大约 25 min），而且只能提供矢状位的二维信息。使用导航技术不仅能准确定位中线、蝶窦前壁和鞍底，而且非常迅速，每次仅需数秒钟，还可随时定位以了解手术当时的三维位置，因此可以很好地解决上述问题。蝶窦外侧壁与颈内动脉、海绵窦、视神经等解剖关系密切。血管及神经在蝶窦外侧壁上形成压迹及隆起，隆起骨质较薄，是经蝶手术中发生严重并发症的解剖因素。所以在蝶窦前壁切除后应使用不同的内镜，观察视神经管和颈内动脉在蝶窦外侧壁有无隆起，结合内镜下观察到的有关解剖结构，在神经导航辅助下测量鼻前棘到蝶窦口、视神经管、颈内动脉隆突及蝶鞍底等结构的距离。借助这些参数，结合镜下观察到的蝶窦口与视神经、颈内动脉等结构的方位关系来较为准确地判断具体的操作部位，并结合镜下专用器械，使内镜下经鼻蝶切除鞍内肿瘤较显微镜下更为可靠，定位更准确，也更容易做到全切。

鞍区及鞍旁肿瘤是常见的肿瘤，其中又以垂体腺瘤多见。垂体腺瘤是起源于垂体前叶的肿瘤，是成人中枢神经系统肿瘤的第三大常见肿瘤。大多数腺瘤是良性的，通过超量的激素分泌或肿块占位效应发挥作用。垂体腺瘤的临床表现因其大小和分泌激素的不同而有所不同。

多巴胺激动剂疗法是催乳素瘤的一线治疗方法，而对于其他亚型，经蝶窦手术是一线治疗干预，其次是药物干预。放射治疗只用于手术抵抗和耐药的垂体腺瘤。现代影像设备的不断发展对于提高垂体腺瘤的诊断治疗水平尤为重要。尤其是融合影像技术的发展，为医生在手术中提供更加准确的定位，保护正常的解剖结构，避免患者出现术中及术后严重并发症。对于疑难病例还可以进行影像融合，帮助医生模拟手术入路。

第二节　经鼻—蝶窦—鞍底入路的解剖及选择

随着内镜系统光源及手术器械的进步，神经内镜以其广视角、抵近观察、成像清晰的优点，相比较显微镜下经蝶入路具有无可比拟的优势，绝大多数垂体腺瘤已经可以通过内镜经鼻的方式取得良好的治疗效果。结合放射治疗、化学药物治疗等综合治疗手段，进一步增强垂体腺瘤的治疗效果。本节重点介绍经鼻蝶入路解剖以及融合影像指导下手术入路的选择。

一、相关解剖

目前神经外科医生所采用的经典单鼻孔经鼻蝶入路，是经蝶窦前壁入路，通过确定蝶窦开口，打开蝶窦前壁，进而到达蝶鞍底平面。蝶窦处于颅底中心位置，是多种经鼻术式开始的位置，所以寻找到蝶窦开口，进入蝶窦是手术的首要任务。颅底外科医师必须对蝶窦解剖有深度了解，因此了解蝶窦的解剖情况对于掌握经鼻蝶入路有着重要意义。蝶窦位于蝶骨之中，上鼻甲的上方。蝶窦的形态与所含气小房数量及左右蝶窦中隔位置密切相关。蝶窦腔被窦间隔分成不对称的两个或两个以上的窦腔，蝶窦开口通过蝶筛隐窝与蝶窦相交通，且变异较多。在部分病例中，黏膜返折可以遮盖蝶窦开口，或病理状态使蝶窦开口更难辨认。蝶窦开口的位置两侧基本对称，两侧窦口冠状位常呈八字形排列。内上缘接近中线，外下缘距中线较远，其形状变异较大，双侧大小常不一致。根据蝶窦化程度将 MRI 所示的蝶窦分为 3 种类型：①甲介型。蝶窦气化不良表现，多见于儿童，约占 3.0％。②鞍前型。约占 11.0％。③全鞍型。约占 86％。其中以全鞍型为最常见的类型，在鞍区下方蝶骨体内气化，后方可达斜坡前缘。过度气化的蝶窦会在窦腔内产生数个隐窝，这些隐窝是定位重要解剖结构的良好参照。外侧视神经颈内动脉隐窝位于鞍旁段颈内动脉与视神经管之间，对应视柱。外侧视神经颈内动脉隐窝的上界与下界分别对应颈内动脉的远近环，远近环之间的颈内动脉又被称为颈内动脉床突旁段。视神经上隐窝位于视神经管上方，由前床突气化产生。内侧视神经颈内动脉隐窝位于床突旁段颈内动脉与视神经管交界的内侧。蝶窦外侧隐窝是蝶骨大翼的过度气化，位于三叉神经上颌支与翼管神经之间。蝶窦也可能向翼突根部方向气化，称为翼突隐窝。

蝶窦分前壁、底壁、顶壁、侧壁及后壁。前壁包括蝶甲、蝶窦开口、蝶嘴和与骨性鼻中隔相连的蝶嵴。蝶窦开口位于前壁的内侧部。

对于神经内镜经鼻蝶入路来说，蝶窦前壁有着非常重要的标志意义。蝶窦前壁上方，近鼻中隔处有蝶窦自然开口于蝶筛隐窝。是神经内镜手术的重要解剖学标志。蝶窦开口则常常作为咬除蝶窦前壁的起点。蝶窦后壁为枕骨斜坡，与脑桥及基底动脉相毗邻。在解剖研究中发现 10％的蝶窦后壁伴有骨质缺损，导致视神经和颈内动脉裸露，因此较高的骨质缺损概率意味着术中视神经及颈内动脉损伤的风险增大。而蝶窦腔内的视神经隆凸及颈内动脉隆凸均可作为进入鞍底的重要解剖学标志。使用神经内镜经鼻蝶窦入路到达鞍底，其手术显露完全可以满足充分切除垂体肿瘤的需要，且相较显微镜下操作，有损伤小、手术显露效果好等优势。国外统计发现，在 140 例经鼻蝶手术患者中，只有 110 例可在内镜直视下准确定位蝶窦开口。而在胡军民的解剖研究中，蝶窦开口的发现率为 77％左右。因此对相当一部分患者来说，在术中无法通过确定蝶窦开口来进一步暴露鞍底，且对于有鼻中隔偏曲、鼻内息肉及鼻窦炎术后的患者，鼻腔内结构较正常患者存在明显差异，寻找蝶窦开口极为困难，手术操作空间上明显减小，且由于患者蝶窦发育情况的多样性，对于确定中线造成了较大困难，术中损伤患者颈内动脉、中鼻甲及嗅区可能性增大。单鼻孔鼻中隔入路则无须明确定位蝶窦开口，以中鼻甲为解剖标志定位，在平中鼻甲前缘处，顺中隔结节将鼻中隔黏膜纵行切开 1.5～2 cm。往外侧剥离推开鼻中隔黏膜至蝶窦前壁，咬除部分骨性鼻中隔后，即可显露蝶窦前壁，找到双侧骨性蝶窦开口后即继续操作进入鞍底。单鼻孔鼻中隔入路充分利用患者双侧鼻腔空间，无须损伤中鼻甲，且由于该入路本身是从鼻中隔进入，通过骨性鼻中隔根部即可确定中线位置，减少了患者自身鼻腔结构异常所带来的手术难度和手术风险。

蝶窦内的颈内动脉隆起可分为 3 段，鞍后隆起、鞍下隆起及鞍前隆起。蝶窦顶壁位于前壁与视神经管之间，包括蝶骨平台、视交叉沟隆起和鞍结节。蝶窦后壁可分为上方的鞍部和下方的斜坡部，颈内动脉的鞍前和鞍下隆起是鞍部的外侧界，鞍后隆起构成斜坡部的外侧边界。内镜的使用为经蝶手术提供了广阔的视野，鼻腔和气化良好的蝶窦为内镜经鼻蝶的应用提供了空间基础，外鼻孔、鼻翼两侧和鼻中隔前部是由结缔组织构成，为内镜的应用提供了一定的弹性区域，鼻腔内、蝶窦内的自然开口、凸起和隐窝又为内镜进路提供了解剖标志，这些标志连接起来所经过的途径就形成了手术路径。蝶窦通过蝶窦开口与鼻腔相连，这种解剖毗邻关系提供了经鼻蝶窦入路进入蝶鞍周围结构的解剖学基础。蝶窦开口是进入蝶窦的重要窗口性标志，内镜经蝶窦开口从鼻腔进入气化良好的蝶窦。蝶窦是内镜进路的核心枢纽，经它既可以直接到达鞍底进入垂体窝，又可以向上到达视神经管、眶顶以及中颅凹后部，向下到达斜坡切迹进入上斜坡，向两侧到达海绵窦外侧壁，甚至可以到达破裂孔区域。内镜操作方向至关重要，稍有偏离，轻者脑神经损伤，重者海绵窦、颈内动脉破裂，危及生命。因此经蝶入路要求手术医师熟悉以蝶鞍为中心的解剖结构：蝶鞍下方的蝶窦；上方的视交叉、下丘脑；后方的斜坡上段骨质；侧方的海绵窦及其内容物；蝶鞍内的垂体、垂体柄及鞍膈等。一旦手术进入蝶窦后，蝶窦后壁斜坡骨质及其周围骨性隆起将是最好的手术解剖标志。这时蝶窦后壁上的凸起和凹陷不但成为引导内镜前进方向的重要解剖标志，而且是决定海绵窦下壁切口的重要标志：鞍底球形凸起、视神经管凸起、斜坡切迹、ICA 鞍前凸、ICA 鞍旁凸、ICA 鞍后凸、上颌神经凸、下颌神经凸、海绵窦顶凸、视柱三角、V_1-V_2 骨凹、V_2-V_3 骨凹等。

　　如将蝶窦腔分为中间腔、旁中间腔及外侧腔，中间腔的骨性解剖相对简单，其中心是鞍底骨性隆起，旁中间腔位于斜坡骨质的侧方，其内包括颈内动脉隆起及颈内动脉视神经三角，术中应尤其注意识别。根据以往文献测得颈内动脉内口间距、视神经管内口间距、海绵窦间距，有助于术中顺利进入此区域操作，同时避免损伤这些重要的解剖结构。内镜在经蝶入路中作为唯一的手术光源及成像手段，利用鼻腔这个人体的天然通道，从鼻腔直达中鼻甲后方蝶筛隐窝中的蝶窦开口，经咬开的蝶窦前壁暴露鞍底，以筛骨垂直板为标志打开鞍底，从容地对鞍区病变进行观察处理。同时向侧方可以显露海绵窦，在切开其内侧壁后进入，直视海绵窦内颈内动脉，在切开颈内动脉的前床突周围硬脑膜环后可将其游离、牵开，显露其在海绵窦内的分支及其外侧的动眼神经、滑车神经、外展神经及眼神经等，可完全切除侵入海绵窦内侧壁的肿瘤；打开蝶骨平台可到达视交叉池，显露视交叉、垂体柄及垂体，可切除起源于垂体柄等部位的小病变或者哑铃形垂体腺瘤的鞍上部分。解剖标志和解剖路径是内镜准确到达目标的基础，所以熟悉并确定精确的手术解剖标志极为重要。通过经蝶手术入路显微解剖研究，内镜经鼻蝶既可以安全施行垂体腺瘤切除术、视神经管减压术、颅底胆脂瘤切除术和颅底脊索瘤切除术等，又可以避免因脑神经损伤、海绵窦和颈内动脉破裂而产生的严重并发症。

二、适应证

　　神经内镜下经鼻蝶入路的适应证与传统显微镜下经鼻蝶入路适应证基本相同，但由于神经内镜技术及操作的特殊性，神经内镜下经鼻蝶入路还有其他独特的适应证。①鞍区周围绝大多数病变（肿瘤及非肿瘤），如鞍结节、脑膜瘤、颅咽管瘤、脊索瘤、颅颈交界处占位病变等。生长于鞍内或自鞍内向鞍上和蝶窦内生长的垂体腺瘤，部分侵蚀海绵窦的垂体腺瘤，与其他方法不同的是，当肿瘤向鞍上生长较大，带角度的内镜可以在瘤腔内操作，提高术中完全切除肿瘤的概率。经鼻蝶入路斜坡手术对于颅底斜坡肿瘤，可以采用单鼻孔经蝶入路，同法打开蝶窦，显露鞍底及斜坡。根据术前影像学检查决定斜坡骨质磨除范围，最好能显露绝大部分肿瘤，除了磨的过程中要随时保持视野清晰以免误伤重要结构，避免采用凿、撬、拉扯等粗暴动作去除颅底骨质，以免损伤颅底重要血管神经。处理肿瘤时应先在瘤腔内切除，再暴露分离肿瘤边界，尽可能予以切除。如肿瘤与骨质粘连很紧或肿瘤内有骨性成分形成，则应小心切除，不可强求全切。瘤腔出血以双极电凝烧灼和压迫止血。肿瘤切除后，仍以上述方法重建封闭颅底，如硬脑膜破损，则更加仔细封闭颅底，以免术后脑脊液漏。②某些复发肿瘤，如复发颅咽管瘤等。在患者经过经颅手术后。相对容易接受内镜切除。③术后发现有脑脊液漏的患者，内镜下更容易发现漏口所在，从而精确地进行脑脊液漏修补术。④特殊年龄段患者，如婴幼儿及老年患者，由于内镜手术微创的优势，患者术后恢复快，出现头痛、电解质紊乱等并发症的概率较小。

三、禁忌证

禁忌证有鼻腔和鼻窦的急性炎症、重症慢性炎症致鼻腔过窄、畸形；蝶窦严重气化不良；侵袭性垂体腺瘤向鞍上、鞍旁广泛生长或呈哑铃型等。

当然，这些禁忌证并不是绝对的，主要与术者的技术水平有关。一般情况下，鼻息肉等可在术中顺便切除，不影响手术。

四、术前检查及相关准备工作

常规术前实验室检查（血常规、凝血功能、肝肾功能等）；心电图、胸片、超声心动图、肺功能等；神经、内分泌、眼部检查。术前影像学检查（行头颅 CTA 或 DSA 与 MRI 增强扫描融合、MRI 平扫、MRI 薄层增强扫描、轴位及冠状位 CT 可以提供详细的鼻旁窦骨性解剖学资料）。术前常规给予肾上腺皮质激素 3d，术前 2～3d 给予抗生素滴鼻液，术前鼻腔备皮。

五、常见并发症

神经内镜下经鼻蝶入路的潜在并发症如下。

（1）术中及术后出血、颅内感染、脑血管意外和死亡。

（2）内分泌失调，包括垂体功能低下，以及短暂性或长期性尿崩症。

（3）脑脊液漏、脑膜炎。脑脊液漏的发生多是术中损伤蛛网膜所致，肿瘤切除后，蛛网膜下降进入鞍内，容易导致其损伤。

（4）直接的神经、血管损伤，多发生在视觉通路、脑神经、颈内动脉等组织。

（5）早期或迟发性鼻出血，可能是鼻中隔血管或者蝶腭动脉的黏膜支破裂所致。

（6）蝶窦并发症包括蝶窦炎症或息肉、囊肿形成。

（7）传统蝶窦前壁入路的鼻腔损伤包括鼻中隔穿孔、黏膜受损或硬腭、眶板、筛板骨折，都可能导致嗅觉减退或丧失。患者术后鼻腔并发症与鼻腔功能受损在术后 2 周时最为严重，术后 3 个月到术后 6 个月则明显缓解和恢复。

第三节　经鼻—蝶窦—鞍底入路的操作步骤

（1）气管插管全身麻醉成功后，仰卧位，头部后仰 15°，向术者侧偏转 20°。将眼睑闭合，护眼膜保护。全身麻醉后，摆放患者体位，用 0.5％碘附消毒面部，用 0.05％碘附消毒鼻腔，准备铺巾（图 3-1）。

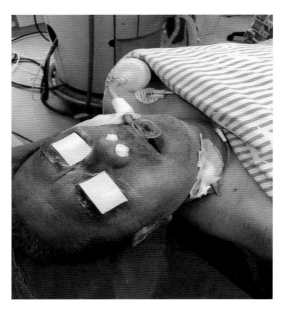

图 3-1　患者体位摆放

消毒面部、鼻腔，准备铺巾。

（2）根据术前头颅 CT 和 MRI 结果选择鼻孔，在内镜直视下逐步进入鼻腔，用吸引器吸除鼻腔内分泌物，首先辨认下鼻甲，继续深入鼻腔，可见到中鼻甲，中鼻甲、下鼻甲与鼻中隔之间呈 "Y" 形间隙，中鼻甲和鼻中隔间为手术通道。向蝶筛隐窝的方向塞入 0.01％肾上腺素盐水棉条，逐渐扩张手术通道。取出棉条后，沿中鼻甲向后上探查，可到达蝶筛隐窝，蝶筛隐窝内为蝶窦开口。此步骤为下一步操作提供通道，必须耐心进行，做到尽量保护鼻腔黏膜，减少出血。对于儿童患者、慢性鼻腔炎症患者或 GH、ACTH 腺瘤患者，鼻腔空间较小，鼻黏膜肥厚充血，如操作粗暴，极易损伤鼻腔黏膜，造成广泛渗血。有的老年患者，鼻腔黏膜萎缩，鼻腔内空间较大，但黏膜质地较脆，容易挫伤出血。因此建议使用头端光滑的吸引器，在填塞棉条时应采取逐步深入的方法，避免用吸引器将棉条盲目推入深部。由于在填塞棉条时需要用棉片垫着吸引器，向中鼻甲和鼻中隔两个方向施压扩张，因此入路时使用的吸引器尽量硬一些。如鼻腔黏膜有出血，可用双极电凝低功率、点状烧灼，避免对中鼻甲中、上部大面积烧灼。暴力操作可能会增加术后嗅觉障碍。因鼻窥器并不能有效扩大手术空间，且影响器械操作，目前已为多数医生放弃使用。有学者主张，为了显露方便，入路时首先切除中鼻甲，可以更宽阔地显露蝶筛隐窝。编者团队主张，是否切除中鼻甲要依据手术显露范围决定，多数垂体腺瘤的切除不必切除中鼻甲，也可以足够显露术区，但是操作要有足够的耐心，才能避免鼻腔结构的严重损伤（图 3-2、图 3-3、视频 3-1、视频 3-2）。

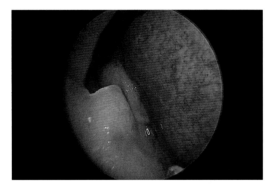

图 3-2　纱条浸润

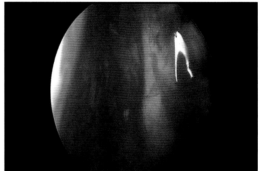

图 3-3　黏膜瓣准备

视频 3-1

视频 3-2

（3）蝶窦开口是进入蝶窦前的重要定位标志，但其形态变化较大，有时辨认困难。约 2/3 的患者蝶窦开口直接暴露在术野内，易于定位。部分患者上鼻甲较大、黏膜肥厚增生、蝶窦开口狭窄，处于阻塞状态。还有部分病例，蝶窦开口因骨结构增生而部分封闭。如术中不能分辨蝶窦口，可从下鼻道进入找到后鼻孔，沿后鼻孔。上缘向上 1.5～2 cm 处，通常为蝶窦开口位置。对于熟悉鼻腔解剖结构者，显露蝶窦开口并非必须，可沿中鼻甲下缘向后直达蝶窦前壁，从此处进入蝶窦即可。从蝶窦开口内上缘，沿蝶窦前壁和鼻中隔后部，用直镰状刀弧形切开鼻黏膜，用枪状剪刀从鼻腔黏膜和蝶窦黏膜的连接部剪开，将黏膜瓣掀向下方，显露蝶窦前下壁和骨性鼻中隔。如需显露双侧蝶窦前壁，可用剥离子将骨性鼻中隔向对侧推开，显露犁骨。

（4）在两侧蝶窦开口处，用磨钻磨除蝶窦前壁骨质和骨性鼻中隔后部，开放蝶窦腔。部分去除蝶窦黏膜，可见蝶窦间隔（图 3-4，视频 3-3）。

（5）用磨钻磨除蝶窦间隔，显露鞍底两侧颈内动脉隆起和鞍底—斜坡隐窝。经常会同时显露视神经管和视神经管颈内动脉隐窝。蝶窦黏膜不必完全切除，可用棉片推开，如遇蝶窦黏膜出血，可予以电凝。如有骨质出血，可用骨蜡涂抹止血。蝶窦间隔有时较复杂，术前必须根据冠状位和矢状位 CT 明确蝶窦内分隔情况，并根据残余的犁骨和鼻中隔来定位中线，可根据多模态融合图像确定中线，避免鞍底定位偏斜。去除蝶窦间隔时建议使用高速磨钻，尽量不使用咬钳，避免造成鞍底、前颅凹底骨折。对于甲介型蝶鞍或蝶窦气化不良的患者，可在"C"形臂机透视或多模态融合图像导航引导下进行定位。对于蝶窦气化不良或甲介性蝶窦用磨钻磨除骨质时最为有用，此处骨质多为松质骨，磨除时如有出血，可用骨蜡止血后继续磨除骨质，直到鞍底（图 3-5，视频 3-4）。

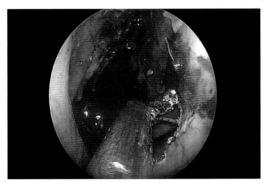 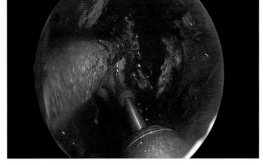

图 3-4　暴露蝶窦　　　　　　　　　　　　图 3-5　暴露鞍底

视频 3-3　　　　　　　　　视频 3-4

（6）用磨钻从鞍底下部磨开鞍底骨质，根据肿瘤大小，开放直径 1～1.5 cm 的骨窗，显露鞍底硬膜。在大腺瘤和侵袭性腺瘤的病例中，鞍底因长期受压变得菲薄，甚至已经缺如，因此在磨除鞍底前必须认真确认颈内动脉位置，此时多模态融合图像就显得尤为重要。

（7）用穿刺针穿刺鞍内，抽吸排除动脉瘤后，用直镰状刀十字形或放射状切开硬膜，显露肿瘤。

（8）先用取瘤钳取部分肿瘤组织做病理检查，用环形刮匙和吸引器分块切除肿瘤。若肿瘤较大，切除大部肿瘤后，在内镜下探查瘤腔，直视下切除残余肿瘤，注意观察保护周围正常解剖结构。切除肿瘤的顺序应当先从前下，切向后下，达到鞍背水平，两侧达到海绵窦水平。再从后上到前上依次切除，这样可使鞍上蛛网膜从后向前逐渐塌陷，避免其下陷过早，阻碍肿瘤切除。对于较大的硬韧肿瘤，则可先切肿瘤中间，争取使肿瘤外周变薄，然后分块切除。如果肿瘤过硬，术中不慎使鞍上蛛网膜破溃则可能因颅内压力骤降，使残余肿瘤失去颅内压的推挤，下降失去动力，造成切除肿瘤困难。在临床实践中，如遇见肿瘤坚硬，则不能强行牵拉以防止因视神经与周围结构可能的粘连，从而引起视力障碍。更应防止因肿瘤颅内面背膜与血管粘连引起颅内难以控制的出血。对这种大的硬韧肿瘤，可考虑分期开颅手术或者扩大经鼻蝶入路切除（图 3-6，视频 3-5）。

（9）切除肿瘤后，瘤腔内填充吸收性明胶海绵或止血纱布止血。根据术中有无脑脊液漏及漏口流量大小，鞍底重建形式多样，材质内容也不完全一致，可选用自体或人工材料，包括人工硬膜、自体脂肪、阔筋膜、带蒂鼻中隔黏膜瓣等，有部分术者采用缝合鞍底硬膜及鞍底骨质复位等，与操作者习惯有关。重要的原则是封闭完整安全（图 3-7，视频 3-6）。

（10）将蝶窦前壁黏膜瓣和中鼻甲复位，吸除鼻腔内积血和积液。蝶窦内尽量减少充填物质，保持蝶窦内引流通畅，可减少术后头痛。以膨胀海绵或碘仿纱条填塞手术侧鼻腔，注意保持下鼻道通畅，方便患者手术后呼吸。若术中无脑脊液漏、鼻腔黏膜保护良好，不必填塞鼻腔。

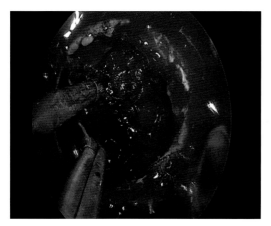 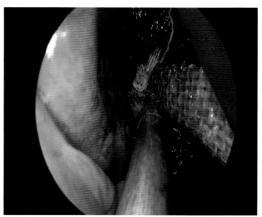

图 3-6　切除垂体腺瘤　　　　　　　　　　图 3-7　封闭鞍底

视频 3-5　　　　　　　　　　　视频 3-6

第四节　经鼻—蝶窦—鞍底手术的术后注意事项

（1）术后观察患者生命体征，视力变化，如出现视力较术前减退，可能为术区出血，行头颅 CT 或 MRI 检查，必要时再次手术，清除血肿，止血。

（2）观察鼻腔出血情况，术后可能因黏膜损伤，会有渗血情况，可使用碘仿纱条或凡士林纱条填塞止血，但当有较多活动性出血时，有蝶腭动脉分支出血可能，必要时再次鼻腔探查止血。

（3）如果术中有高流量脑脊液漏，除术中使用各种颅底重建技术封闭鞍底外，鼻腔使用碘仿纱条填塞，术后给予腰大池置管引流，每日引流量在 150 ml 左右，并鼓励患者在夹闭引流管后下床活动，避免剧烈咳嗽、低头、打喷嚏、擤鼻涕等动作。

（4）术后给予抗生素预防感染、补充激素等替代治疗。

（5）术后第 2 天复查甲状腺激素、血浆皮质醇及性激素等。

（6）尽可能术后 48 h 内复查垂体 MRI 增强扫描，观察肿瘤有无残留。

第五节　经鼻—蝶窦—鞍底入路的优势和局限性

一、经鼻—蝶窦—鞍底入路的优势

（1）神经内镜较常规显微手术可提供更广阔的手术视野。在深部术野，伴随其照明系统不会出现光线衰弱，可保证术者在较好的照明状态下完成精细操作，特别是在脑脊液漏修补术中定位漏口。

（2）内镜手术具有创伤小的优势，对于曾经历过显微镜下手术的患者更容易接受。

（3）对于巨大肿瘤患者，由于二次手术操作难度减低，可以将手术分为两个阶段进行，提高了肿瘤全切率。

（4）由于经鼻蝶入路解剖结构的特殊性，术中不需要再依赖于荧光定位技术，避免了对患者和医护人员的辐射损伤。

（5）神经内镜手术较传统显微镜手术大大缩短了手术时间。将术中并发症风险降到最低，利于患者术后康复，缩短患者住院时间。研究显示，采用内镜经鼻蝶入路切除垂体腺瘤较显微镜切除手术时间平均缩短 1h。此外有研究表明神经内镜下垂体腺瘤切除术较显微镜下垂体肿瘤切除术有更高的肿瘤切除率、内分泌功能恢复率及视力恢复率。

二、经鼻—蝶窦—鞍底入路的局限性

（1）内镜下所见二维图像，与显微镜下所见三维图像相比，缺乏深度感，不如显

微镜下三维图像立体感强，手术医生需要有更好的空间感和长期的手眼操作分离的适应过程，避免鱼眼效应带来的影响。不然会导致术中空间定位困难，可能造成一些手术并发症增加。

（2）内镜下操作空间小，操作器械在狭小的鼻腔蝶窦内常常相互影响，在处理较大的实质性肿瘤时有力不从心之感。内镜手术中对于深度的判断主要依靠术者经验及许多固定的解剖标志，对于手术医生操作纯熟度有着极高的要求。

（3）内镜专用手术器械的相对缺乏。内镜手术中由于经鼻蝶入路的空间局限性和术者操作习惯的不同，对于手术器械的要求更为精细，这需要临床医生和器械生产商共同努力研发手术器械。

（4）术中内镜镜头经常被血液和组织碎屑粘连导致镜头模糊，需经常冲洗镜头才能保证镜头清晰，分散手术过程，延长手术时间。

（5）在术中要求严格中线操作，定位准确。由于该区解剖结构复杂，稍有偏差，就有可能损伤重要的神经结构，引起严重的并发症。因此，全面了解显微镜和神经内镜下的各层次和各个组织结构的解剖特征，对比研究不同手术模式下所显示结构的相应关系，是避免术中迷路及重要结构损伤，使神经内镜和显微镜相互取长补短的关键。为此，对进行经鼻蝶入路的解剖观察及相关数据的测量，为内镜临床应用经鼻蝶入路手术治疗鞍区病变提供必要的解剖学基础，有助于内镜经鼻蝶入路手术更准确定位及术中安全操作。

第六节　病例展示

病例一

患者，中老年男性。

入院诊断：①侵袭性垂体腺瘤术后复发。②右肺上叶陈旧性肺结核。

入院情况：①起病隐匿，病程较长。患者于 2011 年因头痛入院，影像学示鞍区及左侧侧脑室肿瘤，考虑侵袭性垂体腺瘤，于 2011 年 6 月 17 日行开颅肿瘤切除术，术后病理示促肾上腺皮质激素型垂体腺瘤，术后恢复可，期间患者未出现头痛、头晕、视物模糊等症状，未予以规律复查 MRI。患者于半个月前无明显诱因出现头部胀痛，伴眩晕，间断出现恶心伴双眼视物模糊，无意识障碍，头颅 MRI 示鞍区偏右侧类圆形等 T1 长 T2 信号，大小约 2.2 cm×1.8 cm，包绕右侧颈内动脉，视交叉受压上抬，左侧额叶软化灶。考虑垂体腺瘤术后复发，门诊以垂体腺瘤术后复发收入神经外科。患者目前精神尚可，体力正常，食欲正常，睡眠正常，体重无明显变化，大便正常，排尿正常，为进一步检查及治疗入院。②既往史。平素健康状况良好，否认肝炎、疟疾等传染病史，自述既往有结核病史，已治愈。否认高血压等病史，否认外伤史，否认输血史，否认药物、食物过敏史，预防接种随当地进行。③查体。生命体征平稳，体温

36.3℃，脉搏 98 次/min，呼吸 16 次/min，血压 111/80 mmHg，左侧额部发际内可见陈旧手术瘢痕，心肺腹未及明显阳性体征，意识清楚，对答切题，查体合作，GCS 评分 15 分。双侧瞳孔等大同圆，直径约 2.5 mm，对光反射灵敏。左眼视力 0.6，右眼视力 0.7，视野未见明显缺损。四肢肌力及肌张力正常，颈软无抵抗，病理征未引出。
④辅助检查。头颅 MRI 平扫，鞍区偏右侧类圆形等 T1 长 T2 信号，大小约 2.2 cm×1.8 cm，包绕右侧颈内动脉，视交叉受压上抬，左侧额叶软化灶。考虑垂体腺瘤术后复发（图 3-8，视频 3-7～视频 3-13）。

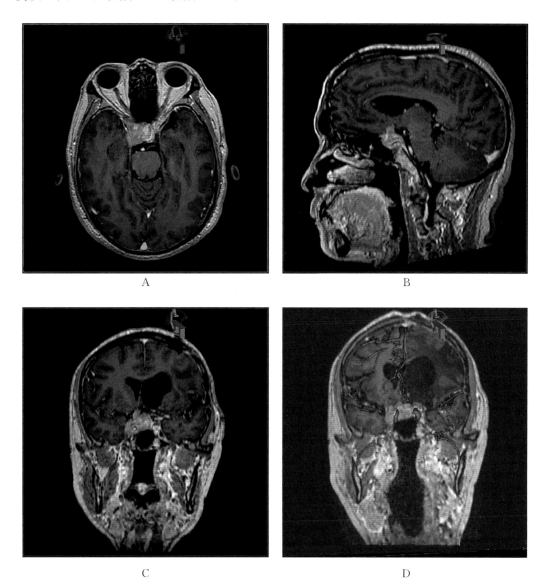

A

B

C

D

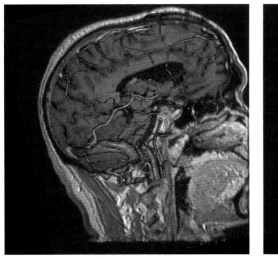
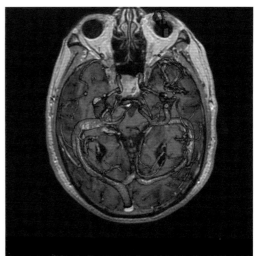

E　　　　　　　　　　　　　　　　　　　　F

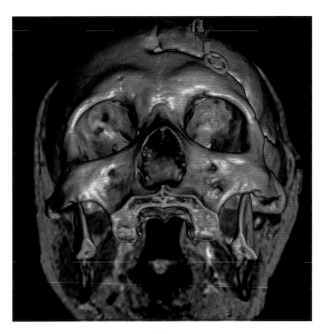

G

图 3-8　病例一的影像

　　A. MRI 轴位像；B. MRI 矢状位像；C. MRI 冠状位像；D. MRI 与 320CTA 血管融合冠状位像；E. MRI 与 320CTA 血管融合矢状位像；F. MRI 与 320CTA 血管融合轴位像；G. MRI 与 320CT 颅骨融合后模拟手术入路所见的影像。A、B、C 示鞍区偏右侧类圆形等 T1 长 T2 信号，大小约 2.2 cm×1.8 cm，包绕右侧颈内动脉，视交叉受压上抬，左侧额叶软化灶，考虑垂体腺瘤术后复发。D、E 示肿瘤将双侧颈内动脉床突段包裹。F 示肿瘤压迫双侧颈内动脉。

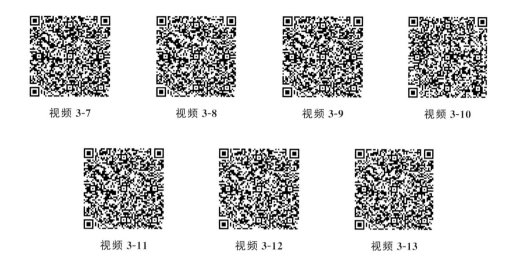

视频 3-7　　　　　视频 3-8　　　　　视频 3-9　　　　　视频 3-10

视频 3-11　　　　　视频 3-12　　　　　视频 3-13

诊疗经过：入院后完善术前检查，择日行神经内镜下经鼻蝶垂体腺瘤切除术，术后病理检查示（鞍区）垂体腺瘤复发。给予补液、预防癫痫、抗感染、止血、激素等治疗，自诉双眼视力较术前好转，患者术后继发尿崩，给予垂体后叶激素、弥凝片口服控制尿量，病情逐渐好转，复查鞍区 MRI 右侧海绵窦内可能有少量肿瘤残留，拔除鼻腔纱条后无脑脊液鼻漏。

出院情况：①患者精神及食欲尚可，无咳嗽、无咳痰、无发热，鼻腔无活动性流血溢液，24 h 尿量 2 660 ml。②查体。生命体征平稳，意识清楚，言语对答切题。双侧瞳孔等大等圆，直径约 3 mm，对光反射灵敏。四肢可遵嘱活动，肌力、肌张力正常。

出院诊断：①侵袭性垂体腺瘤术后复发。②右肺上叶陈旧性肺结核。

手术名称：神经内镜下经鼻蝶垂体腺瘤切除术。

手术经过：患者平卧手术台上，取平卧位，诱导下全身麻醉插管，成功后头托固定。常规碘附消毒铺单。选取双侧鼻腔为手术操作鼻腔，右侧为主；以枪状镊填塞第一条肾上腺素棉片至下鼻道，填塞第二条至下鼻甲及其对应的鼻中隔之间，停留 2～3 min 取出。同法填塞肾上腺素棉片收敛中鼻甲及其对应鼻中隔黏膜。切除右侧中鼻甲及后组筛窦，显露右侧眼眶内侧壁，显露蝶窦开口及蝶窦腹侧壁鼻黏膜。以单极电凝沿蝶窦开口内侧 3 点钟至 6 点钟方向电灼蝶窦腹侧壁黏膜至鼻前庭形成"黏膜瓣"，放置于后鼻孔备用。显露蝶窦腹侧壁及鼻中隔骨质，离断鼻中隔，以金刚砂磨钻磨除蝶窦腹侧壁骨质，扩大开口，进入蝶窦，锐性切除蝶窦黏膜，磨钻磨除蝶窦中隔、见鞍底骨质稍变薄，暴露双侧视神经管突起、颈内动脉隆起、视神经管颈内动脉凹陷，向下暴露斜坡旁段颈内动脉隆起，磨钻磨除骨质形成约 3 cm×2 cm 大小骨瓣，电凝硬脑膜后显微刀切开硬膜，可见肿瘤，色灰红，质地较稀软，血供一般，用剥离子沿肿瘤假包膜分离，抓钳抓取及吸引器吸除，可见鞍膈塌陷，鞍内肿瘤全切除，以圆头剥离子向右侧海绵窦内探查，剪开海绵窦前壁，暴露海绵窦内颈内动脉及肿瘤，见肿瘤质软，血供一般，颈内动脉外侧肿瘤有完整包膜，涨入海绵窦上、下及外侧间隙，以两个吸引器吸除各个间隙内肿瘤，保护颈内动脉，未见动眼神经及外展神经，肿瘤全切除，海绵窦内静脉出血以吸收性明胶海绵及流体明胶止血，无脑脊液漏，以吸收性明胶海绵、生物蛋白胶、人工硬脑膜、速即纱、生物蛋白胶、鼻腔黏膜瓣封闭鞍底，6 条碘附油纱条填塞蝶窦（左 1 右 5）。探查双侧鼻腔黏膜及后鼻孔，无明显出血，肾上腺素棉片收缩鼻黏膜保持下鼻道、后鼻孔通畅，手术结束。术后病理标本常规送检。安全返回病房。

病例二

患者，老年女性。

入院诊断：侵袭性垂体腺瘤。

入院情况：①检查中发现病变，无明显临床症状。②查体。无明显神经系统阳性体征。③辅助检查。头颅 MRI、CT 示蝶鞍扩大，鞍底下陷，鞍内及鞍上见较大软组织肿块，范围约 3.6 cm×3.3 cm，鞍底骨质吸收、破坏，部分病灶位于蝶窦腔内；病灶累及两侧鞍旁；鼻旁窦腔内未见明显异常密度影（图 3-9，视频 3-14～视频 3-20）。

诊疗经过：入院后完善术前检查，于全身麻醉下行神经内镜下经鼻蝶垂体腺瘤切除术，术后给予止血、补液、预防癫痫，抗感染等治疗，病情逐渐好转。

术后病理：（鞍区）垂体腺瘤（免疫组化检查显示 ACTH 灶性表达），另见小块骨组织，建议随访。拔除纱条后无脑脊液鼻漏，无特殊不适。复查提示无明显肿瘤残留，予以出院。

出院情况：患者精神及食欲较前好转，偶有轻微头痛，无其他特殊不适。血压 104/78 mmHg，呼吸 17 次/min，脉搏 70 次/min，体温 36.5℃。意识清楚，言语对答切题。双侧瞳孔等大、等圆，直径约 2.5 mm，对光反射灵敏。四肢可遵嘱活动，肌力、肌张力正常。

出院诊断：侵袭性垂体腺瘤。

手术名称：神经内镜下经鼻蝶垂体腺瘤切除术。

手术经过：患者平卧手术台上，诱导下全身麻醉插管，成功后头架固定头部，取平卧位，头稍后仰。神经导航注册并制定手术计划。常规碘附消毒铺单。先用适量肾上腺素盐水浸润鼻底黏膜。在神经内镜下探查到蝶窦开口，以蝶窦开口为前界，切开鼻中隔黏膜，离断鼻中隔根部，咬除蝶窦前壁骨质形成 2.5 cm×2.5 cm 大小的骨窗，进入蝶窦，刮除蝶窦黏膜，髓核钳咬除蝶窦中隔，见鞍底骨质，导航再次确定，确定左侧海绵窦边界，双侧颈内动脉位置，用磨钻磨开鞍底骨质，并向左侧海绵窦扩大，咬除左侧海绵窦前壁骨质，并扩大形成 1.5 cm×2 cm 大小骨窗，海绵前间窦出血较多，使用吸收性明胶海绵及流体明胶止血，常规细针诊断穿刺抽吸，未见血性液体，显微刀切开硬膜，可见灰白色肿瘤涌出，肿瘤质地柔软，血供一般，以刮匙刮除肿瘤，在左侧海绵窦内暴露颈内动脉，在上下及后方间隙内吸除肿瘤，共清除肿瘤组织约 3.5 cm×2 cm×2.5 cm，彻底止血，鞍膈塌陷良好，未见脑脊液漏，以吸收性明胶海绵及止血纱布填塞瘤腔，用人工硬膜、吸收性明胶海绵及生物蛋白胶、鼻中隔黏膜瓣封闭鞍底，清点器械物品无缺失后，用碘附纱布填塞鼻腔。术后病理标本常规送检。安全返回病房。

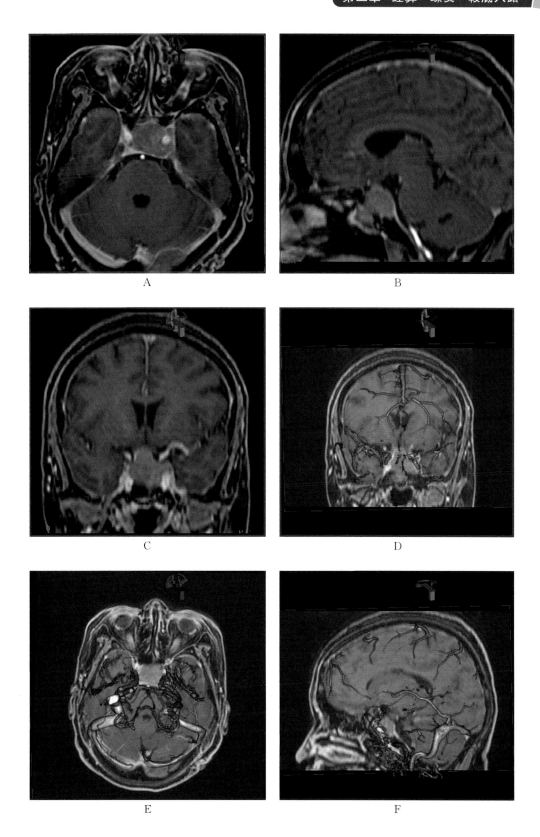

A

B

C

D

E

F

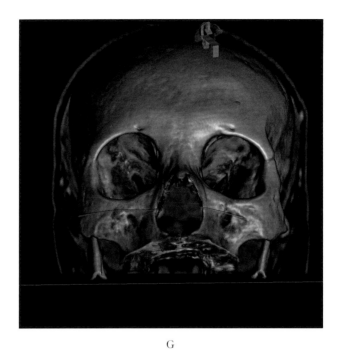

G

图 3-9 病例二的影像

A. MRI 轴位像；B. MRI 矢状位像；C. MRI 冠状位像；D. MRI 与 320CTA 血管融合冠状位像；E. MRI 与 320CTA 血管融合轴位像；F. MRI 与 320CTA 血管融合矢状位像；G. MRI 与 320CT 颅骨融合后模拟手术入路所见的影像。A、B、C 示蝶鞍扩大，鞍底下陷，鞍内及鞍上见较大软组织肿块，部分病灶位于蝶窦腔内；病灶累及两侧鞍旁。D、E、F 示双侧颈内动脉在鞍内及鞍上肿瘤旁经过。

视频 3-14　　　　　视频 3-15　　　　　视频 3-16　　　　　视频 3-17

视频 3-18　　　　　视频 3-19　　　　　视频 3-20

病例三

患者，男性，29岁。

入院诊断：侵袭性垂体腺瘤术后复发。

入院情况：①起病隐匿，病程长。②因"垂体腺瘤术后4年余"入院。③查体。生命体征平稳，意识清楚，GCS评分15分。双侧瞳孔等大等圆，直径约2.5 mm，对光反射灵敏。四肢肌张力正常，双侧巴宾斯基征阴性。④辅助检查。垂体增强MRI。垂体腺瘤术后复查，对比2017年5月11日MRI影像，鼻道—鼻旁窦术后改变；鞍内及鞍上可见团状强化灶，形态不规则，大小约4.3 cm×2.9 cm×3.1 cm，垂体柄显示不清楚；视交叉受压；两侧颈内动脉海绵窦段被包埋（图3-10，视频3-21～视频3-27）。

诊疗经过：入院后完善术前检查及准备，于2020年9月2日全身麻醉下经神经内镜辅助下经鼻蝶垂体腺瘤切除术。

术后病理：垂体腺瘤，部分区细胞生长活跃，结合临床考虑复发。术后复查垂体MRI增强扫描提示肿瘤残留。于2020年9月10日行经鼻蝶垂体腺瘤切除术，全切肿瘤，术中鞍膈破损脑脊液漏，取左侧股外侧阔筋膜修补鞍底瘘口。术后行腰大池置管引流，考虑二次手术，鼻腔引流纱条可见脓性分泌物，给予加强预防感染治疗。患者术后继发尿崩，垂体功能减退，予激素治疗，并口服左甲状腺素钠片，症状好转。腰大池引流管及鼻腔纱条适时拔除，无脑脊液鼻漏、感染迹象。复查垂体MRI增强扫描，肿瘤无残留。左大腿外侧取股阔筋膜处伤口愈合好，嘱出院4 d后拆线。

出院情况：精神及食欲尚可，无其他特殊不适，尿量正常，意识清楚，言语对答切题。双侧瞳孔等大等圆，直径约3 mm，对光反射灵敏，双眼各向活动正常。四肢可遵嘱活动，肌力、肌张力正常。

出院诊断：①侵袭性垂体腺瘤。②垂体功能减退。

手术名称：神经内镜辅助下经鼻蝶垂体腺瘤切除术。

手术经过：患者平卧手术台上，取平卧位，诱导下全身麻醉插管，成功后头架固定。神经导航注册，常规碘附消毒铺单。选取双侧鼻腔为手术操作鼻腔，右侧为主；见鼻中隔中后方大部分缺损，右侧中鼻甲与左侧下鼻甲与鼻中隔粘连，蝶窦腔内原鼻中隔黏膜瓣贴覆好，血供良好，以枪状镊填塞第一条肾上腺素棉片至下鼻道，填塞第二条至下鼻甲及其对应的鼻中隔之间，停留2～3 min取出。切除左侧中上鼻甲，去除鼻中隔黏膜瓣，暴露原鞍底骨窗，原鞍底骨窗约1.5 cm×1.5 cm大小，向左侧及右侧扩大骨窗，左侧达到眶底板，暴露左侧颈内动脉视神经隐窝，神经导航确定中线，鞍底及颈内动脉位置，磨钻磨除鞍底骨质形成约3 cm×2 cm大小骨瓣，首先切除鞍内肿瘤，电凝硬脑膜后显微刀切开硬膜，可见肿瘤，色灰红，质地较稀软，血供一般，靠近鞍内前上方与硬膜粘连，难以分离，刮匙、抓钳抓取及吸引器吸除，可见透明鞍膈塌陷，右侧到达海绵窦内侧壁，向左侧沿肿瘤侵袭通道切除海绵窦内肿瘤，靠近海绵窦前方肿瘤质韧，与硬膜粘连，剥离子包膜外切除，切除部分肿瘤后暴露颈内动脉海绵窦段，颈内动脉与硬膜粘连，难以分离，术中多普勒超声确认颈内动脉，在颈内动脉外后上方刮除肿瘤，生理盐水冲洗，刮匙反复确认无肿瘤残留，无脑脊液漏，以吸收性明胶海绵、生物蛋白胶、人工硬脑膜、速即纱、生物蛋白胶、中鼻甲黏膜瓣封闭鞍底，4 条碘附纱条填塞蝶窦及鼻腔。探查双侧鼻腔黏膜及后鼻孔，无明显出血，肾上腺素棉片收缩鼻黏膜保持下鼻道、后鼻孔通畅，手术结束。术后病理标本常规送检。安全返回病房。

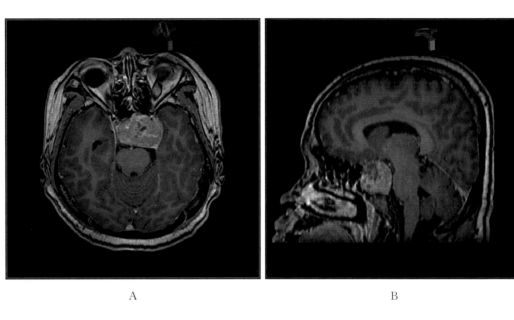

A   B

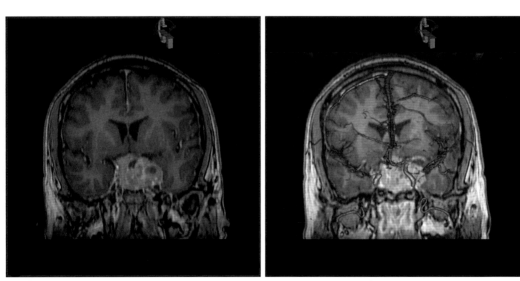

C   D

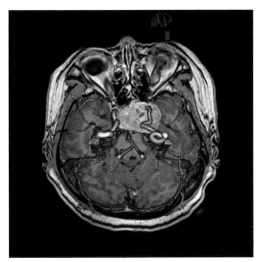
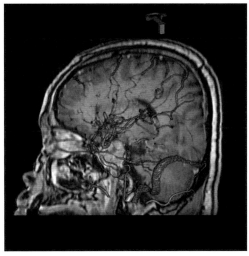

E　　　　　　　　　　　　　　　F

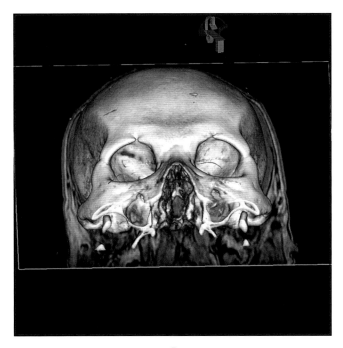

G

图3-10　病例三的影像

　　A. MRI轴位像；B. MRI矢状位像；C. MRI冠状位像；D. MRI与320CTA血管融合冠状位像；E. MRI与320CTA血管融合轴位像；F. MRI与320CTA血管融合矢状位像；G. MRI与320CT颅骨融合后模拟手术入路所见的影像。A、B、C、D示鼻道-鼻旁窦术后改变；鞍内及鞍上可见团状强化灶，形态不规则，大小约4.3 cm×2.9 cm×3.1 cm；垂体柄显示不清楚；视交叉受压；双侧颈内动脉受压；两侧颈内动脉海绵窦段被包埋。

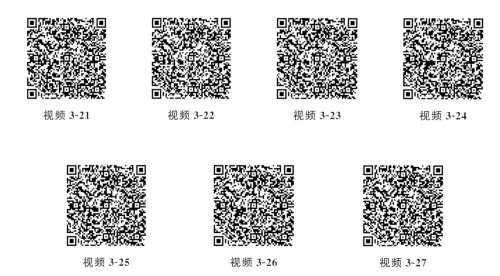

视频 3-21　　　　　　视频 3-22　　　　　　视频 3-23　　　　　　视频 3-24

视频 3-25　　　　　　　　　视频 3-26　　　　　　　　　视频 3-27

术中诊断：侵袭性垂体腺瘤术后复发。

手术名称：经鼻蝶垂体腺瘤显微切除术。

手术经过：患者平卧手术台上，诱导下全身麻醉插管，成功后头托固定，取平卧位，头后仰。去除鼻腔内纱条，常规碘附消毒铺单。活力碘反复消毒鼻腔，吸除鼻腔内分泌物及术后填塞吸收性明胶海绵及速即纱，再反复消毒，先用适量肾上腺素盐水浸润鼻底黏膜，经右鼻腔入路，放入 Hardy 器，进入蝶窦，显微镜下去除人工硬膜，再反复消毒，去除鞍内吸收性明胶海绵，显微镜下探查，见鞍内左侧鞍膈塌陷良好，探查鞍内右侧，见部分鞍膈塌陷，再使用刮匙向右上方探查，可见灰白色肿瘤，血供不丰富，切除肿瘤后，见鞍膈上有部分肿瘤残留，鞍膈塌陷，切除残余肿瘤时，右侧鞍膈破裂一约 1 mm 破口，无色清亮脑脊液漏出，以刮匙刮除囊内残留肿瘤，彻底止血、鞍膈塌陷良好，在左侧大腿外侧切一约 5 cm 皮肤切口，取大腿阔筋膜约 2.5 cm×2.5 cm 及脂肪备用，以脂肪、阔筋膜、脂肪、人工硬脑膜、吸收性明胶海绵、生物蛋白胶封闭鞍底，用 6 条（左 2 右 4）碘附纱条紧贴鞍底填塞鼻腔。安全返回病房。

病例四

患者，女性，65 岁。

入院诊断：①垂体腺瘤术后复发。②高血压 3 级（极高危）。

入院情况：①有明确手术史，术后病理提示垂体腺瘤。②因"垂体腺瘤术后 3 年发现肿瘤增大 2 周"入院。③查体。意识清楚，检查配合，步态正常，应答切题。认知力、定向力、理解力、计算力正常。双侧瞳孔不等大，右侧直径约 2.5 mm，左侧直径约 3 mm，直接、间接对光反射均迟钝。粗测视力、视野正常，眼球运动正常，角膜反射灵敏。双侧鼻唇沟、额纹对称，无闭眼露目及面肌抽搐。外耳道无异常分泌物，双侧听力正常。无发音困难，吞咽正常，咽反射灵敏。伸舌无偏斜。双侧深浅感觉对称。四肢肌张力、肌力正常。腹壁反射存在。肱二头肌、肱三头肌、膝反射、跟腱反射正常。巴宾斯基征阴性。指鼻试验、跟膝胫试验阴性。闭目难立征阴性。脑膜刺激征阴性。④辅助检查。2020 年 6 月 15 日某医院头颅 CT 检查，提示鞍旁左侧占位。2020 年 6 月 19 日头颅 MRI 增强提示鞍区及鞍旁左侧占位病变，考虑垂体腺瘤术后复发（图 3-11，视频 3-28～视频 3-35）。

诊疗经过：入院后完善术前检查，于 2020 年 7 月 3 日全身麻醉下行导航下内镜辅助经鼻蝶垂体腺瘤切除术，并行腰大池置管脑脊液引流。术后继发左侧动眼神经麻痹、甲状腺功能减退、尿崩等并发症，给予止血、补液、预防癫痫、抗感染、控制血压等治疗，病情逐渐好转。甲状腺功能及尿量恢复正常。腰大池引流术后 6 d 拔除，鼻腔内纱条按时拔除，无脑脊液鼻漏。

术后病理检查：结合病史符合垂体腺瘤复发。

出院情况：患者意识清楚，精神状况良好，可在搀扶下起床行走，无发热，未诉头痛，无恶心、呕吐等。意识清楚，自动睁眼，言语对答切题。双侧瞳孔不等大，对光反射同术前。左眼睑稍有下垂。鼻腔引流条已拔除，鼻腔无流血溢液，四肢可遵嘱活动，肌力、肌张力正常。

出院诊断：①侵袭性垂体腺瘤。②高血压 3 级。

手术名称：神经内镜下经鼻蝶垂体腺瘤切除术。

手术经过：患者平卧手术台上，取平卧位，诱导下全身麻醉插管，成功后头架固定。神经导航注册，常规碘附消毒铺单。选取双侧鼻腔为手术操作鼻腔，左侧为主；以枪状镊填塞第一条肾上腺素棉片至下鼻道，填塞第 2 条至下鼻甲及其对应的鼻中隔之间，停留 2～3 min 取出。同法填塞肾上腺素棉片收敛中鼻甲及其对应鼻中隔黏膜。以剥离子沿中鼻甲与鼻中隔之间的棉片内侧探查，并向外侧推移中鼻甲，使中鼻甲根部骨折，显露原蝶窦骨窗。以单极电凝沿蝶窦骨窗内侧 3 点钟至 6 点钟方向电灼蝶窦腹侧壁黏膜至鼻前庭形成"黏膜瓣"，放置于后鼻孔备用。显露蝶窦腹侧壁及鼻中隔骨质，离断鼻中隔，以金刚砂磨钻磨除蝶窦腹侧壁骨质，扩大骨窗，进入蝶窦，锐性切除蝶窦黏膜，磨钻磨除蝶窦中隔、见鞍底骨质稍变薄，约 1 cm×1 cm 骨质缺损，神经导航确定中线，鞍底及颈内动脉位置，磨钻磨除鞍底骨质形成约 2 cm×2 cm 大小骨瓣，上方达蝶骨平台，左侧到达视神经颈内动脉外侧隐窝，显微刀切开硬膜，可见鞍内肿瘤、色灰红，质地较稀软，血供一般，用剥离子沿肿瘤假包膜分离，抓钳抓取及吸引器吸除，可见鞍膈塌陷，向左侧到达海绵窦，出血较多，使用流体明胶及吸收性明胶海绵止血，在颈内动脉后上方动眼神经三角内切除肿瘤，暴露床突间韧带，逐渐吸出肿瘤，见肿瘤向脑内生长，突破蛛网膜，脑脊液漏，逐渐吸出肿瘤后未见活动性出血，以人工硬膜及吸收性明胶海绵封闭海绵窦肿瘤向颅内突破口，海绵窦内使用流体明胶以及吸收性明胶海绵压迫止血，用吸收性明胶海绵、生物蛋白胶、人工硬脑膜、速即纱、生物蛋白胶、鼻腔黏膜瓣封闭鞍底，6 条碘附纱条填塞蝶窦及鼻腔。探查双侧鼻腔黏膜及后鼻孔，无明显出血，肾上腺素棉片收缩鼻黏膜保持下鼻道、后鼻孔通畅，手术结束。术后病理标本常规送检。安全返回病房。

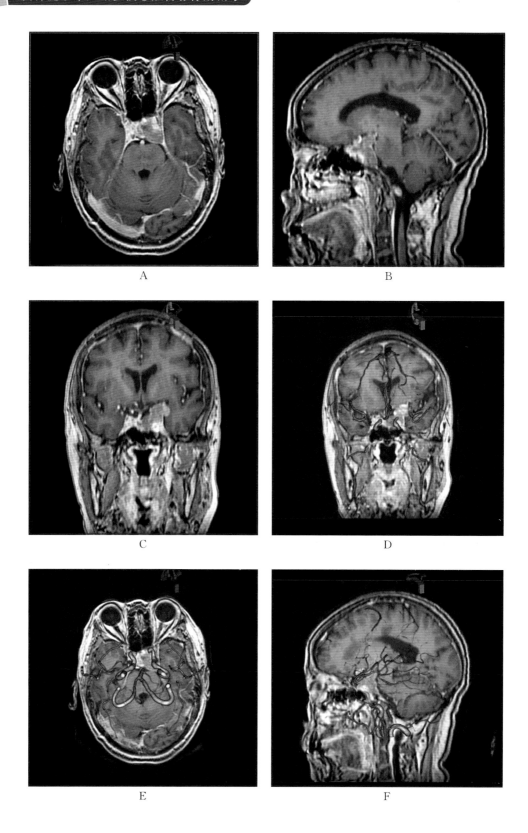

A

B

C

D

E

F

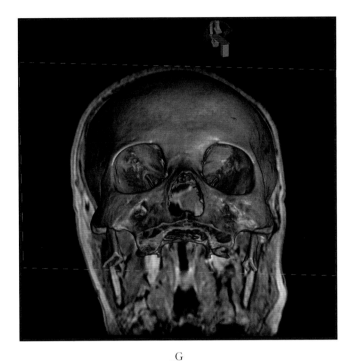

G

图 3-11 病例四的影像

A. MRI 轴位像；B. MRI 矢状位像；C. MRI 冠状位像；D. MRI 与 320CTA 血管融合冠状位像；E. MRI 与 320CTA 血管融合轴位像；F. MRI 与 320CTA 血管融合矢状位像；G. MRI 与 320CT 颅骨融合后模拟手术入路所见的影像。A、B、C 示鞍区及鞍旁左侧占位病变，考虑垂体腺瘤术后复发。D、E、F 示双侧颈内动脉在海绵窦段被肿瘤包埋。

视频 3-28　　　　　视频 3-29　　　　　视频 3-30　　　　　视频 3-31

视频 3-32　　　　　视频 3-33　　　　　视频 3-34　　　　　视频 3-35

病例五

患者因"发现颈内动脉段床突段动脉瘤 6 个月",收入神经外科。患者于 6 个月前无明显诱因突发意识不清,肢体乏力,就诊于某医院。头颅 CT 示基底节出血,患者被予以保守治疗,后好转出院。住院期间头颅 CTA 示椎-基底动脉扩张延长症;颈内动脉段床突段动脉瘤。现患者来医院复查诊疗,门诊以颅内动脉瘤收住院。起病后,患者精神较差,食欲较差,睡眠差,体力较差,体重无明显变化,大便正常,小便正常。

既往史:高血压多年,3 年前行右侧甲状腺切除术,现未服药。

查体:体温 36.2℃。脉搏 76 次/min,规则。呼吸 16 次/min,规则。血压 134/76 mmHg,意识清楚,GCS 评分 15 分,查体合作。

初步诊断为椎-基底动脉扩张延长症;颈内动脉段床突段动脉瘤;高血压 3 级(极高危),MRI 示垂体占位性病变,考虑垂体腺瘤可能,必要时进一步检查明确(图 3-12、图 3-13、视频 3-36)。于 2022 年 6 月 25 日在局部麻醉下行经桡动脉脑血管造影术,术中见椎-基底动脉延长扩张,发现右侧颈内动脉后交通段动脉瘤,未做处理。于 2022 年 7 月 4 日在全身麻醉下行神经内镜下经鼻蝶垂体腺瘤切除术,术后病检结果提示垂体腺瘤。于 2020 年 7 月 16 日在局部麻醉下行神经内镜下鼻纱条取出术,术后密切观察有无脑脊液鼻漏,监测每日尿量。

术前诊断:①椎-基底动脉扩张延长症。②颈内动脉段床突段动脉瘤。③高血压 3 级(极高危)。

手术名称:神经内镜下经鼻蝶垂体腺瘤切除术。

手术经过:全身麻醉、气管插管后取仰卧位,头后仰 30°。鼻腔彻底清洁消毒后,右侧鼻腔鼻前庭、中隔注射 5 倍稀释的利多卡因、肾上腺素(1∶1000)。行鼻小柱"V"形切口,钨针切开并钝性分离右侧鼻中隔黏膜,利用神经剥离子将鼻中隔方形软骨推向左侧,最大限度扩大视野。分离筛骨垂直板黏膜至蝶窦前壁。取出筛骨垂直板。金刚砂磨钻磨除蝶窦前壁,利用枪式咬骨钳扩大骨窗。取出蝶窦内黏膜及脂肪组织,显露鞍底。再次磨开蝶窦后壁,显露硬脑膜。双击电凝切开硬脑膜,确认肿瘤组织后,以垂体刮匙、细吸引器清除肿瘤。可见鞍底脑脊液渗出,彻底止血后鞍内填充吸收性明胶海绵,利用取出的筛骨垂直板骨片重建鞍底及蝶窦前壁,纤维蛋白胶封闭。此时未见脑脊液渗出,碘仿纱条压迫黏膜瓣,膨胀海绵填塞鼻腔。复位鼻中隔软骨,再次彻底止血后双侧鼻腔填塞凡士林纱条(图 3-14~图 3-20,视频 3-37~视频 3-42)。

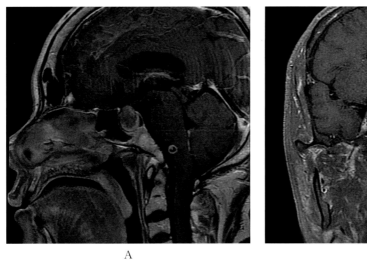
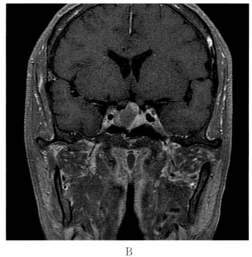

A

B

图 3-12　术前 MRI 影像

A. 矢状位像；B. 冠状位像。提示垂体占位性病变，考虑垂体腺瘤。

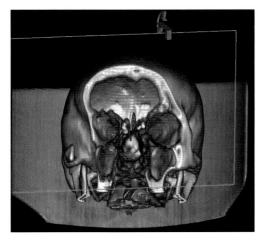

图 3-13　模拟手术入路

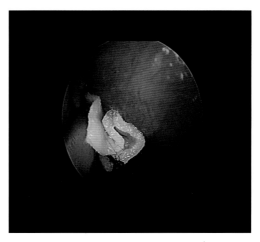

图 3-14　纱条浸润

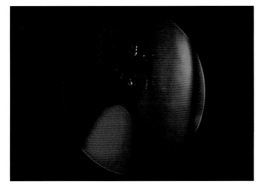

图 3-15　黏膜瓣准备

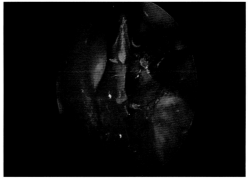

图 3-16　暴露蝶窦

视频 3-36   视频 3-37   视频 3-38

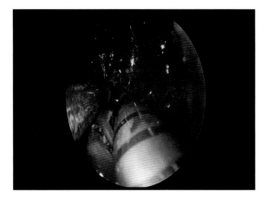

图 3-17   暴露鞍底

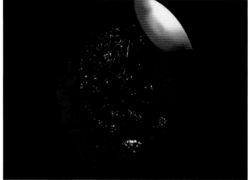

图 3-18   切除垂体腺瘤

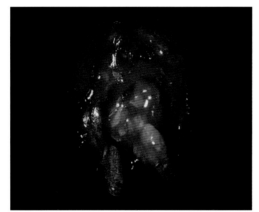

图 3-19   封闭鞍底

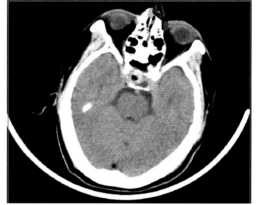

图 3-20   术后复查 CT

提示未见出血异常。

视频 3-39   视频 3-40   视频 3-41   视频 3-42

第四章

桥小脑角区入路

第一节　桥小脑角区入路简介

桥小脑角区肿瘤最多见的为听神经瘤，其次还有脑膜瘤、三叉神经鞘瘤、表皮样囊肿等。主要依靠 MRI 诊断，诊断可靠性接近 100％，如果血供比较丰富的，需要进行手术切除前的栓塞治疗，可以利用 DSA 采集的三维影像数据和 MRI 融合，再配合神经导航仪，精准定位肿瘤以及旁边的血管等。桥小脑角区肿瘤占颅内肿瘤的 6％～12.8％，按发病率依次是听神经瘤（60％～80％）、脑膜瘤（8％～10％）、表皮样囊肿（5％）、其他脑神经鞘瘤（2％～5％）、血管性病变（2％～5％）、副神经节瘤（1％～2％）、室管膜瘤和脉络丛乳头状瘤（约占 1％）、其他如蛛网膜囊肿、脂肪瘤、皮样囊肿、脑干及小脑星形细胞瘤、转移瘤、脊索瘤等少见，发生率均不到 1％。此类肿瘤的影像学表现也较多样，有实性的、有囊性的、有囊实性的。听神经瘤、脑膜瘤、三叉神经鞘瘤、表皮样囊肿等为脑外生长的良性肿瘤，治疗原则是应做彻底的手术切除，以求获得根治。目的是彻底切除肿瘤，并最大限度地保留神经功能（图 4-1～图 4-4）。

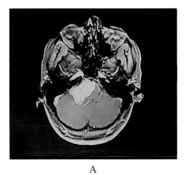　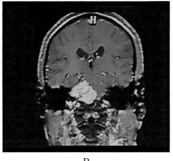　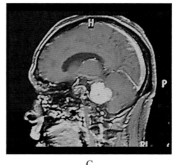

A　　　　　　　　　　　B　　　　　　　　　　　C

图 4-1　实性听神经鞘瘤 MRI 增强影像

A. 轴位像；B. 冠状位像；C. 矢状位像。

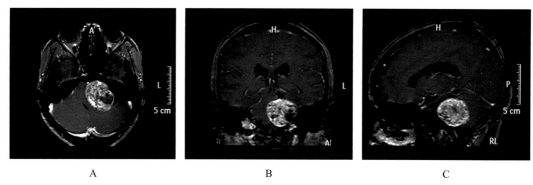

A

B

C

图 4-2　囊实性听神经瘤 MRI 增强影像

A. 轴位像；B. 冠状位像；C. 矢状位像。

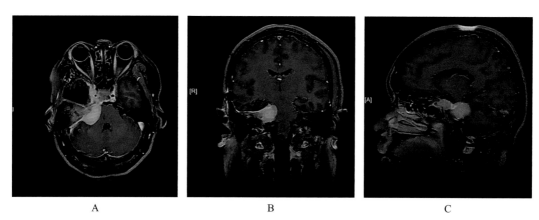

A

B

C

图 4-3　桥小脑角区脑膜瘤 MRI 增强影像

A. 轴位像；B. 冠状位像；C. 矢状位像。

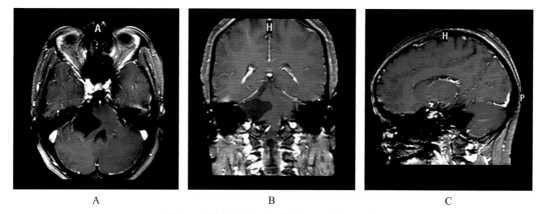

A

B

C

图 4-4　桥小脑角区胆脂瘤 MRI 增强影像

A. 轴位像；B. 冠状位像；C. 矢状位像。

以下是几种桥小脑角区常见的手术入路。

一、乙状窦后入路

乙状窦后入路的扩展内容，如 Samii 教授的乙状窦后－道上入路、乙状窦后－经天幕入路，乙状窦后－颞下经天幕联合入路，Rhoton 教授的乙状窦后－道上入路解剖，以及 Lawton 教授的扩大乙状窦后入路等是沿着从颅后窝向颅中窝扩展的道路进行探索。Hakuba 教授的扩大颅中窝底入路、Kawase 教授的岩前入路，是沿着从颅中窝向颅后窝扩展的道路进行探索。

二、经迷路入路、迷路后入路、经耳蜗入路

House 教授对经迷路入路技术的发展及推广做出了巨大贡献。早在 20 世纪 60 年代初期时，便已有颅底外科多学科协作的典型范例。经迷路入路操作，由神经耳科医师与神经外科医师协作完成。经迷路入路，主要包含两大手术步骤：乳突切除与迷路切除（mastoidectomy and labyrinthectomy）。迷路入路，无疑需要耗时的骨质磨除。迷路入路、迷路后入路与经耳蜗入路，总体来看是侧方入路，是侧颅底入路，具有明显的神经耳科学特征。这 3 个入路，迷路入路是根本。

三、颅中窝入路

Samii 教授认为，扩大颅中窝入路（extended middle cranial fossa approach）与颅中窝入路，两者之间最主要的区别：岩骨磨除的程度。扩大颅中窝入路，通过硬膜外磨除岩尖，可以扩大显露至前半规管的前方。

四、联合入路

经迷路－乙状窦后联合入路、经迷路－天幕联合入路，这两个联合入路的使用同样需要这样的前提：不考虑听力的保护。Samii 教授认为，经岩－乙状窦后入路以及经乳突－经岩部分迷路切除入路，并没有带来更多手术优势。这两个联合入路，应限制使用。

第二节　乙状窦后入路、乙状窦前－迷路后锁孔入路的特点

目前桥小脑角区与岩斜区病变应用乙状窦后入路的较多。乙状窦前－迷路后入路由于视野的局限，应用较少。近十年来内镜技术以其微创、多角度观察、分辨清晰等优点被临床重视，在神经外科手术中被作为一种辅助手段而广泛应用。使神经外科手术进一步向微创方向发展，在彻底切除病变的同时又要保留正常的神经功能及生理功

能。内镜与显微手术的结合弥补了显微手术的不足，这种功能性的手术成为神经外科手术不可缺少的部分。

一、内镜下的解剖学定位

内镜下解剖完全不同于一般外科手术解剖，观察的范围、空间位置、结构大小均不同。在内镜下手术操作与显微镜下操作有所不同，没有层次感，没有后视功能。更需要临床医生能够熟练掌握手术入路的解剖结构层次。近年来多数解剖学研究多在进行数据测量，但是在临床手术过程中，医生不可能去进行测量，重点需要熟悉手术入路中的主要标志与结构层次特点。在内镜下，解剖结构的定位主要是依靠熟练的解剖结构和特征。内耳道口是桥小脑角区内镜手术中的理想定位标志。可以在内镜下找到内耳道口后确定面神经、前庭蜗神经，然后在其前方靠近小脑幕的部位找到三叉神经。在三叉神经的后下可以定位展神经，其前方有滑车神经。面神经、前庭蜗神经与三叉神经较粗，滑车神经与展神经较细且位置较深。调整内镜的角度，在面神经、前庭蜗神经的下方可以定位舌咽神经、迷走神经及副神经，三者按前后关系排列。迷走神经位于中间呈放射状进入脑桥，透过迷走神经各支之间的间隙可以看到舌下神经进入舌下神经孔。在乙状窦前－迷路后锁孔入路中看到的神经和周围血管的位置关系与在乙状窦后入路观察的稍有不同。在正常结构下面神经、前庭蜗神经在桥小脑角段，面神经在前，前庭蜗脑神经在后。在乙状窦前－迷路后锁孔入路直接看到的是前庭蜗神经。在乙状窦后入路可以看到前后关系的面神经与前庭蜗神经。小脑前下动脉祥可以进入内耳道，也可以不进入内耳道。一般是穿过面神经、前庭蜗神经之间，往往在面神经与中间神经之间通过。可以看到由小脑前下动脉祥发出的细小的内听动脉，所以必须注意不要损伤该血管。

二、内镜下的操作特点

无论是经乙状窦前－迷路后锁孔入路还是经乙状窦后入路，在手术操作的过程中均能弥补显微镜下视野的不足，在较小的骨窗开口下应用内镜可以直接到达显微镜下一些不能看到的结构。在 1.5 cm 的骨窗开口下应用 0°与 30°内镜，能够很好地暴露桥小脑角部位，能够完全地切除病变。因为内镜没有后视功能，在手术操作的过程中一些解剖结构有可能被镜杆或器械的柄杆损伤，所以手术操作的过程中配合显微镜的使用，两者相互弥补不足。另外在内镜操作的时候使用内镜支架很有必要，这样可以使术者双手操作。手术视野越深越是增加损伤的可能性，从这点来看乙状窦前－迷路后锁孔入路优于乙状窦后入路。总之，乙状窦前－迷路后锁孔入路与乙状窦后入路各有利弊。应用乙状窦前－迷路后锁孔入路有利于切除窦脑膜角部位的脑膜的肿瘤，有利于桥小脑角部位小脑腹侧的暴露，通过小脑、脑干腹侧到达对侧，对清除小脑、脑干腹侧接近中线部位的病变有利。必要时可以与幕上入路或颅中窝入路联合。乙状窦后入路有利于处理接近内耳道口部位的病变。对处理岩锥后面的病变，一般不用过多按压小脑，但是如果处理小脑腹侧的病变，要通过按压小脑才能达到目的。

三、乙状窦前－迷路后锁孔入路

（1）乙状窦前－迷路后锁孔入路中骨窗的设计、定位是手术的关键步骤之一，应遵循安全准确、简便够用的原则。以往的研究，将骨窗设计成豌豆形，前后径约 3 cm。上下径约 3.5 cm。此种设计能较好地显露桥小脑角区、小脑幕上区、脑桥前区等重要结构，具有一定的临床应用价值。也有人提出在神经内镜辅助下的显微神经外科手术中，开颅骨窗直径为 2.5 cm 即可满足临床需求。国外文献亦有报道在直径 1.5 cm 的骨窗开口下应用 0°与 30°神经内镜即可很好地暴露桥小脑角，并完全切除病变。

（2）神经内镜下乙状窦前－迷路后锁孔入路到达岩斜区的解剖定位研究发现，经乙状窦前间隙可清晰显露面神经、前庭蜗神经，小脑下前动脉及其分支与上述两脑神经的位置关系，即并行向小脑；向下调整神经内镜角度。可见舌咽神经、迷走神经和副神经。三者呈现上下排列的关系，迷走神经位于中间，其与舌咽神经之间存在较大间隙。此外，在这 3 对脑神经的前方，尚可显露椎动脉颅内段的一部分；经迷走神经各支之间的间隙，可见舌下神经进入舌下神经管；在面神经及前庭蜗神经的前方，靠近小脑幕的部位可寻找到三叉神经，在其周围可见小脑上动脉及其分支、岩上静脉；在三叉神经的后下方可定位展神经，其前方有滑车神经。在乙状窦前－迷路后锁孔入路中，面神经、前庭蜗神经可作为神经内镜下定位的标志，由此可对以上解剖结构进行清晰定位。在颅内肿瘤患者中，病灶区血管、神经常被包裹或移位。因此，在以往的研究中。有学者借助于骨性结构来定位手术入路中所见结构。针对乙状窦前迷路后入路，众多研究者主张利用内耳道口以定位其他解剖结构。经过解剖发现，由于角度的原因，在某些个体中使用 0°神经内镜无法显示内耳道口。因此，借助内耳道后唇进行定位显得更为合适，并由此确定面神经、前庭蜗神经的位置。然后借助诸结构之间的毗邻关系进行定位。

（3）神经内镜下乙状窦前－迷路后锁孔入路。运用乙状窦前－迷路后锁孔入路对于岩斜区的暴露范围有限。利用显微镜只能直视，对弯曲的结构和周围结构显示不佳。引入神经内镜后，在不必过度牵拉脑组织的前提下，能够清晰显示岩斜区的脑神经、血管等重要结构。使得上述结构的显露范围较单纯乙状窦前－迷路后锁孔入路更为广泛。一般认为神经内镜可以提供多角度的观察，对观察深部以及隐匿性病变有独特的优势。当然，神经内镜手术也有其局限性，镜下结构因神经内镜的位置和角度会有很大变化，对病变区域很难有整体的认识，这样就对术者的神经内镜解剖学知识提出了更高的要求。此外，神经内镜下立体感不如显微镜强，术中止血困难。

四、乙状窦后入路

1. 乙状窦后入路简介

是由传统的枕下开颅手术入路演变而来，需将肌肉从枕骨上切除，颈部软组织操作会导致出血多、颈项疼痛、显露差且需要切除部分小脑，且很少保留骨瓣。近年来，学者们认为枕骨骨瓣切除是导致术后患者头颈疼痛的主要原因，主要为硬膜和颈项肌肉直接接触、粘连所致。而乙状窦后入路则选用小切口，从耳后的发际内斜行向下，至枕骨大孔；自星点上外方向后内侧延伸，既解决了乙状窦和横窦交界点的显露问题，又可以使切口向中线方向延伸，使中线部分操作更为容易、出血少；同时又有限地切除乙状窦后的颅骨；应用释放脑池的方法扩大手术中的视野暴露，而不切除小脑，从而克服了传统的枕下开颅入路的缺点。其主要应用于桥小脑角区肿瘤的手术治疗，如听神经瘤、脑膜瘤、胆脂瘤、三叉神经等神经鞘瘤，以及三叉神经痛、面神经痉挛的微血管减压等。

乙状窦后入路位于中脑和延髓中间，由前内侧的脑桥外缘、前外侧的岩骨内缘及后下方的小脑半球前外侧缘构成一个锥形且较窄小的空间。该区域是中枢神经系统肿瘤的好发部位之一。桥小脑角区位于乙状窦的后方、横窦的下方，位于成角的、以小脑岩面围绕小脑中脚和脑桥返折形成的小脑脑桥裂缝、下支之间，通常称为 CPA 区，而此区入路又被称为迷路后入路。小脑脑桥裂向内开放，手术中可见到小脑延髓池和桥小脑角池，此手术区域有小脑上动脉、小脑前下动脉、小脑后下动脉，在椎基底动脉延长综合征中，有时可见到基底动脉和椎动脉外侧的尖端汇合。枕下乙状窦后入路为神经外科的常用手术入路，常用于颅内肿瘤、三叉神经痛及面神经减压的手术，有时可用于颅内动脉瘤夹闭术等。

2. 手术适应证

（1）肿瘤：桥小脑角区肿瘤包括听神经瘤、脑膜瘤、胆脂瘤等。

（2）三叉神经痛、面肌痉挛、舌咽神经痛。

（3）后循环血管性病变：小脑动静脉畸形、椎基动脉及分支动脉瘤。

3. 手术注意事项

（1）做好术前准备，认真分析 MRI 影像，充分了解肿瘤的质地、形状、边界以及与周围神经、血管、脑干的解剖关系，肿瘤较大时还要做 MRA、CTA 或 DSA。

（2）在设计体位、头皮切口、骨窗大小、硬脑膜切口时，要综合考虑，既要充分暴露术野，又得考虑创伤大小和安全性。

（3）在切除体积较大的肿瘤时，成功的关键在于术野的暴露。

（4）打开脑池、释放脑脊液（必要时行脑室外引流）。

（5）使用显微镜获得良好的光线和清晰的视野。

（6）应用自动牵开器牵开小脑，不得已时还可以切除部分小脑。

（7）还要注意肿瘤探查，切除的顺序，搞清楚肿瘤毗邻关系。

（8）术中神经电生理检测，尽可能保护好面神经、小脑后下动脉，更不能损伤脑干。

（9）切口的缝合力求严密。

（10）术后给予重症监护，严密观察，拔除引流管后伤口加压包扎。

4. 潜在手术风险及后果

（1）术前计划不充分：可导致手术靶区显露不充分，严重降低手术效率。术前计划是手术医生最重要的工作。

（2）手术体位不适当：可导致颈部主要静脉受压，引起灌注不足或颅后窝静脉充血。如病变位于颅后窝外侧，头部则不需要做太多的旋转。反之，位于内侧，则需旋转较大的角度。

（3）手术入路不适当：可损伤横窦或乙状窦，导致严重的静脉出血。手术入路的安排必须建立在有详细的术前计划和精准的标记解剖标志的基础上。

（4）脑脊液释放不充分：不能较好地降低小脑张力，脑压板牵拉的力度就得相应地增加，这样会导致小脑的挫伤，从而产生相应的神经功能障碍。

（5）神经血管的损伤：在颅后窝外侧的显微操作有可能会造成神经血管的损伤。

（6）颅内止血不彻底：可导致术后颅内血肿。

（7）硬脑膜缝合不严密：可导致术后脑脊液漏。最常见的情况见于脑脊液鼻漏，这是乳突气房的开放所致。

（8）颅外止血不彻底：可导致术后软组织内血肿。要重视术前计划和手术体位，根据病变的具体情况进行相应的调整。

5. 体位设计

患者可采用侧俯卧位、侧卧位、半坐位或仰卧位，但坐位时空气可从切口进入颅内静脉系统造成空气栓塞，临床上以侧俯卧位应用最多（图 4-5、图 4-6）。以头架固定头部，侧俯卧位头顶部稍向下屈曲，同侧肩部下拉，使肩与头距离加大。患者上半身抬高 30°，头部适度前屈，使开颅部位与手术床保持平行，摆好体位后，三钉头架固定头部，用宽胶带将患侧肩部向足侧轻微牵拉，保证术者位于患者后方时能够自患者足侧仰视术野，在适当的部位放置海绵垫，保证肋部或腰部所受压力不至于过大。患者取侧卧位时，患侧在上，健侧在下，调整手术床，抬高患者上半身，同时降低头部，使开颅部位位于最高点，并使患者枕部至后颈部与床面保持水平位，用三钉头架固定患者头部，略微前屈颈部，但应注意颈部过度前屈可造成颈内静脉受压导致颅内压升高，具体前屈程度以颏部与颈前部之间可容纳一横指为宜。当颈部过度前屈位时，可使气管插管尖端向深处进入单侧主支气管导致单侧肺通气。术中特别注意的是体位摆放完毕后，请麻醉师确认气管插管位置是否异常。而患者取侧卧位时，放松肩部，同时将位于下方的上肢略微悬垂并搭放在覆有海绵垫的侧架上。术侧上肢应适当放松并以侧架支撑，不要使腋窝处压力过大，最终使患者体位形成所谓的"公园长廊座椅位"。用宽胶带将患者肩部向足侧牵拉，防止肩部向术野侧下垂遮挡或干扰术者操作。使患者面部在垂直于床面的基础上再进一步向朝下的方位旋转，在患者身体紧密接触手术床的部位放置海绵垫以防止压疮形成，尤其是接触压力较高的肋部应放置较高的海绵垫。

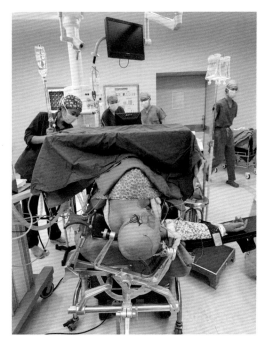
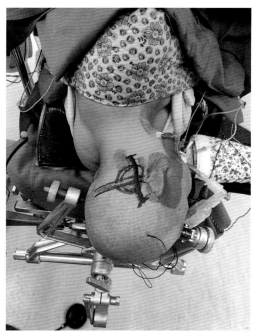

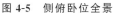

图 4-5　侧俯卧位全景　　　　　　　　图 4-6　侧俯卧位头部局部放大

6. 手术器械的准备

需准备的手术器械除幕上开颅所需的磨钻、铣刀外，因手术中需切除较厚的枕骨及颅底骨质，因此需准备不同型号、形状的磨钻头、枪状咬骨钳等手术器械。

7. 皮肤切口标记、切开皮肤

（1）三步标记好解剖标志：骨性结构和浅表神经血管结构；骨窗位置；皮肤切口。枕下乙状窦后入路开颅，皮肤表面可摸到的解剖学标志包括星点、乳突、乳突切迹、C_2 棘突等，编者团队根据以上解剖学标志的位置确定开颅划线和骨窗打开范围。皮肤切口一般可分为线状切口和马蹄形切口，临床以线状切口较为多见。采用线状切口时，应根据术中是否暴露枕骨大孔，在发际内标记直线或曲棍球形皮肤切口，切口可根据病变的位置及大小向近端和远端延长。①旁正中直切口。上端至上项线上方 2 cm，下端至 C_2 棘突水平，上端稍偏外，下端稍偏内。②旁正中"曲棍球"形切口上端位于耳郭上方再弯向外侧，下端为直切口至 C_2 棘突水平（图 4-7）。

（2）切开皮质：切开皮肤到达筋膜后，以乳突牵开器将皮肤向两侧牵拉，并沿同一直线切开肌层，枕动脉和静脉的切断会造成出血，术中需双极电凝处理，并尽可能保留枕动脉及枕大神经，在上项线外 1/3 处，枕动脉在乳突下方以横跨皮肤切开线的方向进入肌层之内，以双极电凝将其烧灼后切断并以线段结扎。枕部肌群附着于乳突及枕骨表面，用电刀或手术刀将肌肉自枕骨表面剥离。皮肤切开的第一层可暴露耳后肌及胸锁乳突肌；第二层暴露肌肉为头夹肌，翻开头夹肌，可见深面迂曲的枕动脉，且可再显露头最长肌和头半棘肌。在枕骨大孔附近，椎动脉穿出 C_1 横突孔并贯通硬膜走行，术中要注意避免损伤椎动脉，用手指触摸确认该处有无动脉搏动，再仔细地剥离肌群，而不要轻易用电刀在术野内过深地切割。枕骨大孔附近操作时，使用大型颅后窝牵开器牵开肌群，并充分暴露包括乳突内侧部分及枕骨大孔在内的枕骨，常规暴露范围为上方显露上项线，外侧显露乳突基底部，下方接近枕骨大孔后缘，沿矢状窦方向打开直径 5 cm 左右的骨窗，上方显露横窦边缘，外侧显露乙状窦边缘，内下方接近枕大池。采用曲棍球形皮切口时，剥离并保留枕动脉，再用电刀沿枕骨表面切开附着于枕骨表面的肌群，同时将其向下方剥离、翻转，牵拉皮肌瓣并暴露开颅的枕骨。寻找并确认 C_1、C_2，并尽量向下方剥离肌群，保证能咬除枕骨大孔至枕髁附近的颅骨。处于枕髁窝内的髁管内有导静脉，于此处剥离肌肉时，要用双极将导静脉烧灼后离断，并以骨蜡封闭骨孔。

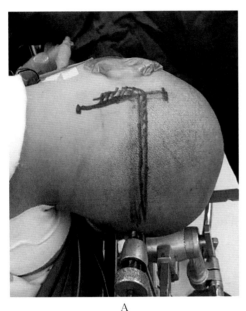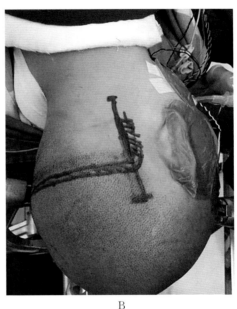

A

B

图 4-7 标记好解剖标志皮肤切口

A. 后面观；B. 侧面观。

8. 打开骨瓣

开颅骨孔的选择、乳突导静脉位置的确定、乳突的开放等是开放骨窗手术的关键和常见的问题。骨窗的选择常用的是两个骨孔，一个选在横窦乙状窦交界处下方，另一个在切口下方暴露骨瓣的最内缘、枕大孔上缘 0.5 cm 处。神经剥离子分离窦壁与骨面的粘连，铣刀铣开骨窗内侧缘至枕骨大孔上的骨孔，乳突外侧骨缘可以用铣刀铣开也可以用椎板咬钳来开放。据个人经验来定，要点是避免损伤乙状窦；同时还要结合术前影像来决定是否需要开放乳突。操作关键是如何选择第一个骨孔，也就是关键孔的定位。星点是枕骨、颞骨和顶骨的交界点，枕乳缝和人字缝的交汇点。星点是传统乙状窦后开颅的首要解剖标志。编者团队总结的经验是选择在星点前下方 0.5～1 cm 处，或据影像学确定乙状窦向横窦拐角在体表的位置。须快速行乳突导静脉止血并应用骨蜡封闭导静脉入颅口，减少出血和气栓的发生率。枕乳缝乳突基底水平是又一解剖标志，主要用来确定导静脉的位置，也是确定乙状窦的标志，更是安全快速用铣刀切除乙状窦后骨性组织的重要一环。颈项短或者宽短头型者有时可见乙状窦短小或横窦－乙状窦的交界区下移，术前应认真研究影像学资料，术者操作中应注意避免静脉窦损伤或者导致术野显露不佳。神经导航设备的使用对骨窗解剖标志的定位有较好的引导作用。开颅使用铣刀时要以吸收性明胶海绵和神经剥离子仔细剥离硬膜，防止咬骨钳损伤横窦和乙状窦，还要避免损伤骨窗内的硬膜和小脑，注意以吸收性明胶海绵在骨窗下填塞并剥离硬膜，切勿损伤硬膜、静脉窦、小脑。取下游离骨瓣，并以枪状咬骨钳咬除颅骨，将窦旁颅骨打薄，再逐步咬除打薄的枕骨内板。为更好显露桥小脑角区，硬膜剪开范围应延伸至乙状窦边缘。通常情况，枕骨大孔处颅骨较薄，需要以咬骨钳咬除，而术中磨除内听道和部分岩骨，可扩大对小脑幕裂孔和麦氏囊的显露。

开放骨窗过程中两个主要问题及处理方式：一是乙状窦和横窦的损伤，目的是避免小脑等颅后窝脑组织的静脉回流受阻引起难控性肿胀和严重后果。最常见的是乙状窦破裂，常用的处理方法是止血纱、吸收性明胶海绵的悬吊轻度压迫止血，同时还要避免压迫过重导致回流障碍，甚至防止把乙状窦压闭。二是乳突气房的开放及处理。若出现乳突气房比较大，为了显露，需要开放乳突气房，此时也要做好开放的乳突气房封闭工作，防止术后脑脊液漏和颅内感染的发生。多数情况下是应用骨蜡密闭，也可以在骨蜡封闭的基础上应用肌肉和筋膜给予修补加固。当气房开放范围较小时，以稀释活力碘糅合骨蜡将其封填；当气房开放范围较大时，先以肌肉填塞，再涂抹骨蜡或生物蛋白胶。

9. 打开硬膜

从硬膜中心"Y"形剪开硬膜或以骨窗为中心放射状剪开硬膜，在硬膜的骨窗缘悬吊，并充分展开手术野。硬膜剪开范围：位于三叉神经和小脑幕区的病变，开颅应先显露出横窦与乙状窦的交汇区，不需要打开枕大池。位于面神经、前庭神经区域的病变，应显露出横窦与乙状窦，再根据病变累及范围决定是否打开枕大池。位于后组脑神经附件的病变，横窦不必显露，应显露出乙状窦的内侧缘，并打开枕大池。在硬膜下操作时，为了能使手术视角顺着岩骨背侧面向下，以下 4 个细节很重要：一是皮肤切口应当放置于骨窗的后 1/3 处。二是胸锁乳突肌和头夹肌向后牵拉可以用力点、范围广一些，但是向前（乳突方向）牵拉则要小心谨慎、适度。否则枕下肌群就会遮挡手术操作。三是骨窗前缘（覆盖于乙状窦上方的颅骨内板）需要使用椎板咬骨钳咬除，这样可以显著增加手术视角。四是"C"形切开硬脑膜，基底朝向乙状窦。用两根丝线牵拉固定。这种硬脑膜切开方式，可以很方便地向上、向下分别观察小脑幕和枕骨大孔。硬膜下操作的第一步应是打开小脑延髓池，充分释放脑脊液。硬膜下操作完成后，应当水密缝合硬膜，间断缝合或连续缝合均可。如张力较高，可取一小块肌肉或人工硬膜进行修补。骨瓣还纳或是钛网修补，以避免肌肉和硬脑膜粘连，导致术后颈部疼痛。因为颅骨开窗面积较小，所以没必要放置引流管（图4-8、图4-9）。

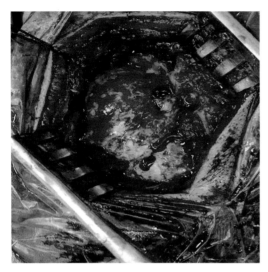

图4-8 打开硬脑膜后显示大脑以及肿瘤

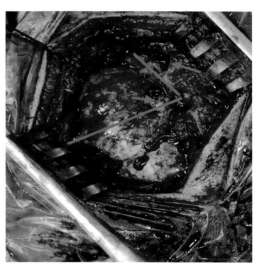

图4-9 找到解剖标记

10. 暴露及切除肿瘤

暴露肿瘤时可切除病变侧部分小脑皮质，使得肿瘤充分暴露，而不用激进地牵拉小脑；接下来，松解肿瘤囊体后面之上的蛛网膜带。电生理刺激肿瘤囊体的后/下表面以排除面神经的后/下位变异。在内耳门上方通过电凝硬膜的分支血管，进行肿瘤供血血管断离，其下方进行显微解剖。如果肿瘤向下生长，小心分离后组脑神经，将减压后的肿瘤从神经上分离开，一旦肿瘤下极被切除和牵开，可沿肿瘤上极进一步解剖，行肿瘤内减压，牵拉肿瘤主体远离小脑幕和三叉神经，面神经可能覆盖肿瘤的上极，此区域解剖肿瘤之前，应当用电极刺激探针仔细探查，但刺激三叉神经的运动纤维引起的颞肌收缩不应误认为是面神经所在，术中应仔细分辨。巨大桥小脑角肿瘤患者面神经功能减弱/萎缩的检测比较困难，尤其是术前面部感觉减退的患者，可用稍高刺激参数反复检测确定。解剖肿瘤主体，应远离三叉神经根入口区，并将肿瘤主体由内侧向外侧推挤。滑车神经和小脑上动脉通常被包裹在厚的蛛网膜带内，且较容易移动。接下来，将肿瘤由外侧向内耳门推挤，远离小脑中脚和脑干。仔细地止血有利于术中沿着蛛网膜表面显微分离和脑干软膜面的保护，这对于切除肿瘤至关重要。用取瘤镊朝外轻轻牵拉肿瘤包膜，并使用显微镊子仔细从蛛网膜界面分离肿瘤，助手定期冲洗术腔以使术野清晰。避免将吸引器直接放置在脑干和脑神经上，否则，可导致脑干表面的静脉过度充盈，易于撕裂，导致大量出血和解剖平面视野不清。若有局部出血，应使用明胶海绵压迫出血点，然后电凝静脉远离脑干的较近端，同时使用超声吸气器逐步进行瘤内超声碎吸后切除，然后沿包膜解剖肿瘤，是一种避免对周围结构的过度牵拉而造成的无意损伤的有效和安全的操作，在解剖肿瘤的下极应保护小脑后下动脉及其分支，锐性显微解剖普通血管，而小的肿瘤供血动脉需谨慎电凝和离断，避免穿支血管的钝性分离和撕裂。

从脑干解剖肿瘤下极时可碰到前庭蜗神经。刺激探查时避免紧邻面听神经的无意损伤。如果术前听力几乎丧失，对于较大和巨大肿瘤患者来说，保存听神经已无必要，在较大肿瘤中，听神经需单独锐性离断。如果术前有小脑中脚和脑干水肿，在解剖较大和巨大肿瘤时，可能存在肿瘤软膜侵蚀。如果确实存在软膜侵蚀，在无吸引器损伤脑干风险的情况下，可以用一小块棉片小心剥离肿瘤包膜和脑干。绝大多数水肿位于小脑中脚，当肿瘤沿着其上极和中段从脑干分离时，可在靠近脑干的出口区刺激、探查、定位面神经，安全暴露面神经最可靠的方法是向外剥离肿瘤，并在其靠近脑干的神经根出口区域识别面神经。在桥小脑裂的深部分离肿瘤时需最大程度地牵拉小脑；变换显微镜视角和使用手持式吸引器间断动态牵拉，使神经结构上需要的持续牵拉力最小。在沿着肿瘤包膜的上半部定位面神经之后，在刺激探查引导下切除肿瘤的下半部分，外展神经可能黏附于巨大肿瘤。随着肿瘤上极的剥离，彻底暴露面神经根入口区，精细的解剖将最小化术后三叉神经病变和由此产生的角膜反射消失的风险。面神经在耳门处脑池与管内段交汇点开始变得纤细，且与肿瘤粘连最密切。在脑池和面神经管平面，术者必须轻柔地使用锐性与钝性分离相结合的方法解剖，以避免面神经损伤。

在切除内耳道内病变时，可将内听道口磨除，在其开口处切开硬膜并向上剥离；以磨钻打开内听道顶部约 1 cm，并沿在其周围磨开 180°，可暴露内听道中的面神经和前庭蜗神经，在内听道内移除肿瘤，并在内耳门处暴露面神经可提供有关内耳门处肿瘤周围面神经转弯及其走行的重要解剖信息。这些信息可以估算面神经从已经明确的脑干附近出口区到内耳门区的走行。巨大肿瘤患者中，如果发现面神经非常纤细，那么解剖保存面神经的可能性不大。尽量完整切除肿瘤。但是，如果肿瘤在内耳门附近与面神经粘连紧密，编者团队会在面神经上遗留一小块肿瘤以保存面神经功能。残留的这一小块肿瘤术后可通过定期影像检查来观察随访，如果发现其生长，则行放射治疗。主刀医生可以拿肿瘤分离器作为解剖工具从残余肿瘤包膜上剥离神经，避免神经张力过大，尽可能锐性解剖，过度牵拉后可产生不可逆的神经损伤以及损伤肿瘤主体前面一些小动脉，而更常见的是面神经附近的静脉。对这些血管出血的出血口，应耐心地进行轻柔电凝，并用棉片压迫，避免因激进电凝止血和吸引造成神经损伤。肿瘤完整切除或次全切除后，面神经在脑干附近其出口区对 0.07 mA 的电流刺激有反应是术后面神经功能恢复较好的积极信号。

第三节 桥小脑角区入路深部的解剖

先暴露小脑的外侧，在显微镜下，依次释放桥小脑角池及小脑延髓池脑脊液，使小脑松弛塌陷，暴露桥小脑角区空间。位于CPA区上半部的病变，牵拉小脑后，可见岩静脉、小脑上动脉及三叉神经。在手术区域的上方，可见滑车神经走行于天幕的内侧缘，再进一步向内牵开小脑，可暴露面神经、前庭蜗神经、小脑前下动脉及其分支，沿桥小脑角间隙继续向下分离，依次可显露椎动脉及其附近的舌咽神经、迷走神经、副神经、小脑后下动脉及椎基动脉交汇点。

一、三叉神经及三叉神经区的手术解剖及要点

1. 神经解剖

内听道上结节可作为桥小脑角区的一个关键解剖定位。内听道上结节是内听道口上缘颞骨后侧部分的一骨性隆起，且是内听道口周围最为明显的骨性隆起，而乙状窦后入路时此结节阻挡了三叉神经外侧缘和三叉神经内侧桥前池的暴露。在内听道上结节的上方和内侧、颅中窝底的后内侧是三叉神经Meckel腔的凹陷部，为三叉神经后根所在。围绕和阻碍到达内听道上结节的神经结构包括后面的小脑，下方的面神经和前庭蜗神经，上方和内侧的三叉神经，内侧的外展神经。桥小脑角池开口进入三叉神经Meckel腔，内听道上结节磨除后，磨除可以延伸到三叉神经Meckel腔下方的岩斜裂边缘、岩下窦的前方和外展神经的外侧。切除此区的骨质可以提供围绕三叉神经周围Meckel腔后平均约1 cm的暴露，暴露三叉神经后根的外侧面和下面180°的视窗，可用于进入颅中窝的后部。内听道上结节外侧面骨质的磨除，在保留听力的情况下，应避免损伤后半规管和后半规管与前半规管的总脚；但结节内侧的骨质磨除，可由岩尖扩展到斜坡的侧方。滑车神经行于天幕游离缘下方的蛛网膜下隙，沿后床突及动眼神经进入海绵窦处的后方及三叉神经腔开口的内侧穿过天幕缘。小脑幕的切开达游离缘时应注意保护滑车神经。外展神经发自脑桥延髓沟，向上走行于蛛网膜下隙，沿鞍背外缘并于Meckel腔开口的下方进入硬脑膜，行于岩蝶韧带的下方，向前进入并通过海绵窦。

2. 血管解剖

岩静脉是一组引流脑干和小脑前外侧血液的回流静脉，绝大多数在内听道上结节的上方、在三叉神经的外侧注入岩上窦，少数注入基底静脉丛或者海绵窦。在磨除内听道上结节以暴露三叉神经腔和颅中窝后部前常需要将其切断。

小脑上动脉，位于三叉神经上方，环绕脑干，常形成襻状弯曲紧邻三叉神经，若有压迫作用，是三叉神经痛的常见发病原因。

二、面听神经及面听神经区的手术解剖及要点

1. 神经解剖

面听神经：面神经和前庭蜗神经发自脑桥延髓沟的外侧，向外并略向上行走，在内听道上结节的下方进入内听道，其包括面神经、蜗神经、前庭上神经和前庭下神经。这些神经在内听道外侧部具有恒定的位置关系，被一个称为横嵴或镰状嵴的水平嵴分为上部和下部，面神经和前庭上神经位于横嵴上方。面神经位于前庭上神经的前方，二者之间被内听道外侧端的垂直骨嵴分开。通过这些可以辨别神经，为手术做好保护作用。此区域解剖为切除 CPA 和内听道内肿瘤提供了 3 种基本手术入路。一是经颅中窝和内听道顶壁，另一是经过迷路和颞骨的后面，三是经颅后窝和内听道后部。在释放枕大池脑脊液后，小脑的岩面便从颞骨上分离。磨除内听道后壁时常需要牺牲弓状下动脉。通常弓状下动脉比较长，阻断不至于造成其源动脉 AICA 的损伤；但少数弓状下动脉及起源处的 AICA 一起覆盖弓状下窝表面的硬膜，此时在打开内听道前应将硬膜和动脉一起从内听道后壁分开。后半规管及其前半规管形成的总脚均位于内听道后唇的外侧，术中需要保留听力，则在切除内听道后壁时应注意保护这些结构。

2. 血管解剖

穿过 CPA 的动脉，尤其是 AICA，与面神经、前庭蜗神经等具有恒定的关系，50% 的 AICA 形成血管襻，到达或伸入内听道的开口。肿瘤常会导致此动脉位置移位，多数是压迫动脉下移；术中损伤 AICA 会导致脑桥外侧、被盖和延髓的梗死而死亡。脑干侧面与面神经、前庭神经有重要关系的静脉有桥延沟静脉、小脑延髓裂静脉、小脑脑桥裂静脉和小脑中脚静脉。手术中辨认出任何一支上述静脉就会使确认面神经和前庭蜗神经与脑干的连接变得容易。

三、后组脑神经及后组脑神经区的手术解剖及要点

1. 神经解剖

后组脑神经病变，乙状窦后入路是此区病变在进行手术治疗时的常用入路。此区主要有 PICA 和基底动脉与延髓、小脑下脚、小脑延髓裂、小脑的枕下面、舌咽神经、迷走神经、副神经等相关神经和组织相联系。舌咽神经、迷走神经、副神经脊髓根和舌下神经沿下橄榄核的边缘起自延髓。舌咽神经、迷走神经和副神经脊髓根的根丝呈一条直线，起自橄榄后缘的后橄榄沟，后橄榄沟为橄榄与延髓后外侧面之间的浅沟；舌下神经的根丝呈线状起自脑干橄榄前下 2/3 的橄榄前沟，橄榄前沟为橄榄和延髓锥体之间的沟。舌咽神经和迷走神经起源的水平位于橄榄的上 1/3；副神经脊髓根丝起自下 2/3 橄榄的后缘，从延髓下部直至上颈段脊髓。舌咽神经和迷走神经根丝的起源位于舌下神经根丝起源的头侧。

2. 血管解剖

椎动脉行于后组脑神经的前方，舌下神经根通常位于椎动脉的后方，但部分舌下神经的根丝位于椎动脉的前方。若椎动脉过长或迂曲向外至下橄榄，它的背面可能对

舌下神经的根丝产生压迫。某些迂曲的椎动脉向后推挤舌下神经根丝，以至于与舌咽神经、迷走神经和副神经脊髓根丝混杂在一起。PICA 与这些神经的关系更为复杂。其绕行或穿行于这些神经之间，牵拉或使之移位。采用内镜辅助下操作可以减少小脑牵拉、缩小骨窗范围，且更有利于脑干前方结构的显露。但操作空间狭小仍然是面临的主要障碍，而使用乙状窦前后双通道进行内镜下操作可以解决这个难题。

第四节 病例展示

病例一

患者，女性，主诉发现左侧天幕缘占位 3 年余，间断头晕 12 d。

患者于 2018 年 12 月生气后感剧烈头痛，就诊于外院，行头颅 CT、MRI 提示左侧天幕占位性病变，疑似脑膜瘤，未予以特殊治疗，以后每年复查头颅 MRI 提示占位病变未见明显增大；2022 年 8 月 28 日无明显诱因突发头晕，有天旋地转感，无黑蒙、心悸、恶心、呕吐等症状，持续 1～2 s 可自行缓解，未在意，后间断头晕，症状同前，持续时间较前稍长，均可自行缓解。于 2022 年 9 月 2 日就诊当地医院行头颅平扫、增强 MRI，结果显示左侧枕部（幕下左侧小脑幕内外）占位较前增大，考虑脑膜瘤可能性大；双侧半卵圆中心、额叶白质多发腔隙性梗死及缺血灶；双侧上颌窦炎、筛窦炎。患者以"左侧横窦及乙状窦旁脑膜瘤"被收入神经外科，并进行 CT、DSA 检查（图 4-10～图 4-16，视频 4-1～视频 4-16）。

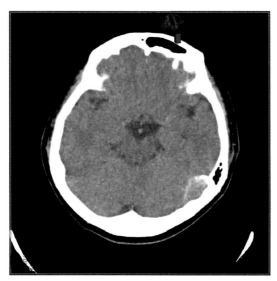

图 4-10 术前头颅 CT 影像

示左枕部有一占位性病变，考虑脑膜瘤可能。

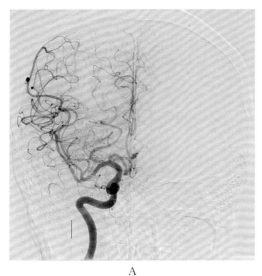
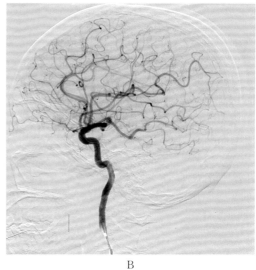

A

B

图 4-11　右侧颈内动脉 2D-DSA 影像

A. 正位像；B. 侧位像。血管未见明显异常。

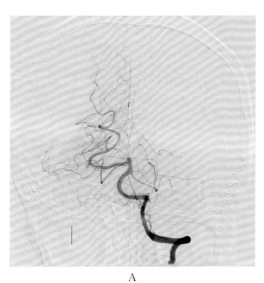
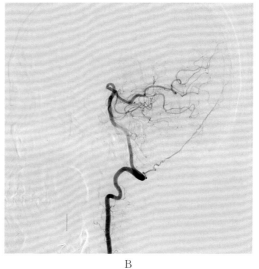

A

B

图 4-12　左侧椎动脉 2D-DSA 影像

A. 正位像；B. 侧位像。血管未见明显异常。

视频 4-1　　　　　视频 4-2　　　　　视频 4-3　　　　　视频 4-4

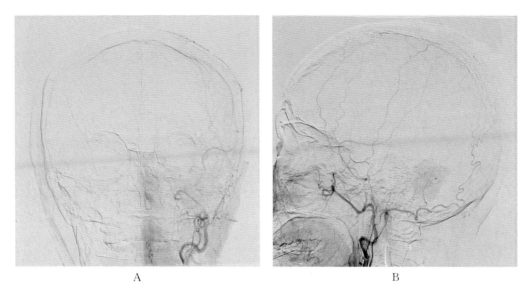

图 4-13 左侧颈外动脉 2D-DSA 影像

A. 正位像；B. 侧位像。见枕部有一延时球形异常血管团，肿瘤染色改变。

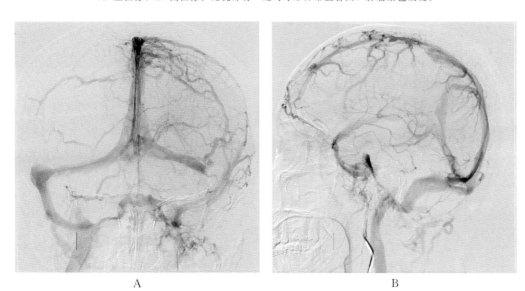

图 4-14 左侧颈内动脉 2D-DSA 影像

A. 正位像；B. 侧位像。静脉窦期，见左侧横窦外侧及乙状窦不显影。

视频 4-5　　　　视频 4-6　　　　视频 4-7　　　　视频 4-8

视频 4-9 视频 4-10 视频 4-11

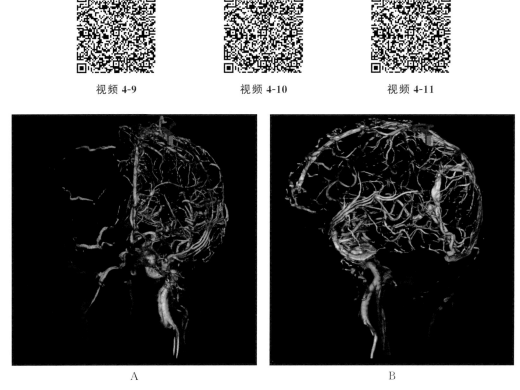

A B

图 4-15 左侧颈内动脉 3D-DSA 影像

A. 正位像；B. 侧位像。静脉窦期，左侧横窦显影不佳。

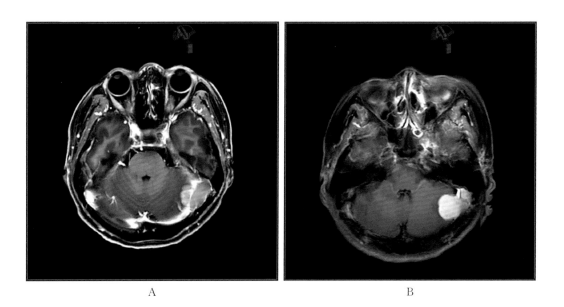

A B

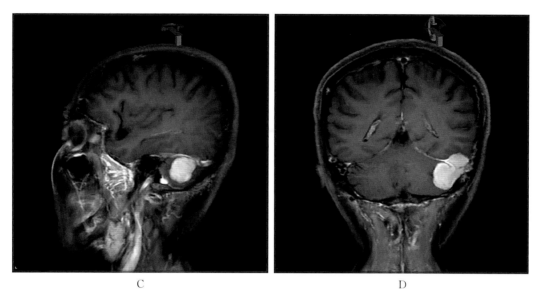

图 4-16　MRI 显示病变

A. 增强轴位像；B. 平扫轴位像；C. 平扫矢状位像；D. 平扫冠状位像。见左侧枕部（幕下左侧小脑幕内外）有一占位性病变，左侧横窦受压，考虑脑膜瘤可能性大。

视频 4-12　　　　视频 4-13　　　　视频 4-14　　　　视频 4-15　　　　视频 4-16

手术名称：神经导航辅助开颅肿瘤切除术

手术经过：①患者平卧手术床上，常规诱导下全身麻醉插管，改右侧卧位，行神经电生理监测，用头架固定头部，连接神经导航支架；神经导航下标记肿瘤在体表投影，以横窦体表线为中线标记左侧枕下乙状窦后直切口，长约 10 cm；常规用碘附消毒铺单。②沿原标记切口依次切开头皮各层，用颅后窝撑开器撑开头皮，神经导航仪指引下标记肿瘤在骨表面投影，同时标记出横窦位置，在横窦上用电钻钻孔 2 个，铣刀铣开约 4 cm×6 cm 大小骨窗，外侧完全显露乙状窦，骨蜡封堵乳突气房。超声及神经导航仪再次确认肿瘤边界，肿瘤突破无幕，骑跨横窦，有完整包膜，边界清楚，血供一般，肿瘤长满横窦外侧及乙状窦，在显微镜下，沿肿瘤边界切开硬膜至横窦，在横窦上下平行于横窦向窦汇方向剪开硬膜至肿瘤边缘，在肿瘤外侧缝扎横窦并离断，在肿瘤内侧平行横窦切开天幕，沿肿瘤边界分离肿瘤，切除乙状窦内肿瘤，肿瘤大小约 3.5 cm×2.5 cm×3 cm，检查术腔无明显出血，以人工硬膜（6 cm×8 cm）修补严密缝合硬脑膜，置回骨瓣，妥善固定（盖孔板 2 片，连接片 2 片，钛钉 12 枚），头皮下置一次性脑引流管1根，依次缝合头皮各层。术后病理标本常规送检。术中麻醉良好，手术顺利，返回病房。术后病理标本常规送检，病理检查所见灰白灰红碎组织共4.5 cm×4 cm×2 cm。影像：脑膜瘤（左枕部），局灶呈脊索瘤样脑膜瘤（WHO Ⅰ～Ⅱ级）。见图4-17～图4-20，视频4-17～视频4-19。

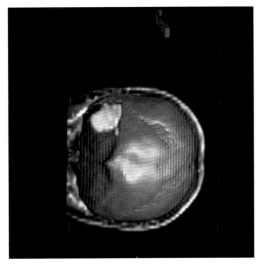

图 4-17　CT 与 MRI 融合后模拟手术入路

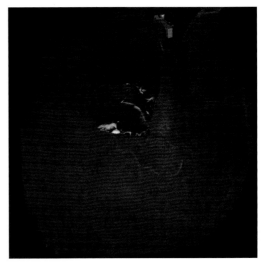

图 4-18　DSA 双容积模拟手术入路

避免损伤重要血管。

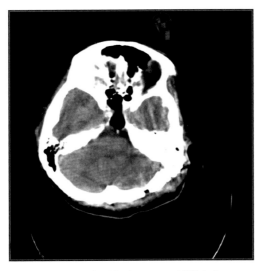

图 4-19　术后复查 CT，无新鲜出血

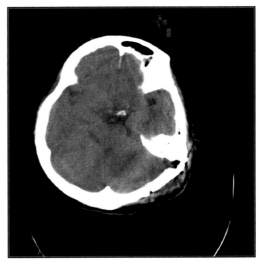

图 4-20　术后 CT 无特殊

视频 4-17　　　　　　视频 4-18　　　　　　视频 4-19

病例二

患者，男性，21 岁。

入院诊断：①右侧桥小脑角区胆脂瘤。②继发癫痫。

入院情况：①因"发现颅内占位性病变 1 年"入院。既往健康。②辅助检查。2018 年 9 月头部 MRI 检查提示桥前池囊性占位，考虑为表皮样囊肿可能大。2019 年 5 月 MRI 示桥前池囊性占位，疑似表皮样囊肿（图 4-21，视频 4-20、视频 4-21）。

术前诊断：右侧桥小脑角区及桥前池胆脂瘤。

手术名称：腰大池置管引流术、电生理监测下行开颅肿瘤切除术。

手术经过：术中行电生理监测。全身麻醉成功后，患者取左侧卧位，背部与床板垂直，两膝紧贴腹部。取 L$_3$～L$_4$ 棘突间隙为穿刺点常规消毒、铺巾。用左手固定穿刺点皮肤，右手持穿刺针垂直地缓慢刺入，当感到阻力突然消失时，把针芯慢慢抽出，可见清亮脑脊液流出，送入腰大池引流管 18 cm（引流管头端至皮肤穿刺点），拔出穿刺针，固定引流管，接三通控制阀和引流袋。碘酊消毒穿刺点，无菌纱布覆盖、固定，后用头架固定，常规消毒铺单。取右侧颞部、枕部马蹄形皮肤切口，依次切开皮肤、皮下，钝性分离颞肌，游离皮瓣翻向颅底，颅骨钻数孔 2 枚，铣刀铣开，并用咬骨钳扩大骨窗，形成约 8 cm×6 cm 大小骨窗。硬膜张力中等，四周悬吊后弧形硬膜。以下操作在显微镜下进行：用脑压板上抬颞叶，释放脑脊液，脑压下降，逐步向颅底探查，显露滑车神经，切开天幕可见肿瘤组织，乳白色，晶莹透亮，无明显血供，质地偏软，走行于三叉神经之间，沿桥前池生长，并延伸至左侧椎动脉处，用取瘤钳、吸引器、刮匙、双极电凝予以分块切除，术中全切肿瘤大小约 4.5 cm×4 cm×2 cm，考虑为胆脂瘤。术区严格止血，明确无明显渗血并清点棉片无误后，用人工硬膜（6 cm×6 cm）修补天幕，原位缝合硬膜，并用人工膜（6 cm×8 cm）修补缺损处，置硬膜外 4 号引流管一根，还纳骨瓣，颅骨连接片 3 组、盖孔板 2 枚、钛钉 14 枚固定，依次缝合颞肌及皮肤各层，无菌敷料包扎固定。术后标本常规送病检，病理检查所见：一堆灰白碎组织体，3 cm×3 cm×0.5 cm。影像：镜下见较多角化物，符合胆脂瘤的诊断指标。

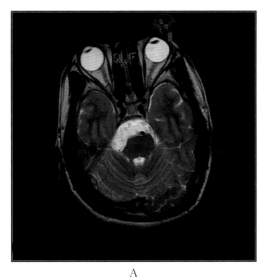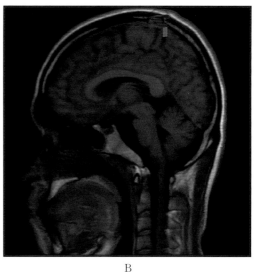

A   B

图 4-21 MRI 影像

A. 轴位像；B. 矢状位像。示桥前池囊性占位，疑似表皮样囊肿。

视频 4-20   视频 4-21

病例三

患者，男性，55 岁，起病缓，病程长。患者因间断头晕半年入院。

辅助检查：2019 年 10 月 27 日行 MRI 检查示左侧桥小脑区占位，疑似脑膜瘤。

诊疗经过：入院后完善血常规、电解质、血糖、凝血功能、血型等血液学检查，行心电图、MRI、胸片等常规检查、术前检查，头颅 MRI 增强提示听神经瘤（图 4-22，视频 4-22～视频 4-24）。排除手术禁忌证后于 2019 年 11 月 4 日在全身麻醉下行左侧乙状窦后入路听神经瘤切除术，术中面神经、听神经解剖保留，术后患者面神经功能 Ⅱ 级，左耳听力轻度下降，术后患者出现头痛症状，予以止痛及对症支持治疗，未出现伤口脑脊液漏、愈合不良等情况，正常出院。术后病理组织：灰白碎组织一堆，为 3.5 cm×2.5 cm×0.5 cm。

手术名称：左侧乙状窦后入路听神经瘤切除术。

手术经过：气管插管全身麻醉后，取右侧 Park-Bench 体位，头架固定。取左侧枕下乳突后"S"形切口。常规消毒，铺无菌巾单。切开头皮、皮下组织，分层切断肌肉，用后颅窝牵开器牵开切口，做成约 3 cm×3 cm 大小骨窗，前缘达乙状窦后，开放的乳突气房用骨蜡封闭，上缘达横窦。在乙状窦后"Y"形剪开硬膜，悬吊硬膜后，用自动牵开器牵开小脑。见肿瘤呈灰红色，囊实性，位于面神经前上方，约 2.5 cm×2 cm，血供中等，起源于内听道，磨钻磨开内听道，患者乳突气房发达，内听道周围气房开放，切除内听道内部分肿瘤，采用电生理监测，探及面神经，沿肿瘤边界神经外膜分离肿瘤，保留面神经及蜗神经，仔细分离肿瘤同小脑及脑干界面，肿瘤获得近全切，内听道内少许肿瘤残留。彻底止血，铺止血纱布。内听道开放气房，采用肌肉组织及纤维蛋白胶修补，缝合硬膜，硬膜缺损部位采用涂有生物胶的人工硬膜和筋膜贴覆于硬膜渗漏处后未再见脑内液体外渗。还纳骨瓣，盖孔板及连接片固定。头皮下放置 5 号引流管 1 根。逐层缝合肌肉、皮下组织及皮肤。安全返回病房。术中无意外，手术器械、物品清点无缺失，放置头皮下引流管一根（图 4-23、图 4-24，视频 4-25）。

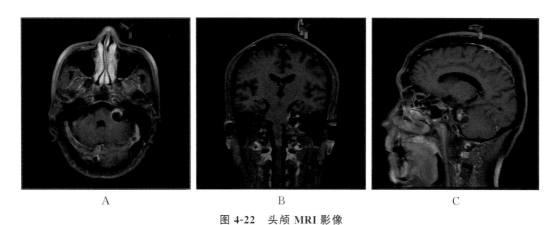

A   B   C

图 4-22 头颅 MRI 影像

A. 轴位像；B. 冠状位像；C. 矢状位像。左侧桥小脑角区占位，考虑听神经瘤。

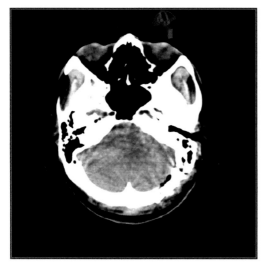

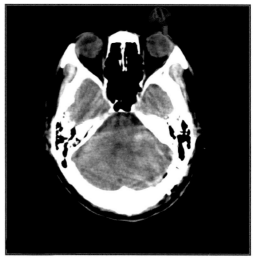

图 4-23 术后 CT 未见新鲜出血   图 4-24 术后 CT 无特殊，肿瘤全切

视频 4-22　　　　　视频 4-23　　　　　视频 4-24　　　　　视频 4-25

病例四

患者，男性，79 岁，起病缓，病程长；主因"左侧面部疼痛 2 年余"入院。既往史无特殊。

查体：体温正常，意识清楚，自主睁眼，回答正确，遵嘱运动，GCS 评分 15 分；定向力、计算力、理解力、记忆力正常。双侧瞳孔等大等圆，直径约 3 mm，直接及间接对光反射灵敏，左侧面部浅感觉减退，左侧角膜反射减弱，脑神经查体未见明显异常。

诊疗经过：患者入院后完善相关检验检查。

头颅 MRI：①左侧桥小脑角区及左侧鞍旁多囊样占位（跨颅窝），考虑神经源性肿瘤，建议完善 MRI 平扫检查。②左侧额颞顶部硬膜下积液。③两基底节区小腔隙灶或陈旧小腔梗灶。脑干听觉电位检查提示左耳 BAEP 明显异常（混合性病变）、右耳 BAEP 异常（周围神经病变）（图 4-25，视频 4-26～视频 4-28）。

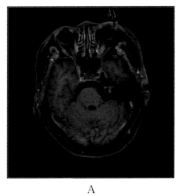
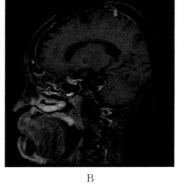
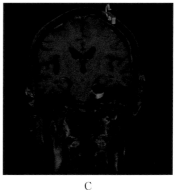

A　　　　　　　　　　　B　　　　　　　　　　　C

图 4-25　头颅 MRI 影像

A. 轴位像；B. 矢状位像；C. 冠状位像。左侧桥小脑角区及左侧鞍旁多囊样占位（跨颅窝），考虑神经源性肿瘤。

手术名称：开颅肿瘤切除术。

手术经过：①患者平卧手术床上，常规诱导下全身麻醉插管，行神经电生理监测，成功后改右侧俯卧位，用头架固定头部，以横窦体表线为中线标记左侧枕下乙状窦后直切口，长约 12 cm。②常规用碘附消毒铺单，依次切开头皮各层，用颅后窝撑开器撑开头皮，电钻钻孔 2 个，铣刀铣开约 5 cm×4 cm 大小骨窗，上达横窦、下达颅底，外达乙状窦及乳突。③在显微镜下，弧形切开硬膜，尽可能暴露外侧，见脑压稍高，用脑压板将小脑牵开，见蛛网膜下有较多脑脊液。将蛛网膜切开放出大量脑脊液，使脑压明显降低，扩大显露范围。可见肿瘤位于左侧脑桥小脑角，内听道稍扩大，肿瘤呈灰黄色，组织质地中等，呈囊实性，内含黄色囊液。大小约 3.5 cm×2.5 cm×2.5 cm。磨除部分内听道骨质，切开肿瘤包膜，通过取瘤钳行肿瘤内切除，掏除大部分内听道内肿瘤，有淡黄色囊液流出，脑压进一步降低，沿包膜下仔细切除肿瘤，肿瘤囊壁完整，与左侧面神经联系紧密，被肿瘤推挤至前上方，左侧面神经受压变薄，小心保护面神经，逐渐牵出肿瘤的包膜，显微镜下全切肿瘤，见左侧三叉神经被肿瘤推挤至前上方，神经纤维受压变薄。④彻底止血创面，嘱台下压颈试验，检查无明显出血，铺速即纱，取小块肌肉填塞至内听道骨质磨除处，原位缝合硬脑膜，硬脑膜缺损处用 4 cm×6 cm 人工硬脑膜代替，置回骨瓣，用 2 片连接片及 8 枚钛钉、1 片连接片及 2 枚钛钉固定，头皮下置 4 号引流管 1 根，依次缝合头皮各层。术后病理标本常规送检。术中麻醉良好，手术顺利，出血约 300 ml，输 O 型血的悬浮红细胞 800 ml，去冷沉淀血浆 1 050 ml，普通冰冻血浆 150 ml，冷沉淀 210 ml，术后患者返回监护室，术中无意外，手术器械、物品清点无缺失，放置头皮下引流管 1 根，病理检查灰红组织一块，大小 2.5 cm×2.5 cm×0.4 cm，切面实性、质中。影像：听神经瘤（图 4-26，视频 4-29）。

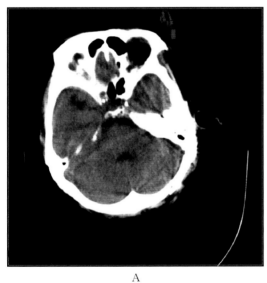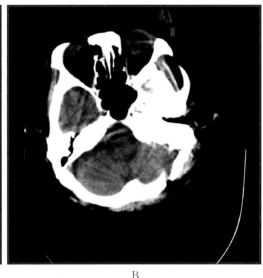

A   B

图 4-26　术后 CT 未见异常，肿瘤全切

A. 岩骨层面扫描；B. 外耳道层面轴位扫描。

视频 4-26　　　　视频 4-27　　　　视频 4-28　　　　视频 4-29

第五章

经额部纵裂胼胝体入路

第一节　经额部纵裂胼胝体入路简介

侧脑室肿瘤是指来源于侧脑室壁、脉络丛以及异位组织的肿瘤。大致可分为两类，一类起源于脑室内室管膜、室管膜下胶质、脉络丛上皮等，性质大都为室管膜瘤，少数为脑膜瘤；一类起源于脑室旁的脑实质内（如丘脑、尾状核、胼胝体等），其主体或2/3以上突入到侧脑室内，故亦可被称为脑室旁肿瘤，这一部分脑室内肿瘤常是各种类型胶质瘤。据文献报道，侧脑室肿瘤占颅内肿瘤的 $0.75\%\sim2.8\%$。

第三脑室肿瘤系指起源于第三脑室内部结构的肿瘤或起源于第三脑室邻近结构而其瘤体大部分突入第三脑室者。第三脑室肿瘤的儿童发病率 $3\%\sim8\%$，成人约 1%。第三脑室肿瘤根据肿瘤的来源分为三大类：①来自神经轴外的脑室内病变，与脑室仅有小部分附着，其余或游离或与脑室壁粘连，多为良性病变。②来自神经轴外的脑室内病变，起自脑室内、外神经及其支持组织，自脑室内或从脑室旁向脑室内生长，主要是胶质瘤。③来自颅骨或脑底面，向上生长累及第三脑室，多为良性病变，如颅咽管瘤、脊索瘤、上皮样囊肿、蛛网膜囊肿、垂体腺瘤、生殖细胞瘤等。

脑室壁含有重要运动、感觉和视觉传导通路和自主神经、内分泌中枢等。入路要经过这些正常脑组织，既要做到最大程度切除肿瘤，又要最大限度地保护周围重要结构，因此这一部位手术极具有挑战性。

第二节　幕上脑室系统的解剖

幕上脑室系统包括双侧侧脑室及第三脑室，位置深在，周围解剖结构复杂。

一、侧脑室

每侧侧脑室为一"C"形的腔，围绕丘脑，并位于大脑深部，每侧侧脑室由五部分组成：额角、颞角、枕角、体部和房部。每一部分具有内侧壁、外侧壁、顶壁、底壁。其中额角、颞角和房部还有前壁。这些壁主要有丘脑、透明隔、深部的大脑白质、胼胝体和围绕丘脑的两个"C"形结构——尾状核和穹隆构成。

二、额角

额角位于室间孔的前方，透明隔构成其内侧壁，胼胝体膝部构成其顶壁和前壁，胼胝体嘴部构成底，穹隆柱经过室间孔的前方，居于内侧壁的后下部。

三、颞角

颞角从丘脑枕下面的房部向前深入颞叶内侧部，前壁为盲端，紧邻杏仁核后面。颞角底壁的内侧由海马构成，海马为海马结构表面的光滑隆起；外侧由侧副沟上面的侧副隆起构成，侧副沟在颞叶底面分割海马旁回和颞枕回。顶壁的内侧由丘脑和尾状核尾的下部构成，两者以丘脑纹状体沟分开；顶壁的外侧部由胼胝体毯部构成，胼胝体毯部还构成颞角的外侧壁。毯部将颞角与视放射分开。仅有的内侧壁结构是狭窄的，即脉络膜裂，位于丘脑下外侧部和穹隆伞部之间。

四、枕角

枕角从房部向后延伸进入枕叶，其大小变异较大，从完全缺如到向后伸入枕叶，内侧壁由胼胝体隆起和禽距构成，顶壁和外侧壁由毯部构成，底壁由侧副三角构成。

五、侧脑室体部

侧脑室体部从室间孔后缘延伸到透明隔消失和胼胝体与穹隆结合处。侧脑室顶壁由胼胝体体部构成，内侧壁由上部的透明隔和下部的穹隆体部构成，外侧壁由尾状核体部构成，底壁由丘脑构成。

六、侧脑室房部

房部经丘脑的上方向前开口于侧脑室体部，经丘脑的下方向前开口于颞角，向后进入枕角。其顶壁由胼胝体的体部、压部和毯部构成。内侧壁由两个大致水平排列的隆起构成，上面的隆起称为胼胝体隆起，下面的隆起称为禽距。外侧壁包括前部和后背，前部由尾状核构成，包绕丘脑枕的外缘，后部由胼胝体毯部构成。前壁的内侧部由围绕丘脑枕后部的穹隆脚构成，外侧部由丘脑枕构成。底壁由侧副三角构成。

七、第三脑室解剖

第三脑室位于头部中央，胼胝体和侧脑室体部下方，蝶鞍、垂体和中脑的上方，两侧大脑半球、两侧丘脑和两侧下丘脑之间。第三脑室由上、下、前、后、两外侧壁共 6 个壁组成。前壁：从室间孔延伸到下方的视交叉。在表面只能观察到前面的下 2/3，上 1/3 隐藏于胼胝体嘴部的后方；内表面观察前壁，从上到下是穹隆柱、室间孔、前联合、终板、视隐窝和视交叉。室间孔位于第三脑室顶壁和前壁的结合部，开口经穹隆和丘脑之间进入侧脑室。穿经该孔的结构有脉络丛、脉络膜后内侧动脉末支、丘纹静脉、脉络膜上静脉和透明隔静脉。顶壁：第三脑室的顶壁呈略向上的弓形，从前方的室间孔延伸到后方的松果体上隐窝。顶壁有四层：一个穹隆构成的神经组织层，两个薄的脉络膜层和位于两脉络膜之间的血管层。第一层为穹隆，从上、下、后三面包绕丘脑延伸至乳头体，由海马组织发生。其分为穹隆伞、穹隆脚、穹隆体和穹隆柱四部分。脉络膜构成第三脑室顶壁上层中的两层，位于穹隆层的下方。脉络膜由两侧薄的软脑膜衍生来的半透明膜构成。通过疏松的软组织小梁连接。第三层是位于两脉络膜层之间的血管层，其内由脉络膜后动脉及其分支以及大脑内静脉及其属支缠绕走行。中间帆为第三脑室顶壁两层脉络膜之间的腔隙。后壁：从松果体隐窝到中脑导水管。从前方观察时，从上到下依次为松果体上隐窝、僵联合、松果体及其隐窝、后联合和中脑导水管。松果体向后突入四叠体池，被上方的胼胝体压部、外侧的丘脑、下面的四叠体和小脑蚓部埋在其中。底壁：从前面的视交叉到后面的中脑导水管开口，底的前半部分由间脑结构组成，后半部分由中脑的结构组成。从前向后依次为视交叉、漏斗、灰结节、乳头体、后穿质、中脑顶盖。外侧壁：由背侧丘脑和下丘脑组成，像一个张着嘴的鸟头的侧影。鸟头是背侧丘脑卵圆形的内表面，鸟嘴的上唇是视交叉隐窝、下唇是漏斗隐窝。第三脑室各壁与 Willis 动脉环及其穿通支关系密切。前交通动脉穿支供血第三脑室前壁，大脑前动脉和大脑中动脉穿支供血基底节和内囊，后交通动脉发出的乳头体动脉供血第三脑室底，大脑后动脉发出的穿支供血第三脑室的后壁，上壁由脉络膜后动脉及其分支供血，外侧壁由大脑后动脉及后交通动脉发出的丘脑穿支动脉供血。第三脑室各壁深部回流静脉为大脑内静脉系统和基底静脉系统组成。大脑内静脉位于中间帆内，左右各一，在室间孔后方由透明隔静脉、丘纹静脉和脉络膜静脉在室管膜下汇合而成，向后走行，沿途汇入丘尾静脉和房内侧静脉，两侧的大脑内静脉处中间帆后在四叠体池内吻合形成大脑大静脉，后者接纳基底静脉后注入直窦。

第三节 经额部纵裂胼胝体入路的适应证、禁忌证、术前准备

一、适应证

暴露双侧侧脑室体部、同侧部分额角和部分体部以及第三脑室底，适用于侵犯侧脑室额角、体部、三角区和第三脑室的肿瘤，向两侧侧脑室内发展的肿瘤可以做一期切除。

二、禁忌证

广泛侵犯皮质的病变或肿瘤；术前经多模态神经影像系统观察桥静脉引流上矢状窦阻碍；颈椎病阻碍体位的摆放；伴有严重脑积水的情况下牵拉额叶较困难。

三、术前准备及特殊检查

（1）常规术前实验室检查（血常规、凝血功能、肝肾功能等）。

（2）心电图、胸片、超声心动图、肺功能等。

（3）若为鞍区肿瘤向第三脑室生长，需行视力、视野、眼底及内分泌检查。

（4）术前影像学检查（CT 观察有无钙化、MRI 平扫注重 T2 序列、MRI 增强扫描、MRV、神经导航、DSA 检查尤其静脉期）。

（5）术中超声、电生理设备及经多模态图像融合后神经导航。

第四节 经额部纵裂胼胝体入路的操作步骤

一、体位

三钉头架固定标本，面部朝上（图 5-1），前倾约 20°（图 5-2），使矢状缝垂直于平面以补偿冠状缝前 2 cm 向两外耳道假想连线的倾斜度，垂直暴露第三脑室。前倾 20°可观察第三脑室前中部结构；调整体位及显微镜使头后仰约 20°，可观察第三脑室后部结构（图 5-3、图 5-4）。

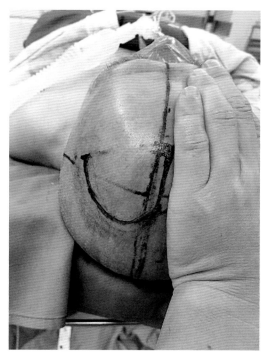

图 5-1　设计跨中线马蹄形切口

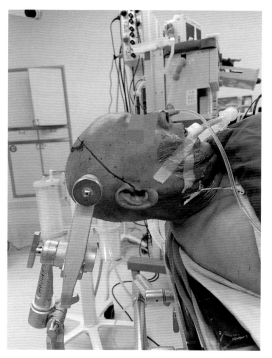

图 5-2　冠状缝至双侧外耳道假想连线于水平面呈 20°

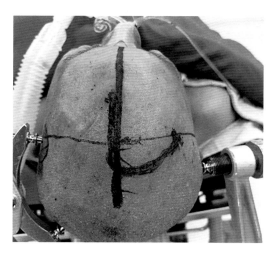

图 5-3　根据肿瘤位置设计皮瓣右侧

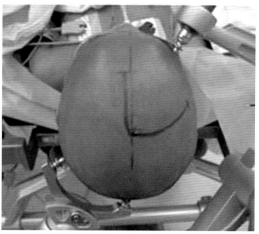

图 5-4　标记发际内手术切口

二、皮瓣及骨瓣的形成

该入路传统的皮瓣设计为取右额发际内沿中线至冠状缝后 2 cm，向外旁开 5 cm 转向前方（图5-5）。皮瓣翻向额部，设计4个骨孔或1个骨孔，皮瓣切口采用右额发际内相对较小的马蹄形切口，眉间中点到冠矢点的距离为（127.17±9.38）mm，中央沟距冠矢点的距离为（45.60±2.89）mm，中央沟距冠矢点距离为（45.60±2.89）mm，冠矢点位置相对恒定。初步确定冠状缝的位置，于冠状缝后约1cm，向前约4cm，中线旁开4cm，内侧到中线或过中线1cm，皮瓣连同骨膜翻向颞部（图5-6）。该入路的骨瓣位置越靠后，第三脑室暴露愈充分，距离运动区愈近，对运动区损伤的风险愈高。根据患者发际的高低，确定皮瓣翻向额部或颞部。于冠状缝后旁开中线4cm颅骨钻形成骨孔，铣刀形成约4cm×4cm大小方形骨瓣（图5-7），便于术中调整入路。内侧暴露矢状窦，中线骨缘应达矢状窦边缘，由于骨檐的存在影响操作及暴露，因此术中一定要咬除骨檐。

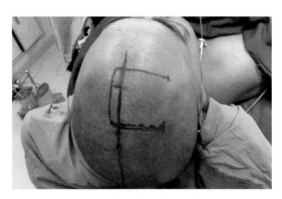

图5-5 发际内设计马蹄形手术切口

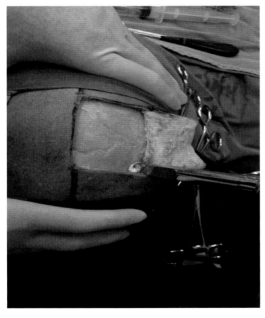

图5-6 解剖实验室模拟手术入路，确定皮瓣及钻孔位置

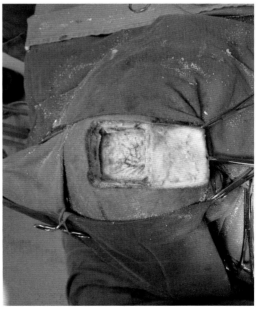

图5-7 解剖实验室模拟去除颅骨骨瓣，显露矢状窦

三、剪开硬脑膜至胼胝体暴露

先悬吊硬脑膜，剪开硬脑膜翻向矢状窦侧，剪开硬脑膜时需注意引流静脉情况，有时静脉在距矢状窦大约 1 cm 处潜行于硬脑膜内，并接纳其他静脉分支，后注入矢状窦。尽可能接近矢状窦，但不损伤矢状窦。

经多模态神经影像导航系统，引导直达胼胝体前 1/3。Winkler 等认为于中央沟上端前方 5～7 cm 间入路，不会损伤胼胝体膝部、海马联合及运动区（图 5-8、图 5-9）。

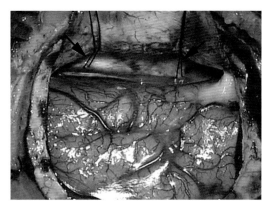
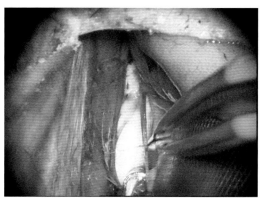

图 5-8　术中展示打开硬脑膜翻向矢状窦侧，避免骨檐对纵裂的显露

图 5-9　解剖实验室模拟牵开额叶，显露亮白色胼胝体及双侧胼周动脉

四、胼胝体的切开

冠矢点前 2 cm 处扣带回距大脑内侧面上缘（24.25±4.59）mm，冠矢点前 2 cm 下方扣带回宽度为（13.57±2.16）mm，术中可以此鉴别扣带回、胼胝体。胼胝体在显微镜及神经内镜下呈亮白色。胼周动脉多平行走行于胼胝体表面。胼胝体分为前部（包括嘴部、膝部）、中间部分（即体部）、后部（即压部）。嘴部位于下面，构成额角的底壁。膝部有一个大的纤维束称为小钳，连接两侧额叶，构成额角的前壁。胼胝体膝部和体部构成侧脑室额角和体部的顶壁。压部的大纤维束称为大钳，连接两侧枕叶，并在房部和枕角内侧壁上部形成一个隆起，称为胼胝体隆起。另一个纤维束为胼胝体毯部，起自胼胝体体部的后分和压部，构成侧脑室房部、颞角和枕角的顶壁和外侧壁。胼胝体多纵行切开，2004 年 Mazza 等通过对胼胝体显微解剖的研究发现胼胝体内的纤维是横行的，且与供血动脉平行，提出横行切开胼胝体，减少对联系纤维和血管的损伤；横行切开胼胝体，其纤维会自动分离，减少持续牵拉导致的损伤。但横行切开影响第三脑室后部的暴露，且有文献报道，胼胝体切开不超过 2 cm，临床上不会出现明显的神经功能障碍。Hutter 等临床评价该入路，发现少数患者术后可出现胼胝体失联综合征，但多在半年内恢复正常。因此，目前多倾向于纵行切开胼胝体。定位胼胝体

中线有以下方法：依据位于中线位置的大脑镰、两侧对称胼周动脉之间、部分患者在胼胝体中线存在一前后直行的血管。部分患者在两侧胼周动脉之间可见纵向胼胝体隆起，为下方透明隔间腔形成所致。以大脑镰作为中线标志，冠状缝为后界，向前 2 cm 为前界，于两支胼周动脉之间纵行切开胼胝体。冠矢点前 2 cm 下方胼胝体厚度为 (6.25±0.92) mm，冠状缝下胼胝体厚度为 (7.19±0.25) mm。打开胼胝体需确定是进入透明隔间腔还是侧脑室。如果进入透明隔间腔，此处没有脑室内结构。如果直接进入侧脑室，可根据丘纹静脉和脉络丛的关系确定是哪侧脑室，如果丘纹静脉在脉络丛的左侧，则进入左侧脑室，反之则进入右侧脑室。

根据图像系统，观察胼周动脉发育情况，并在图像的引导下确定胼胝体切开位置，也可根据中线位置的大脑镰、两侧对称胼周动脉之间。有时因胼胝体发育不对称，会出现切开位置偏差，影像融合导航系统可避免这一问题（图 5-10、图 5-11）。

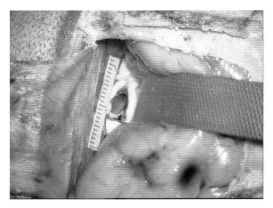

图 5-10 解剖实验室牵开胼胝体，显露室间孔、脉络丛、隔静脉、丘纹静脉

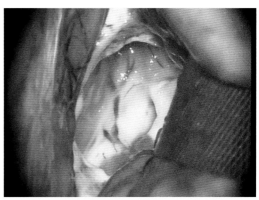

图 5-11 切开胼胝体，显露脑室内结构

五、关颅

使用可吸收缝线（微乔线 5-0 或 4-0）连续或间断缝合硬脑膜。硬脑膜缺损处使用骨膜修补并覆盖，可减少皮下积液发生率（与脑室相通的手术，易发生皮下积液）。复位骨瓣使用颅骨钉板固定系统予以固定，缝合帽状腱膜，最后缝合头皮。

第五节 经额部纵裂胼胝体入路的注意事项

一、术中注意事项

（1）术中体位摆放需要根据肿瘤具体位置结合影像学检查而定。

（2）皮瓣取冠状缝后 1～2 cm，内侧到中线，内侧暴露矢状窦；单纯分离皮瓣，尽可能保留颅骨上的骨膜。因脑室内肿瘤经胼胝体切开后容易出现皮下积液，目前文献认为，保留骨膜可减少这一现象的发生。

（3）骨瓣成形，目前采用远离矢状窦钻孔 1 个，根据影像导航系统，确定矢状窦位置，一次成形。正确使用铣刀，减少矢状窦损失，减少术中出血。若无铣刀，可跨过矢状窦钻孔 4 个，减少矢状窦出血。因位于额部，注意保留骨屑，术后填塞骨孔，以免术后影响美观；骨瓣形成过程中，注意至少显露 1/2 矢状窦；打开骨瓣时需要将吸收性明胶海绵及棉片放到伸手可及的地方，尽可能减少静脉出血时间。

（4）打开骨瓣后，清洗骨屑，首要步骤为硬脑膜悬吊。打开脑室后，脑脊液快速丢失，极易出现硬脑膜外血肿，硬脑膜悬吊尤为重要，可预防因脑脊液过度流失、脑组织塌陷致硬膜外血肿的形成。

（5）硬脑膜剪开需要在显微镜下进行。剪开硬脑膜时需要注意，桥静脉进入硬脑膜后注入矢状窦，保护静脉尤为重要，硬脑膜剪开范围尽可能接近但不损伤矢状窦。若患者颅压较高，可在开颅前输入甘露醇或加深麻醉，也可在开颅后行脑室穿刺置管，缓慢引流脑脊液降压以免突然降压导致颞叶沟回疝或硬膜下血肿。

（6）分离大脑半球时，先将棉片植入大脑半球内侧，后将脑压板轻轻牵拉，逐步向下分离，暴露胼周动脉及胼胝体；分离大脑半球不要太靠前，额叶前部多粘连较重；向双侧外耳道假想连线沿中线分离半球进入找到胼周动脉中的白色胼胝体。术中注意识别胼缘动脉。

（7）胼胝体切开时，注意辨认大脑前动脉和胼周动脉。目前有多模态图像融合及导航系统可以准确辨认。确定胼胝体切开范围。胼胝体切开一般不超过 2.5 cm，先行打开约 2 cm，随着脑室内肿瘤的切除，胼胝体因脑压板、双极的器械进入，胼胝体会被扩大。目前有文献报道，胼胝体纤维是横行的，横行打开胼胝体可能影响第三脑室后部肿瘤的暴露；一般以大脑镰为标志，在左右胼周动脉以冠状缝为后界、冠状缝前 2 cm 为前界切开，不会发生中线的偏移，这与 Winkler 等认为于中央沟上端前方 5～7 cm 间入路相一致，可减少损伤运动区和海马联合的风险。在中央沟前 5～7 cm 之间进入胼胝体对双侧半球信息传递影响最小，切开胼胝体长度不超过 2.5 cm。

（8）若经穹隆间入路纵行切开胼胝体到透明隔，透明隔必须钝性分离，可打开透明隔观察侧脑室丘纹静脉、室间孔等重要结构再行穹隆切开。

（9）切开穹隆间要在室间孔的上方，避免损伤前联合及海马联合，在穹隆柱（Mronro 氏孔中点）向后纵行切开穹隆间 2 cm，用剥离子钝性分离，以免损伤穹隆，穹隆间无交叉纤维，切开后不会造成记忆障碍。

（10）在两侧大脑内静脉之间操作时，首先看清病变侧的大脑内静脉。注意：由于生理变异的原因，可有来自丘脑上表面的直接引流大脑大静脉的静脉。其次应注意两侧大脑内静脉之间是否有桥静脉，均应小心保护。术中如果静脉系统有损失，可用吸收性明胶海绵压迫止血，尽量少用电凝。

（11）术中要尽量减少血液进入脑室系统，以减少术后发热等不良反应。若术中见到中脑导水管口，立即用棉片填塞，以防止术中出血积聚于第四脑室内。

（12）术中牵引脑压板最好用 0.5 cm 宽自动脑压板轻轻牵拉，每 30 min 放松 1 次，以免牵拉时间过长，导致穹隆、扣带回损伤而导致术后并发症。

（13）在电凝止血时要明确周围结构，最好将出血点提起后电凝；电流强度要小，10 W 左右即可，且每次电凝后立即用凉水冲洗降温，以免热辐射损伤周围脑组织和血管结构。

（14）对囊性肿瘤先行穿刺放液，再切除肿瘤。对实质性肿瘤则先行瘤内分块切除后再仔细分离瘤壁。如与周围组织粘连严重，不可强求全切，以免术后发生记忆力丧失。

（15）依据肿瘤硬度选择 CUSA 的振荡强度，一般胶质瘤用 50% 左右，脑膜瘤用 70% 左右，其他肿瘤可参考这两类肿瘤选择。如此既能在清晰的术野里自如地切除肿瘤，又避免了对脑组织牵拉、挤压所造成的损伤。

（16）术中或术后出血，产生梗阻性和交通性脑积水或因肿瘤复发造成脑积水，在切除肿瘤后确定脑脊液循环通路通畅。见脑脊液从中脑水管中流出，术中予以电凝双侧脑室脉络丛，以减少脑脊液分泌，或做透明隔造瘘，为今后做脑室分流术奠定基础。肿瘤性质不良、肿瘤部分切除、脑脊液循环通路恢复不理想时，需同时行 V-P 分流术，以减轻术后脑积水。

（17）术中反复用生理盐水冲洗至清亮，术后应持续行脑室引流，以排除血性脑脊液，一般 3 d 后拔出。

（18）术后严密缝合硬脑膜以防头皮下积液的发生。

（19）整个手术过程中操作一定要轻柔。

（20）为了保持术野的清晰，术中必须用 37℃ 的林格液持续冲洗。

二、术后注意事项

（1）术后转入神经重症监护室，行动态意识、生命体征、瞳孔及神经功能监测。

（2）若放置脑室外引流管，术后注意观察引流液的性质及引流量，若引流量过多，可能出现硬脑膜外血肿，必要时及时行头颅 CT 检查。

（3）术后应注意出入量平衡，注意电解质的检测。脑脊液丢失易引起低钠血症；若为第三脑室肿瘤，可能影响下丘脑，需记录每小时尿量，动态复查电解质。

（4）术后需给予预防癫痫及预防应激性溃疡的药物，根据术中及术后 CT 检查判断早期是否使用甘露醇。

第六节　侧脑室及第三脑室肿瘤切除的入路选择

一、侧脑室肿瘤入路选择

侧脑室入路大致分为经皮质和经胼胝体两种入路。经皮质入路有以下几种。①改良经额皮质侧脑室入路，皮质切口距中央沟5～7 cm，内侧距矢状窦2 cm，在旁正中线处作横向皮质切口，长3～5 cm。优点：手术视野扩大，易于操作，便于联合入路，皮质切口为横向，与中央沟平行，牵拉一般不易损伤中央前回。缺点：暴露对侧侧脑室较困难，术后癫痫发生率较高。适用于切除额角或单侧前体部肿瘤。②经颞中回入路。优点：切除肿瘤前可早期处理来自脉络膜前动脉的肿瘤血供。缺点：可造成视野缺损和语言功能障碍（优势半球多见）。适用于侧脑室颞角和三角区，尤其是脉络膜肿瘤。③经顶叶皮质入路。优点：此入路是到达侧脑室三角区最近的入路。缺点：不能早期暴露并控制供血血管，切除位于优势半球的肿瘤可能会导致患者出现失用症、失算症、失认症、失写症及不能辨别左右等格斯特曼综合征的表现。适用于侧脑室三角区、侧脑室体部及后部的肿瘤。④经顶枕叶皮质入路。优点：可以避开顶叶的感觉纤维和枕叶的视觉纤维，降低神经功能损伤的可能性。缺点：操作空间相对狭小，不能早起暴露并控制供血血管。适用于切除侧脑室三角区、侧脑室体部及后部肿瘤，尤其适合切除优势半球的肿瘤。⑤颞极切除入路。适用于颞角肿瘤，可行脉络膜前动脉结扎，减少对语言功能的影响。⑥枕极切除入路，适用于三角区肿瘤，缺点是同向性偏盲及难以早期处理供血动脉。

经胼胝体入路有以下几种。①经胼胝体后入路，优点：易于处理脉络膜后动脉。缺点是距离肿瘤较远，术后偶见失读症和听觉分离。②经胼胝体前部入路，适用于侵犯侧脑室额角、体部和第三脑室前上部的病变。与经额皮质入路相比，其优点有：易于到达双侧脑室，对于向两侧侧脑室内发展的肿瘤可以做一期切除；由于没有脑皮质切口，即使切开胼胝体对癫痫治疗无帮助，也不会诱发癫痫发作，因此术后癫痫发作机会小，符合微创手术；若侧脑室大小正常或仅轻度扩张，经胼胝体更容易到达术区；经纵裂分开大脑半球、切开胼胝体、钝性分开透明隔间隙等操作几乎在无出血状态下进行，手术视野清晰；解剖标志清楚，切开胼胝体即进入侧脑室。有文献报道，胼胝体切开不超过2 cm，临床上不会出现明显的神经功能障碍，做有限的胼胝体切开不会影响胼胝体血供。

侧脑室肿瘤手术应根据影像学提供的肿瘤部位、大小、生长方向、病理性质及肿瘤血供和脑室大小选择手术策略和入路，做到既能充分显露肿瘤，又能最大限度减少对脑组织和重要结构的损害。

二、第三脑室肿瘤入路选择

张亚卓等将脑室的入路分为切开神经组织部分（一级通道）和非切开神经组织部分（二级通道）。经胼胝体前部入路进入第三脑室亦可分为两部分。一级通道为开颅至切开胼胝体；二级通道为从侧脑室进入第三脑室。目前常用的二级通道有经胼胝体穹隆间入路、经胼胝体室间孔入路、经胼胝体脉络膜裂入路。

（一）经胼胝体穹隆间入路

有文献报道，大约90%的人存在透明隔间腔，即第五脑室。分离透明隔间腔有以下3种方法。①从透明隔间腔与胼胝体上部附着处分离透明隔间腔。②打开胼胝体直接进入透明隔间腔。为使切开胼胝体即进入透明隔，选择胼胝体切口位置时可先在目标区的胼胝体上做一个横向的小切口，找到透明隔的实际位置，再沿透明隔纵向方向切开胼胝体。其理论依据为胼胝体是左、右大脑半球的连合纤维，并且所做的横切口是在胼胝体纵切口的范围内，因此附加的横切口不会明显增加胼胝体切开的功能损害。③打开胼胝体进入侧脑室后分开透明隔间腔。透明隔间腔附着于穹隆体的背部，分离透明隔间腔可以减少对穹隆柱及深静脉的损失。穹隆位置愈靠后，第三脑室显露愈充分。于室间孔上方向后约2 cm处用剥离子做钝性分离穹隆体部第三脑室顶第一层暴露第二层，见双侧大脑内静脉平行走行，两者之间无静脉相连。在大脑内静脉之间分离，需注意保护大脑内静脉及其属支。大脑内静脉由脉络膜上静脉、透明隔静脉和丘纹静脉汇合，主要收集豆状核、尾状核、胼胝体、侧脑室和第三脑室脉络丛以及丘脑等处的血液。打开第四层即进入第三脑室。进入第三脑室可见中间块，切断中间块暴露第三脑室底部的结构。

（二）经胼胝体室间孔入路

Dandy于1922年首先经胼胝体室间孔入路切除第三脑室胶样囊肿，此后此方法逐渐成为第三脑室区经典的入路。经胼胝体室间孔入路适用于第三脑室前部的肿瘤，尤其是脑积水致室间孔扩大者。此入路需扩大室间孔暴露第三脑室深部，扩大室间孔需切开同侧穹隆柱。靠中间切开穹隆柱可能损伤对侧穹隆柱，靠下时可能损伤前连合。此入路受室间孔大小和中间块大小的影响，中间块较小或缺少时，神经内镜多能通过不同角度镜显露第三脑室下部及中间块后方，从而进行相应的手术操作；若中间块较大，神经内镜显露第三脑室下部较为困难。有文献报道，中间块的切开对神经组织无明显影响，因此予以切断中间块在神经内镜辅助显微镜下可获得理想的操作空间。经室间孔入路有损伤穹隆柱、透明膈静脉和视丘下部的风险，而且暴露目标有限。

（三）经胼胝体脉络膜裂入路

有学者提出经胼胝体脉络膜裂入路，此入路适用于切除第三脑室中部肿瘤。将位于穹隆和丘脑之间的脉络膜裂打开，并将穹隆推向对侧，暴露第三脑室。丘纹静脉、丘尾静脉、房外侧静脉、室下静脉，通常经脉络膜带出脑室，而内侧组脑室静脉，包括透明隔静脉、房内侧静脉、海马静脉，常常不经穹隆带或伞带直接穿过穹隆组织出脑室，且内侧静脉较外侧组静脉细小。经胼胝体脉络膜裂入路经过穹隆带较丘脑带更为安全。未见大宗病例报道。

Winkle 等从解剖方面研究，认为经胼胝体穹隆间入路是到达第三脑室的最佳入路。马振宇等应用该入路切除儿童第三脑室肿瘤及松果体区肿瘤，总结了经胼胝体穹隆间入路切除第三脑室肿瘤的优点。①直视下操作可以向两侧、前后扩展，左右视角可达10°~15°，几乎不受任何限制，可以最大限度地暴露肿瘤，看到双侧重要结构，无须牵拉。②不需要切开一侧穹隆柱和丘脑前部，对丘脑、丘纹静脉、大脑内静脉无损伤，降低了术后偏瘫、昏迷、记忆障碍、缄默症的发生率。③到达第三脑室最近。④通过调整患者的头位和显微镜角度，可以暴露第三脑室前、中、后的较大肿瘤，并做到全切除或近全切除。⑤胼胝体切开可减少术后癫痫的发作。该入路到达第三脑室近，且术后并发症较其他入路明显减少。打开透明隔确定室间孔和穹隆的位置，确定穹隆的切开范围，增加了操作的安全性，即以室间孔向后 2 cm 切开穹隆，这样可以避免损伤前联合和海马联合。

经纵裂胼胝体穹隆间入路通过调整体位和显微镜角度几乎可暴露第三脑室前、中、后部的所有结构，适用于：①松果体区肿瘤；②鞍区肿瘤经第三脑室底突入第三脑室引起梗阻性脑积水，尤其是经额底入路颅咽管瘤切除后复发者；③第三脑室内的室管膜瘤、脉络丛乳头状瘤及肿瘤突入侧脑室者；④第三脑室、侧脑室肿瘤脑室无明显扩大者；⑤丘脑内侧壁肿瘤突入第三脑室。

经纵裂胼胝体穹隆间入路第三脑室手术并发症相对较少。经此入路并发症有：①术中使用牵开器对对侧扣带回的压迫可引起失语甚至缄默症；②可能损伤上矢状窦、窦旁引流静脉或胼周动脉及其分支；③第三脑室壁的损伤可引起下丘脑损伤综合征，出现体温调节、糖代谢异常、水电解质紊乱、血压下降、消化道出血、意识和呼吸障碍；④一侧穹隆柱切开一般不影响记忆，但双侧受损可导致持久性记忆丧失。

三、侧脑室及第三脑室的内镜观察

神经内镜经胼胝体前部手术具有以下主要优点。

（1）创伤小、直观、省时、并发症少。

（2）易于到达双侧脑室，对于向两侧侧脑室内发展的肿瘤可作一期切除。

（3）由于没有脑皮质切口，即使切开胼胝体对癫痫治疗无帮助，也不会诱发癫痫发作，因此术后癫痫发作机会小，符合微创理念。

（4）若侧脑室大小正常或仅轻度扩张，经胼胝体更容易到达术区。

（5）经纵裂分开大脑半球、切开胼胝体、钝性分开透明隔间隙等操作几乎在无出血状态下进行，手术视野清晰。

（6）解剖标志清楚，切开胼胝体即进入侧脑室。做有限的胼胝体切开不会影响胼胝体血供。

（7）直视下操作可以向两侧、前后扩展，左右视角可达10°~15°，几乎不受任何限制，无须牵拉。

（8）通过调整患者的头位及显微镜的角度，可以暴露第三脑室前、中、后的较大肿瘤，并做到全切或近全切除。

内镜下观察到的胼胝体及侧脑室结构见图 5-12～图 5-15。

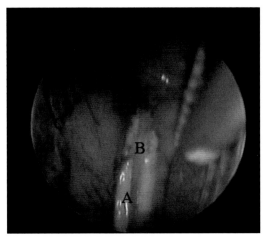

图 5-12 内镜下观察胼周动脉、胼胝体、大脑镰

A. 胼胝体；B. 胼周动脉；C. 大脑镰。

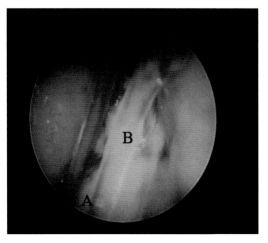

图 5-13 深入内镜，进一步观察胼周动脉及胼胝体，双侧胼周动脉发育不对称

A. 胼胝体；B. 胼周动脉。

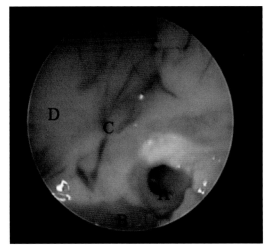

图 5-14 内镜下打开胼胝体，进入侧脑室，观察室间孔、脉络丛、隔静脉

A. 室间孔；B. 脉络丛；C. 隔静脉；D. 透明隔。

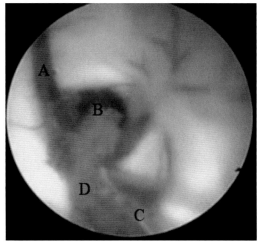

图 5-15 内镜下调整角度放大观察

A. 丘纹静脉；B. 室间孔；C. 透明隔静脉；D. 脉络丛。

内镜下观察到的第三脑室结构见图 5-16～图 5-19。

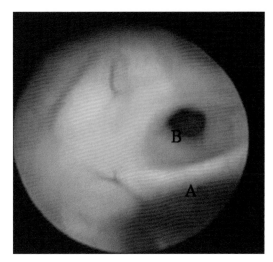

图 5-16　第三脑室后壁

A. 后联合；B. 中脑导水管。

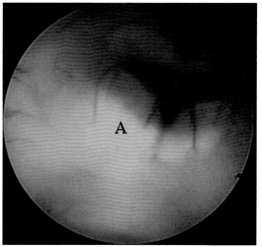

图 5-17　第三脑室底壁

A. 乳头体；B. 漏斗隐窝。

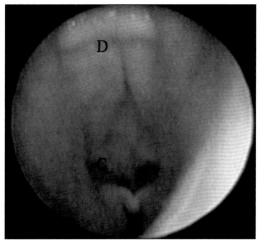

图 5-18　第三脑室前壁

A. 漏斗隐窝；B. 视交叉隐窝；C. 终板；D. 前联合。

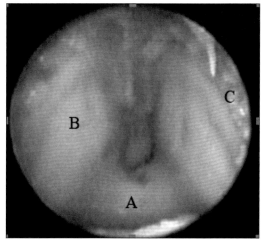

图 5-19　第三脑室底壁后部

A. 丘脑间联合；B. 丘脑；C. 脉络丛。

四、肿瘤切除原则

（1）对于质地较硬或韧的实质性肿瘤，可使用超声吸引辅助切除。先进行肿瘤内减压，逐步缩小肿瘤体积，再处理周边瘤体。瘤体缩减后，脑脊液通路部分畅通，视野扩大。排空脑脊液后再逐渐暴露有助于减少牵拉所致的神经功能损伤和深部结构的损伤及其带来的脑压升高。

（2）对于囊性肿瘤，暴露后先行穿刺针抽吸囊液，待肿瘤体积缩小后再逐步分离、切除肿瘤。

（3）及时冲洗瘤体组织，切除肿瘤时用棉片严密保护，以防血性脑脊液进入脑室系统。

（4）术中严格遵循周围脑组织及血管保护原则。尤其是侧脑室外侧壁，此处为丘脑、尾状核等重要神经核团及丘纹静脉聚集处，若有损伤，将对患者预后造成较大的影响。

（5）术中注意保持室间孔通畅，尽可能减少速即纱、吸收性明胶海绵的使用量，避免血凝块影响脑脊液循环。

（6）对于有未能全切的、病理级别较高的呈浸润性生长的肿瘤的患者，打通脑脊液循环通路尤其重要。术中必要时电凝脉络丛可减少脑脊液的分泌量，术后保留侧脑室外引流可以引流出血性脑脊液，减少对脑组织的刺激和血管痉挛的发生率。避免过度引流，以免发生脑室壁粘连或形成孤立脑室。

第七节 病例展示

神经外科手术一方面要求最大限度地切除病变，另一方面要将手术损伤减小到最低程度，确保患者术后获得良好的生存质量。经纵裂胼胝体入路影像融合技术可提供合适的入路，从而提高该区域病变的全切除率。①在骨瓣设计上，术前可以评估有无引流静脉及引流静脉的大小，是否会阻挡入路。②观察大脑内静脉及大脑大静脉情况，为手术提供保障。③术前行 MRA，观察肿瘤血供及供血动脉。由于个体差异性，每个人的融合影像并不相同，因此在术前，对手术对象进行双容积影像融合，将融合数据输入神经导航，术中在导航指导下很容易找到脑深部微小病灶并避开重要的血管、神经。

病例一

61 岁女性，患者因"腹痛、腹胀伴恶心、呕吐半月"于 2022 年 8 月 25 日入院，诊断为小肠梗阻；8 月 28 日在普外科急诊行小肠部分切除术；9 月 11 日出现头疼、呕吐，逐渐出现意识障碍，急诊行头颅 CT 检查示脑出血，转入神经外科，经积极评估，其脑室系统铸型，急诊行双侧脑室外引流术；9 月 14 日在局部麻醉、心电监护下行全脑血管造影术，提示右侧 A_2 段动脉瘤及右侧颈内眼动脉段动脉瘤，右侧 A_2 段动脉瘤为责任动脉瘤，进一步行图像融合技术及导航技术，急诊在全身麻醉下行右侧 A_2 段动脉瘤切除术。术前根据影像学处理技术，其右侧额叶冠状缝前无引流静脉，采用额部胼胝体入路。根据术前影像后处理技术，将动脉瘤重建后导入导航系统，在导航系统指引下行手术治疗。术中经纵裂，轻轻牵拉额叶，逐步向下探查，可见双侧胼周动脉，打开胼胝体可见脑室内血肿，清除脑室内血肿，脑组织张力下降，根据导航系统向前探查动脉瘤，可见动脉瘤，予以灼闭后切除。手术顺利，复查头颅 CT 示术区血肿清除干净，术区无迟发性渗血，术后患者意识逐渐恢复。

手术名称：开颅右侧 A_2 段假性动脉瘤切除术。

手术经过：麻醉成功后患者取平卧位，头架固定，拔除右侧脑室引流管及颅内压监护传感器，常规碘附消毒铺单。取右侧额部发际内跨中线左侧 1 cm 弧形切口，后方到达冠状缝后 1 cm，依次切开皮肤、皮下组织，头皮夹止血，切开骨膜形成皮肌瓣翻向额部，颅骨钻孔 2 个，铣刀打开颅骨，形成约 6.0 cm×6.0 cm 大小骨窗，硬脑膜张力不高，剪开硬脑膜，翻向矢状窦方向，脑压板牵开右侧额叶，进入纵裂，见到双侧大脑前动脉 A_2 段，再向深处见到胼胝体，胼胝体膝部方向可见暗红色血凝块，沿着血凝块方向，逐渐清除血肿，血肿左侧与周围血管组织粘连较紧，清除血肿后见大脑前动脉细小分支远端被血肿包绕，考虑为假性动脉瘤，给予切除后灼闭血管，再进入双侧脑室额角，清除脑室内积血，探查双侧室间孔通畅，仔细电凝止血完善后，原位缝合硬脑膜，四周悬吊，放回骨瓣，2 枚盖孔板、2 枚连接片及 12 枚钛钉固定，硬膜外置引流管 1 根，逐层缝合帽状腱膜、皮肤，无菌敷料覆盖。相关影像见图 5-20～图 5-27 和视频 5-1～视频 5-9。

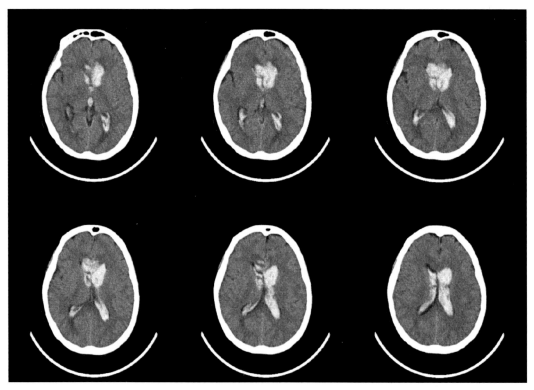

图 5-20　急诊头颅 CT 影像

示胼胝体膝部出血破入脑室。

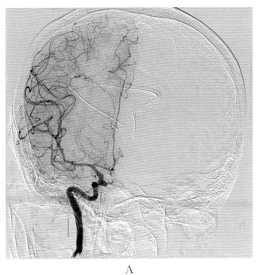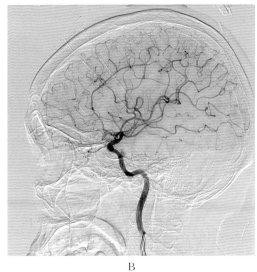

A   B

图 5-21　右侧颈内动脉 2D-DSA 影像

A. 正位像；B. 侧位像。示发现眼动脉段动脉瘤和 A_2 段胼胝动脉瘤。

视频 5-1   视频 5-2   视频 5-3

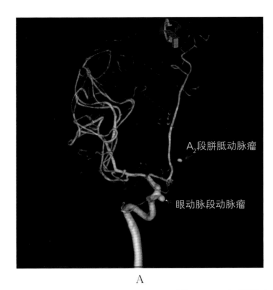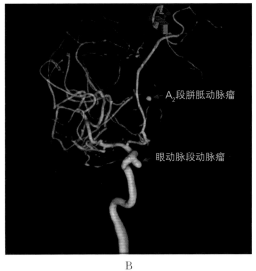

A   B

图 5-22　右侧颈内动脉 3D-DSA 影像

A. 正位像；B. 侧位像。箭头所指为眼动脉段动脉瘤和 A_2 段胼胝动脉瘤。

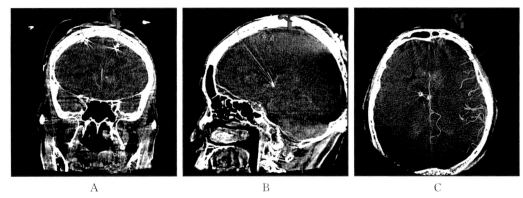

A   B   C

图 5-23　右侧颈内动脉 3D-DSA 与 Dyna-CT 融合影像

A. 冠状位像；B. 矢状位像；C. 轴位像。发现出血部位在胼胝，符合 A_2 段胼胝动脉瘤为责任动脉瘤。

视频 5-4   视频 5-5   视频 5-6

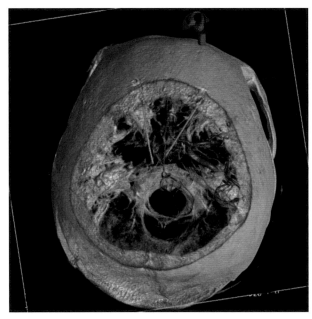

图 5-24　右侧颈内动脉 3D-DSA 与 Dyna-CT 融合，模拟手术入路

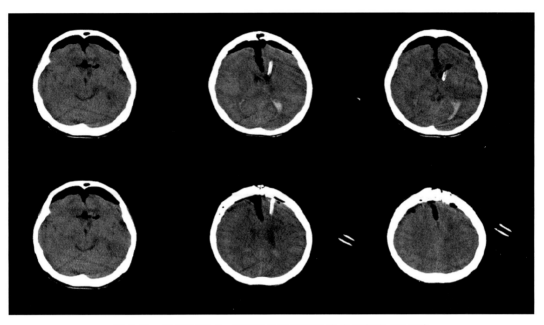

图 5-25 开颅右侧 A_2 段假性动脉瘤切除术术后复查 CT 影像
见硬膜下有少量积气，未见新鲜出血。

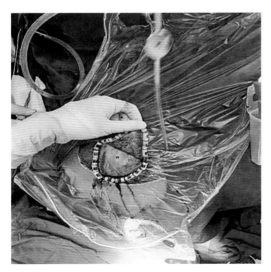

图 5-26 术中显示皮瓣

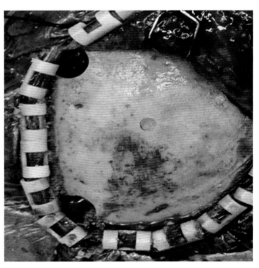

图 5-27 钻孔位置，骨瓣中间可见脑室钻孔
引流的骨孔

视频 5-7　　　　　　　视频 5-8　　　　　　　视频 5-9

病例二

64 岁男性，因"记忆力减退伴步态不稳半月"入院，主要表现为近期记忆力下降，无恶心、呕吐；步态不稳症状逐渐加重，行头颅 MRI 检查示第三脑室肿瘤，行常规行影像学检查，完善术前准备，数据融合，模拟手术入路，行经纵裂胼胝体室间孔入路肿瘤切除术，病理检查示脊索样胶质瘤，术后 3 个月复查头颅 MRI 增强扫描。

手术名称：神经导航辅助、电生理监测、术中超声辅助纵列胼胝体入路第三脑室肿瘤切除术＋第三脑室底造瘘术＋脑室外引流术。

手术经过：①气管插管，全身麻醉，麻醉成功后，患者仰卧位，头抬高约 20°，三钉头架固定头颅，注册导航系统，行电生理监测，导航定位肿瘤位置，设计发际内跨中线右侧皮肤切口；常规碘附消毒铺单，依次切开头皮各层，连同骨膜翻向颅底，可见冠状缝及矢状缝，导航定位矢状窦位置，标记骨窗，矢状缝前约占 2/3、矢状缝后约占 1/3，颅骨钻孔 2 个，显露矢状窦，铣刀铣开骨瓣，左侧骨窗约 8 cm×6 cm；保护矢状窦，周边悬吊硬脑膜。②术中超声定位肿瘤位置，观察双侧大脑内静脉走行情况，并关注血流量；硬脑膜瓣形剪翻向矢状窦侧，轻抬额叶，显露扣带回及双侧胼周动脉及胼胝体，导航定位胼胝体位置，拟进入对侧侧脑室，可见透明膈静脉、脉络丛、室间孔；透过室间孔可见肿瘤；电生理监测及导航辅助下向后扩大室间孔可见肿瘤，肿瘤呈灰红色，肿瘤边界清楚，血供一般，质地稍韧，大小约 3 cm×2.5 cm×2 cm，行肿瘤部分切除后快速送检，倾向于良性肿瘤，暂不考虑生殖细胞瘤、颅咽管瘤，予以肿瘤分块切除，行肿瘤内减压后，沿肿瘤边界逐步分离，打开透明膈，显露右侧室间孔，通过右侧室间孔进一步切除肿瘤，将肿瘤完整切除。③切除肿瘤后术区彻底止血，生理盐水反复冲洗至冲洗液呈清亮，进一步行内镜下打开乳头体前方第三脑室底部，行第三脑室底造瘘术，生理盐水冲洗至冲洗液呈清亮，脑室内未放置任何止血材料，于第三脑室放置一次性颅脑引流装置 1 套。④缝合硬膜，硬脑膜缺损处，以人工硬脑膜（6 cm×8 cm）修补并覆盖，盖孔板 1 片、连接片 2 片、钛钉 8 枚固定骨瓣，头皮下置 4 号管引流，依次缝合帽状腱膜及头皮各层。手术顺利，标本常规送检。术后复查头颅 CT 示术区干净，无渗血。第三脑室放置颅脑专用引流装置 1 套、头皮下放置 4 号引流管 1 根。相关影像见图 5-28～图 5-38 和视频 5-10～视频 5-18。

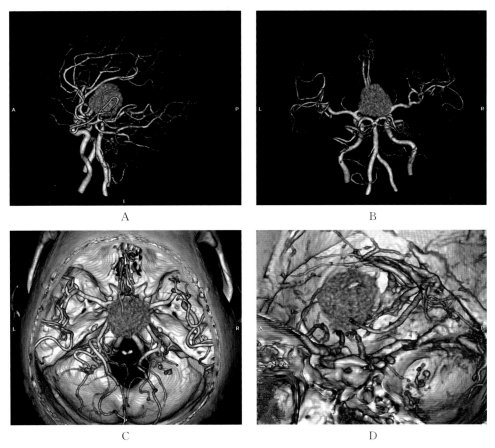

图 5-28　术前 320CTA 影像

A. 侧位像；B. 正位像。示重建肿瘤及动脉期血管，观察血管与肿瘤关系，肿瘤将大脑前动脉向前下推挤。
C. 轴位像；D. 矢状位像。示重建肿瘤、颅骨、血管相对位置关系，观察部分静脉期，大脑内静脉。

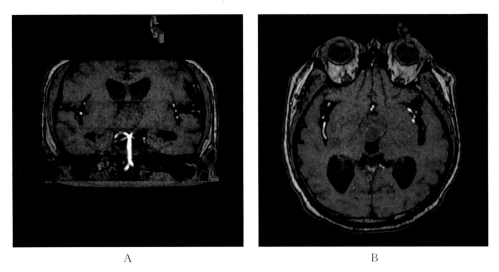

图 5-29　术前 MRI 增强扫描影像

A. 冠状位像；B. 轴位像。可见第三脑室内无明显强化的类圆形病灶，侧脑室及枕角稍扩大。

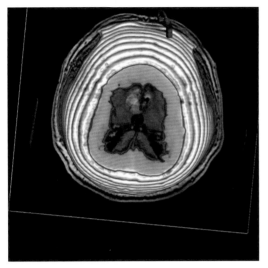

图 5-30　MRI 与 CT 融合，模拟手术入路

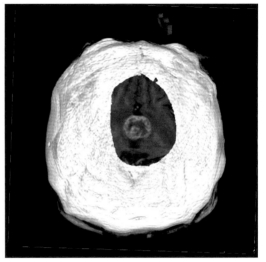

图 5-31　MRI 与 CT 融合，模拟手术入路，切开颅骨

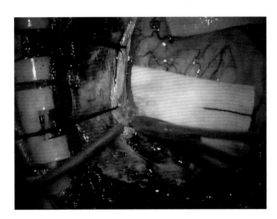

图 5-32　打开硬脑膜，翻向矢状窦侧

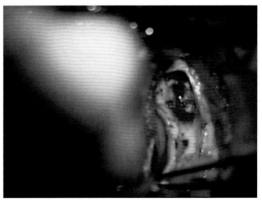

图 5-33　切开胼胝体，打开对侧脑室

视频 5-10

视频 5-11

视频 5-12

视频 5-13

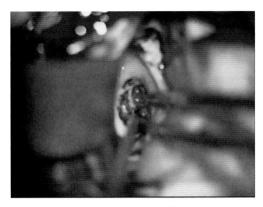

图 5-34 暴露室间孔，显露第三脑室肿瘤

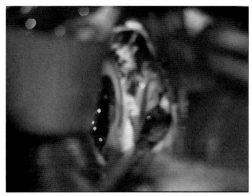

图 5-35 显露对侧室间孔，观察第三脑室肿瘤

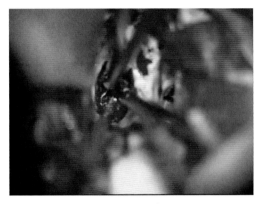

图 5-36 联合两侧室间孔切除第三脑室肿瘤

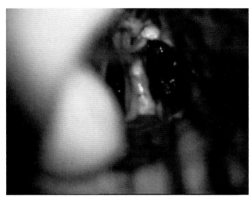

图 5-37 完整切除第三脑室肿瘤

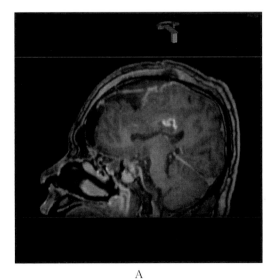

A

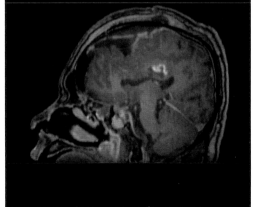

B

图 5-38 术后复查不同层面的 MRI 影像

A. 正中矢状位；B. 矢状位。示肿瘤已切除，可见软化灶。

视频 5-14　　　视频 5-15　　　视频 5-16　　　视频 5-17　　　视频 5-18

病例三

47 岁男性患者因"体检发现右侧侧脑室肿瘤"入院。神经系统查体无明显阳性体征。MRI 检查示右侧侧脑室肿瘤。完善术前准备，在神经导航、电生理监测、超声辅助下行开颅肿瘤切除术。病理检查示中枢神经细胞瘤。

手术名称：神经导航辅助开颅肿瘤切除术。

手术经过：麻醉成功后，患者平卧位，用头架固定头部，头前倾约 10°，注册导航，行电生理监测，常规碘附消毒铺单。取右额部马蹄形切口，依次切开皮肤、皮下组织，头皮夹止血，切开骨膜形成皮肌瓣翻向额部，颅骨钻孔 1 个，铣刀铣开骨瓣，在右侧额部形成约 6 cm×5 cm 大小骨窗，剪开硬脑膜翻向中线暴露右侧额叶及纵裂，沿额部纵裂向深部解剖，切开胼胝体膝部约 2 cm，肿瘤位于右侧侧脑室，约 3.0 cm×2.5 cm×1.5 cm 大小，见肿瘤组织呈灰红色，与周围组织界限基本清楚，血供一般，用取瘤钳、CUSA 切除肿瘤，沿肿瘤边界小心分离肿瘤，完整切除肿瘤，瘤腔仔细电凝止血完善后，右侧侧脑室放置引流管 1 根，原位缝合硬脑膜，硬脑膜缺损处用 8 cm×10 cm 人工膜修补并覆盖，四周悬吊，置回骨瓣，3 片铁马钛接骨片及 6 枚铁马钛钉固定，逐层缝合肌层、帽状腱膜及皮肤。无菌敷料覆盖。术中麻醉良好，手术顺利，出血约 500 ml，未输血，术后患者麻醉状态，呼吸机辅助呼吸，血氧饱和度 100%，心率 89 次/min，血压 135/76 mmHg。双侧瞳孔直径 2.5 mm，对光反射迟钝。术后复查头颅 CT 示术区干净，无渗血。右侧脑室放置 3 号引流管 1 根，安全返回病房。相关影像见图 5-39～图 5-48 和视频 5-19～视频 5-28。

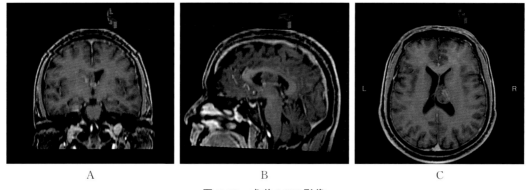

A　　　　　　　　　　　B　　　　　　　　　　　C

图 5-39　术前 MRI 影像

A. 冠状位像；B. 矢状位像；C. 轴位像。示右侧侧脑室无明显强化病灶，病灶主体位于右侧侧脑室体部，与右侧侧脑室壁相连。

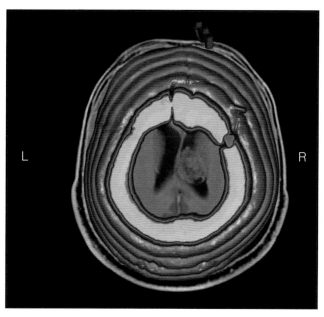

图 5-40　MRI 与 CT 融合，模拟手术入路

视频 5-19　　　　　　视频 5-20　　　　　　视频 5-21　　　　　　视频 5-22

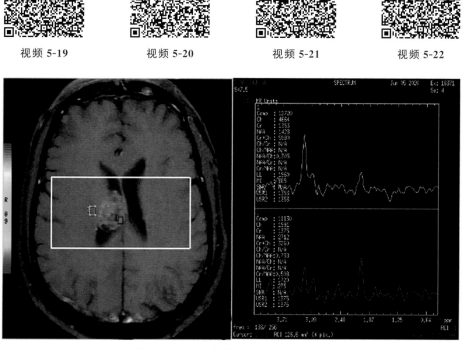

图 5-41　MRI 波谱，选择感兴趣区域

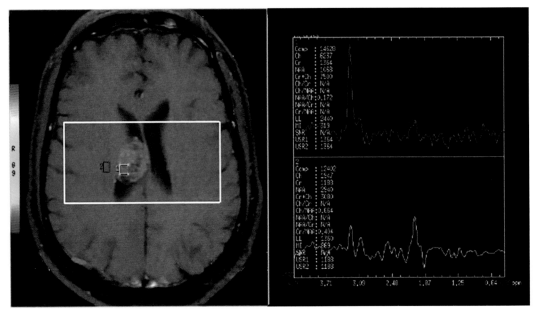

图 5-42　靠近右侧侧脑室壁的位置为感兴趣区域

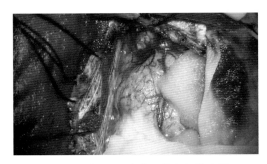

图 5-43　打开硬脑膜，翻向矢状窦侧

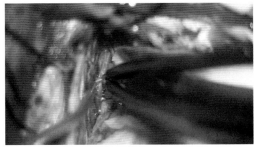

图 5-44　牵开额叶，显露胼周动脉

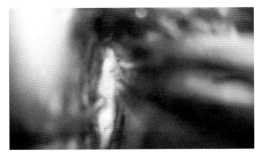

图 5-45　显露胼胝体

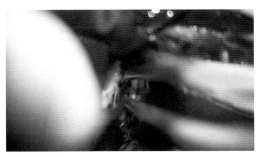

图 5-46　切开胼胝体进入侧脑室

视频 5-23　　　视频 5-24　　　视频 5-25　　　视频 5-26

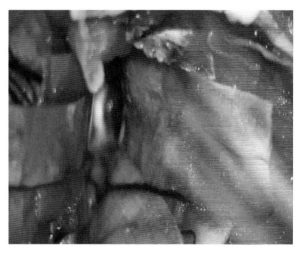

图 5-47　切除肿瘤，关颅

视频 5-27　　　　视频 5-28

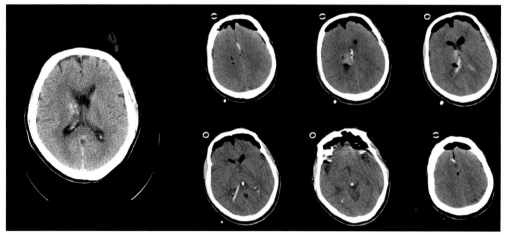

图 5-48　术后复查 CT 影像

见硬膜下有少量积气，未见新鲜出血。

病例四

51 岁男性，患者因"突发右侧肢体无力 4 h"入院，头颅 CT 检查示纵裂血肿、脑室系统内积血，行造影检查未见明显异常。进一步行头颅 MRI 检查考虑肿瘤卒中。完善术前准备，在全身麻醉下行神经导航辅助开颅肿瘤切除术。手术顺利，术后病理检查示胶质母细胞瘤。术后给予放化疗治疗。

手术名称：神经导航辅助开颅肿瘤切除术＋脑室外引流术。

手术经过：气管插管，全身麻醉。麻醉成功后，行电生理监测，取仰卧位，三钉头架固定头颅，根据神经导航确定肿瘤位置，并标记左侧额顶部跨矢状窦马蹄形切口。常规术野消毒铺巾，依次切开头皮各层及骨膜，皮瓣翻向颞部，暴露冠状缝及部分矢状缝，再次导航定位肿瘤位置，并给予甘露醇 250 ml 快速静滴，降低颅内压。颅骨钻孔 1 枚，铣刀做骨窗约 6 cm×8 cm，移去骨瓣后可见脑压稍高，周边悬吊硬脑膜，切开硬脑膜翻向矢状窦侧，导航定位肿瘤位置，并确定前界、后界、内侧界及外侧界，并确定此区域无肢体运动及语言功能；保护引流静脉，沿纵裂逐步深入，可见扣带回下方肿瘤，呈淡黄色，质地稍软，血供一般，边界基本清楚，大小约 5.8 cm×4.5 cm×4.5 cm；电灼后打开肿瘤，并快速送检，考虑低级别胶质瘤可能，可见暗红色血性液体流出；彻底清除血肿，沿肿瘤边界切除，显微镜下肿瘤次全切，术区彻底止血，生理盐水反复冲洗至冲洗液呈清亮，于左侧脑室放置一次性颅脑专用引流装置 1 套，并于颅骨处钻孔，严密缝合硬膜，并取人工硬脑膜（8 cm×10 cm）修补缺损处，还纳骨瓣，取三板六钉，雪花片覆盖前额部骨孔，并取钛钉 4 枚固定骨瓣，皮瓣下放置 3 号引流管 1 根，逐层缝合头皮，敷以无菌敷料。标本常规送检。术中麻醉良好，手术顺利，出血约 600 ml，未输血，术中输注"B"型去白细胞红细胞400 ml。输血过程中及输血后，观察 30 min，无输血不良反应，术后患者清醒，左侧脑室放置一次性专用引流管 1 根，头皮下放置 3 号引流管 1 根，安全返回病房。术后 CT 检查术区干净。相关影像见图 5-49～图 5-58 和视频 5-29～视频 5-44。

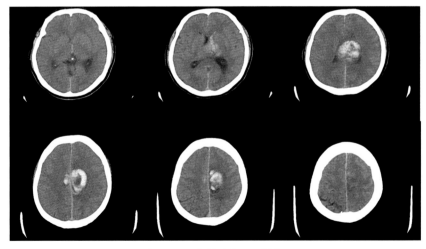

图 5-49　术前头颅 CT 影像

示纵裂血肿、脑室系统内积血，血肿主体位于额部胼胝体上方。

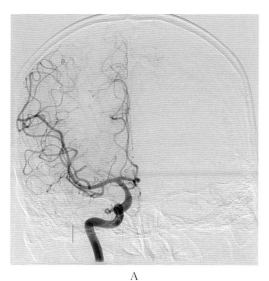
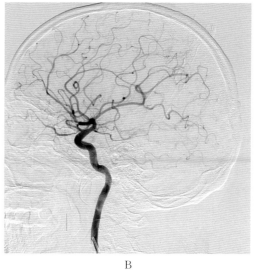

A B

图 5-50 术前右侧颈内动脉 2D-DSA 影像

A. 正位像；B. 侧位像。未见明显血管性病变。

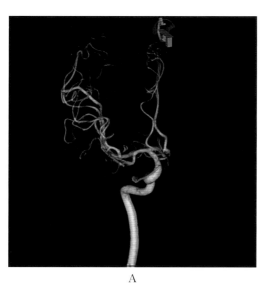
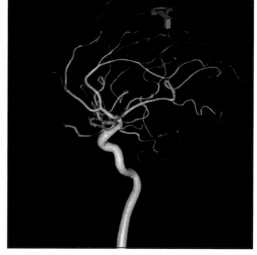

A B

图 5-51 术前右侧颈内动脉 3D-DSA 影像

A. 正位像；B. 侧位像。未见明显血管性病变。

视频 5-29 视频 5-30 视频 5-31 视频 5-32

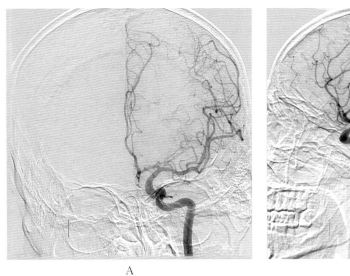
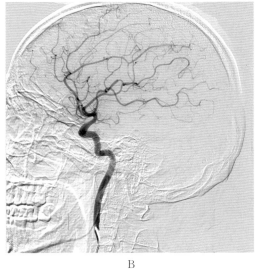

A
B

图 5-52 术前左侧颈内动脉 2D-DSA 影像

A. 正位像；B. 侧位像。未见明显血管性病变。

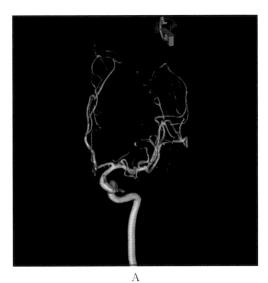
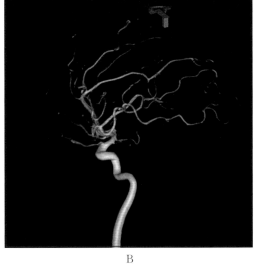

A
B

图 5-53 术前左侧颈内动脉 3D-DSA 影像

A. 正位像；B. 侧位像。未见明显血管性病变。

视频 5-33   视频 5-34   视频 5-35   视频 5-36

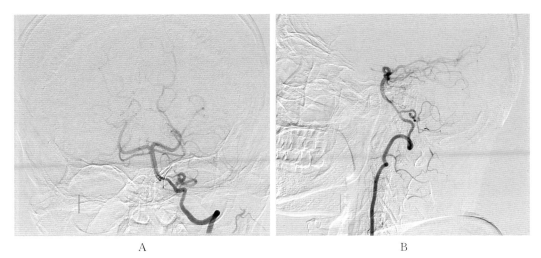

图 5-54 术前左侧椎动脉 2D-DSA 影像

A. 正位像；B. 侧位像。未见明显血管性病变。

视频 5-37　　　　视频 5-38　　　　视频 5-39　　　　视频 5-40

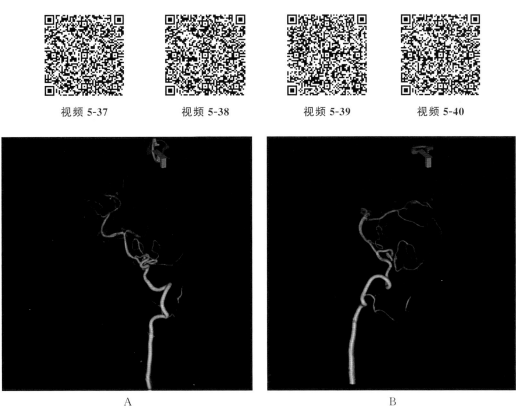

图 5-55 术前左侧椎动脉 3D-DSA 影像

A. 正位像；B. 侧位像。未见明显血管性病变。

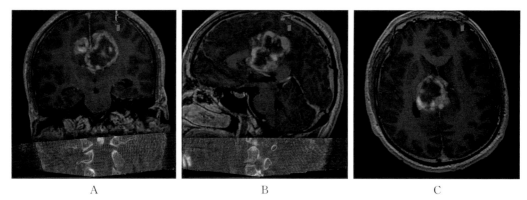

A B C

图 5-56　术前头颅 MRI 增强扫描影像

A. 冠状位像；B. 矢状位像；C. 轴位像。示双侧胼胝体上方可见不规则强化病灶，病灶内有坏死。

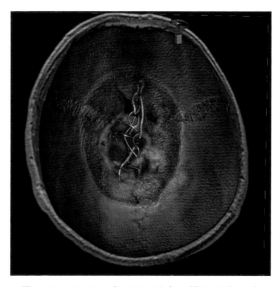

图 5-57　3D-DSA 与 MRI 融合，模拟手术入路

视频 5-41

视频 5-42

视频 5-43

视频 5-44

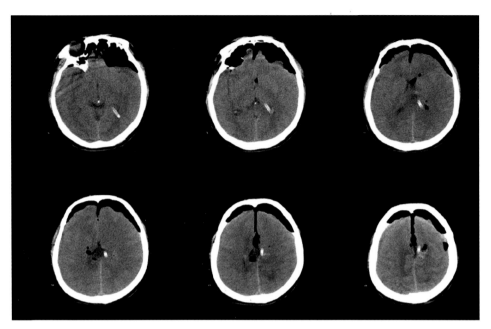

图 5-58 神经导航辅助开颅肿瘤切除术＋脑室外引流术术后复查 CT 影像

见硬膜下有少量积气，未见新鲜出血。

第六章

枕下后正中入路

第一节　枕下后正中入路在切除颅后窝肿瘤中的应用

在神经外科发展的早期，颅后窝占位病变的手术死亡率极高。颅后窝肿瘤因部位特殊，肿瘤与血管、神经毗邻，解剖结构复杂，显微手术切除难度大。尤其是与脑干、神经关系紧密的颅后窝肿瘤，许多重要的神经、血管常被肿瘤推移、包裹，手术难度更大且手术并发症多、后遗症多、手术死亡率和致残率高。枕大孔区肿瘤手术易引起神经功能障碍，甚至呼吸、心跳停止。特别是位于延髓腹侧的肿瘤，暴露难度大，全切非常困难。文献报道该区肿瘤以脑膜瘤和神经鞘瘤为主，占90％以上。随着入路及显微技术的发展，该区肿瘤的手术效果明显提高。该区肿瘤的早期诊断和治疗具有重要意义。由于该区蛛网膜下隙较宽，早期症状隐蔽，常缺乏独特症状和体征，因而诊断较为困难。病起时颅内可出现后组脑神经症状、小脑症状和脑干症状；骑跨颅后窝和高颈段肿瘤高位颈髓损害症状明显，脑神经症状有或无；高颈段病变以上颈髓症状明显，很少影响颅内。最常见的临床表现为第二颈神经支配区疼痛，头部活动可加重疼痛且牵涉至枕下区，疼痛通常是最早出现的症状，因此枕项疼痛或颅内压增高的患者出现延髓、高位颈髓或后组脑神经损害之一者，头颈疼痛运动加剧且向一侧上肢放射者及症状进行性加重的颈椎病患者应考虑有该区肿瘤的可能，应积极行 MRI 检查。枕骨大孔区肿瘤的理想治疗是手术全切，其关键在于根据肿瘤起源及其与延、颈髓的位置关系选择枕下后正中入路，必须做到严格在显微镜下操作，由于切除肿瘤的每一个动作均在神经和血管间隙中进行，应保护好延、颈髓，后组脑神经，椎动脉及其发出的细小分支；注意颅颈关节的稳定性，骨质切除尽可能少；操作用力应背离延、颈髓，尽量减少牵拉延、颈髓；先尽量处理肿瘤基底，阻断血供；如肿瘤与延、颈髓和血管粘连紧密，不必强求全切；加强术后处理，尤其注意后组脑神经功能和呼吸情况，必要时行气管切开和留置胃管鼻饲，掌握好气管插管的拔管和进食时机。传统的解剖与影像指导为颅后窝手术的成功提供了一定的帮助，但头部 CT、MRI 及 DSA 影像所显示的组织结构单一且信息量少，医生无法充分了解入路的组织器官及肿瘤与神经、血管的毗邻解剖关系。为了在术前对肿瘤与毗邻血管、神经及脑组织解剖结构进行充分了解,可将三维影像融合技术应用于此部位肿瘤的诊断中并指导入路的选择。通过三维融合影像,尤其是动态三维融合影像的冠状位、矢状位与轴位,可以多角度、全方位动态观察肿瘤与毗邻血管、神经的关系;有的肿瘤可以根据需要,直接将影像融合数据通过 Dicom 接口输入神经导航,在导航指引下实现更精准的手术。

第二节 枕下后正中入路的具体介绍

一、手术暴露范围和相关解剖

枕下后正中入路是采用自枕外隆凸上 2 cm 至 C_4 水平、沿中线切开,行两侧枕骨鳞部和(或)寰椎后弓小于 1.5 cm 范围切开骨窗,暴露和切除两侧小脑、枕大池、枕骨大孔后缘附近、脑干背侧和第四脑室内病变的手术过程。

二、手术适应证

沿中线生长的颅后窝后部、枕骨大孔背侧和颅颈交界区背侧病变。①小脑半球病变。②小脑蚓部病变。③第四脑室病变。④枕骨大孔后缘病变。⑤脑干背侧病变。⑥延髓交界病变。

三、手术体位

使用侧俯卧位或坐位,头架固定。手术体位的选择应根据主刀医生的习惯及经验来决定。

(1)侧俯卧位。侧俯卧位时需要注意的事项如下。①患者身体应尽可能地靠近床边,缩短术者的操作距离。②头和肩部应同时进行"轴"式侧俯,保证中线居中,减少出血和损伤。③下颌应尽可能地靠近锁骨上窝(俯屈),增加术者和助手的操作空间,有利于术中导水管下端部位的显露。④器械操作台与患者肩部应有足够的距离,保证术者在向导水管方向显露时显微镜能有足够的操作空间,减少术者和器械护士相互污染的机会。

(2)坐位。这一体位的优点是术区出血及冲洗液很容易引流,解剖结构清晰,术野干净。缺点是因头部静脉压力比心脏低,有发生空气栓塞的危险。如果患者穿抗重力服,术中用多普勒超声监测,并在心脏内放置中心静脉压导管就能监测到空气栓塞,及时处理可减少空气栓塞的发生概率。开颅时用骨蜡封闭静脉窦或夹闭深部组织大静脉均可减少空气栓塞的发生概率。

四、手术步骤

(1)患者全身麻醉后,取俯卧位,头架固定头颅,标记入路切线,活力碘消毒后铺巾，选择枕下后正中入路直切口（图 6-1、图 6-2）。

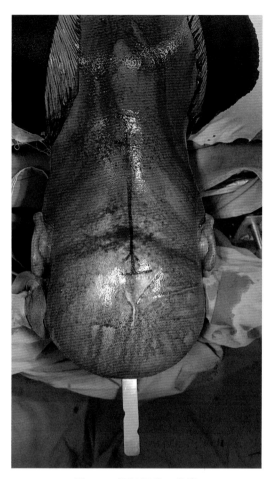

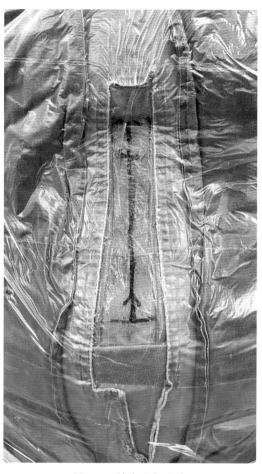

图 6-1　标记切线、消毒　　　　　　　　　图 6-2　铺巾准备完毕

（2）依次切开头皮、皮下脂肪、筋膜、韧带及后枕部肌群，用颅后窝撑开器撑开固定（图 6-3、图 6-4）。在切开头皮时，注意避免损伤附着于枕外隆凸上的浅筋膜和肌肉，否则在皮下做筋膜和肌肉的"Y"字形切开时会出现困难，不利于手术结束时的缝合，且会导致术后出现脑脊液漏。这一点在对儿童患者进行手术时尤其需要注意。

（3）切开枕外隆凸下筋膜后，应在枕外隆凸下严格沿中线项韧带分开肌肉、筋膜及骨膜，直达枕骨和寰椎后结节及枢椎棘突。用骨膜剥离子向两侧将附着于枕骨的肌肉及肌腱剥开，寰椎后结节上组织切开分离后，两侧沿后弓表面横形切开骨膜，以剥离子剥开，枢椎棘突及两侧椎板上的肌肉向外剥开（图 6-5、图 6-6）。易出血的部位：枕下肌肉、枕骨中线旁导静脉和乳突后导静脉、枕骨大孔和寰椎间的枕下静脉丛。

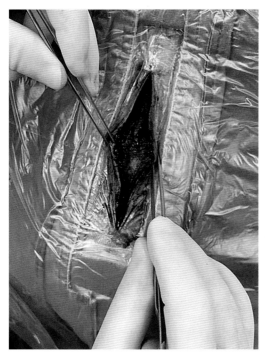

图 6-3 切开头皮

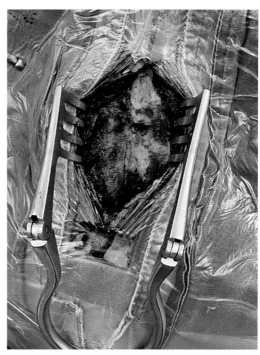

图 6-4 撑开固定头皮及皮下肌肉组织

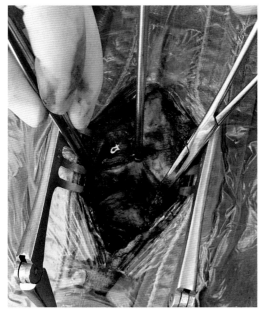

图 6-5 分开肌肉、筋膜及骨膜

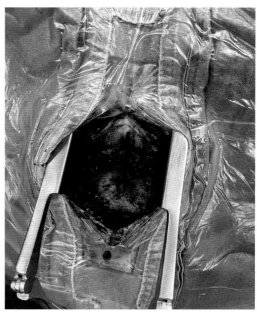

图 6-6 剥开肌肉，分离骨膜

（4）切开骨瓣及硬膜。严格沿项韧带分开颅后窝肌层，减少肌肉损伤及出血。在枕外隆凸下、枕窦两侧各钻 1 个骨孔，骨孔的上 1/3 位于横窦上。然后在枕骨大孔上缘、枕窦两侧再各钻 1 个骨孔，分别咬除 1～2 骨孔和 3～4 骨孔之间的骨桥，铣刀弧形铣下 1～3 骨孔和 2～4 骨孔之间的骨板（图 6-7）。残存的枕骨大孔后缘小块骨板和寰椎后弓的骨性处理动作要轻柔。"Y"字形切开硬膜，注意离断枕窦的部位应与横窦至少保持 2 cm，以避免钳夹时损伤横窦及汇入横窦的引流静脉。

（5）打开第四脑室（图 6-8）。枕大池为小脑表面的蛛网膜延续，为延髓周围蛛网膜所构成的蛛网膜下隙。枕大池的打开及缓慢释放有利于充分降低颅内压力，待颅内压力充分降低后将两侧小脑扁桃体向外牵拉，即可暴露小脑延髓裂（小脑扁桃体腹侧与延髓背侧之间的裂隙），小脑后下动脉沿此裂隙走行，分为蚓支和皮质支。自后正中孔打开附着在下髓帆上薄薄的一层脉络膜即可进入到第四脑室，或切开下髓帆暴露第四脑室及底部。小脑扁桃体在此入路中若影响显露可以切除，原则上应尽量保留。

（6）切除肿瘤。首先将颅后窝肿瘤 MRI 薄层扫描与 Dyna-CTA 或 3D-DSA 影像融合，并转变成动态融合影像，在融合影像的冠状位、矢状位与轴位上从前到后、从左到右、从上到下了解各部位肿瘤血液供应、血管、脑结构与肿瘤的解剖关系，并将影像融合数据通过 Dicom 接口输入神经导航，后在全身麻醉、神经电生理监测及导航指引下实现显微镜下精准肿瘤切除（图 6-9、图 6-10）。切除肿瘤后的残腔或小脑出血后的血肿腔要彻底止血，防止术后出现颅后窝血肿而造成预后不良。在彻底止血的基础上，常规采用可吸收性明胶海绵或止血纱布覆盖残腔内壁，在关闭颅腔前采用控制性升高血压的方法检查止血是否彻底，防止术后出现颅后窝血肿并发症。同时，不在残腔内放置引流管或引流条，以免增加颅内感染的概率。

（7）关颅。在关闭颅腔时应严密缝合硬脑膜、颈后各层肌肉筋膜及头皮，并严格对合头皮，防止出现因缝合和头皮对合不严密而导致的脑脊液漏及由此而产生的颅内感染。关颅时先调整头部位置，使前屈的枕颈部恢复至中立位。首先对位缝合寰枕交界区的肌肉，但不打结；然后依次缝合颈部及枕部肌肉，肌肉缝合不要过多；最后分别打结。枕外隆凸处最易发生漏口，必须严密缝合。保留小片肌筋膜组织为肌肉与筋膜交汇点，术毕时做三点一线缝合，使肌肉组织良好对合与缝合，减少术后脑脊液漏和皮下积液的发生。注意缝合间距须达到严密不漏水，手术切口缝合通常的方法是在头前屈的状态下用粗丝线间断严密缝合枕下肌肉，这样术后会出现假性脑膜膨出、颈部疼痛和鹅颈畸形等。脑脊液漏的一个原因是枕颈部肌肉缝合不严密，留有空隙，导致术后脑脊液漏至肌肉间隙或皮下。在头前屈的状态下用粗丝线间断严密缝合枕下肌肉，一方面有可能并不能做到严密，因为原已绷紧的肌肉在打结时容易打不紧，尤其是寰枕交界区肌肉最紧张，有时甚至在打结时被撕裂形成潜在的漏口，术后即可能出现脑脊液漏；另一方面，为了能够严密缝合，丝线常需穿过更多的肌肉，结果是缝合时不能做到解剖学上的对合，肌肉张力过大，术后容易出现颈部疼痛和鹅颈畸形等。如果缝合时调整头部位置，使前屈的枕颈部恢复至中立位，就很容易做到枕下各层组织解剖学上的无张力对合，缝合时肌肉容易牢固打结，不至于撕裂，也不需要缝合过多肌肉，从而能够有效地避免脑脊液漏、颈部疼痛和鹅颈畸形等并发症。

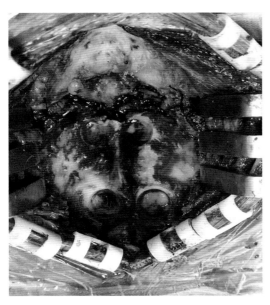

图 6-7　颅骨钻孔

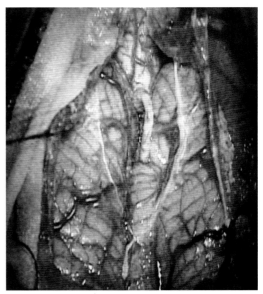

图 6-8　打开第四脑室

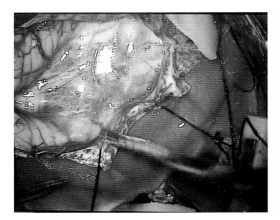

图 6-9　显示肿瘤

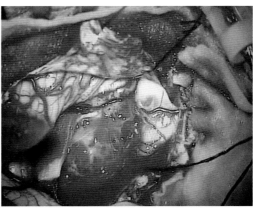

图 6-10　切除肿瘤

五、手术要点

（1）肿瘤的血供一般不是很丰富，而且肿瘤都有相对的边界，术中可使用吸收性明胶海绵适当压迫并快速切除肿瘤，待肿瘤彻底切除后出血自然停止。术中亦不必急于将导水管打通，总体上遵循由下至上、平面推进的原则，可先行瘤内减容，再分离两侧和基底，最后将肿瘤完整切除后打通导水管。术中导水管打通后可用小块棉片封堵，以防血液倒灌。第四脑室内的室管膜瘤的基底一般位于接近侧孔的髓纹附近、舌下及迷走神经三角及其外侧、延髓闩部，少许起源于面丘表面。处理闩部的基底术中往往会引起心率的急剧下降，术后可能会引起呼吸功能障碍，所以此处若粘连紧密可不必强求全切除，必要时可保留薄薄一层。其他部位的基底可相对处理得彻底一些。髓母细胞瘤往往起源于上蚓部，此处可适当做扩大切除，以争取好的远期疗效。延髓背侧血管网状细胞瘤切除的原则是整块切除、先动脉后静脉。术中辨认供血动脉、引流静脉和过路血管是手术的难点及关键点。通过 MRI 薄层扫描与 3D-DSA 影像融合，并转变成动态融合影像，分别从静态三维影像与动态三维影像上观察血管网状细胞瘤的供血动脉、引流静脉与其周围脑组织的空间三维解剖关系，并在神经导航下实时辨认供血动脉进入肿瘤的部位、大小、位置及毗邻关系。引流静脉的具体走行可以极大提高手术的安全性。

（2）术中严格沿着肿瘤与脑组织的界面加以分离，术中如果误入了肿瘤内部，可以使用电凝（电量不宜过大，亦不宜过小，要防粘连）减少出血后用海绵压迫，还可应用"海绵焊接法"，然后从其他角度和部位寻找新的肿瘤界面继续切除肿瘤。遇到延髓闩部的肿瘤时若心率急剧下降，这种心率的变化往往是完全可逆的，暂时中止手术很快就会恢复正常，可尝试更加轻柔地加以分离，迫不得已可在该部位保留薄薄一层。

另外，较大的血管网状细胞瘤术前可以做部分栓塞后再行手术切除。切忌追求完全栓塞，因为正常灌注压突破很容易导致灾难性的脑出血。栓塞介入后一是大大减少了术中出血的机会，缩短了手术时间；二是术中可以很轻易地辨认出供血血管。

第三节　病例展示

病例一

女性患者，年龄61岁。突发头痛2 h伴呕吐数次。现病史：患者2 h前自行使用麝香矾石散喷鼻后，剧烈头痛，全身冷汗，伴呕吐数次，呕吐物为胃内容物，无意识障碍，无大小便失禁等。自行含服硝酸甘油后无明显好转。家属发现后立即拨打120送至医院。既往史：平素健康状况一般。呼吸系统症状：无。循环系统症状：高血压数年，最高180 mmHg。平时规律服药，最近两周未规律服药。消化系统症状：直肠癌数十年，行手术切除。查体：体温37.0 ℃；脉搏99次/min，规则；呼吸17次/min，规则；血压174/91 mmHg。专科情况：意识嗜睡，GCS评分14分；双侧瞳孔等大等圆，直径约为3.0 mm，直接及间接对光反射减弱；两侧额纹及鼻唇沟对称，伸舌居中，颈强3横指，右下肢残疾，活动障碍，其他肢体活动正常，病理征未引出。辅助检查：行头部CT检查示第四脑室出血；行头部CTA检查未见明显动脉瘤及血管畸形。

术前诊断：①小脑后下动脉瘤破裂伴蛛网膜下隙出血。②第四脑室出血。

手术名称：①颅内动脉瘤切除术。②颅内血肿清除术。③颅压监护探极置入术＋

颅骨骨瓣去除术。

体位：平卧位＋俯卧位。

手术经过：患者仰卧手术台上，诱导下进行麻醉插管，用头架固定头部，肩部稍垫高，充分暴露枕部及颈部。常规碘附消毒铺单，按后正中入路标记直线切口，切口上至枕外隆凸，下至枕骨大孔。依次切开头皮各层，保护枕大神经和椎动脉，剥离骨膜，颅骨钻孔 1 个，铣刀铣开骨瓣大小约 3 cm×4 cm，向右侧 2 cm 咬除部分骨质，向下咬开枕骨大孔。见硬膜张力较高，甘露醇 125 ml 快速静滴，放射状剪开硬脑膜，可见脑组织稍有膨出，显微镜下清除颅内血肿，探及小脑后下动脉起始部，沿小脑后下动脉起始部探寻动脉瘤，小脑后下动脉延伸至小脑组织内，切除部分小脑组织，继续探查，未见明显动脉瘤。继续探查动脉瘤需切除更多小脑组织，创伤较大。灼闭术中发现可疑动脉瘤并切除畸形血管团。切除术区彻底止血，置入颅内压监测探头，用人工硬脑膜修补硬膜缺损处，硬膜外置引流管 1 根，依次缝合帽状腱膜及头皮各层。手术无意外，手术器械、物品清点无缺失，放置硬膜外置引流管 1 根。相关影像见图 6-11～图 6-17 和视频 6-1～视频 6-13。

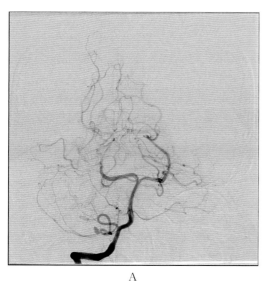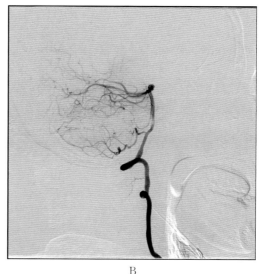

A　　　　　　　　　　　　　　　　　B

图 6-11　术前 2D-DSA 影像

A. 正位像；B. 侧位像。发现右侧椎动脉小脑后下动脉瘤。

视频 6-1　　　　　　　视频 6-2　　　　　　　视频 6-3

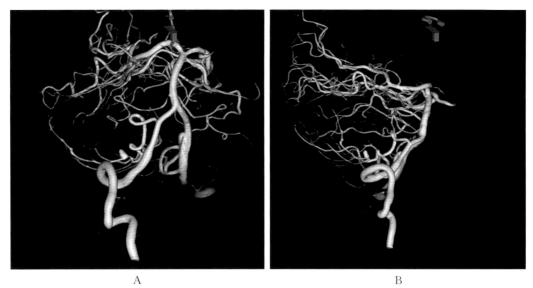

A

B

图 6-12 右侧椎动脉三维影像

A. 正位像；B. 侧位像。可见动脉瘤。

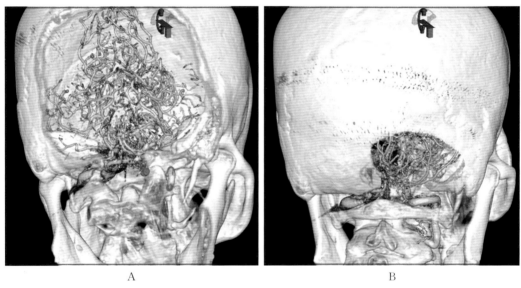

A

B

图 6-13 右侧椎动脉 3D-DSA 与颅骨 CT 融合，模拟手术入路

A. 切除枕骨、顶骨后显示椎-基动脉系统与颅骨的关系，并见动脉瘤位于颅内表浅位置；B. 模拟手术入路，切除右侧枕骨鳞部并打开后方右侧枕骨大孔，显示动脉瘤与骨窗的位置关系。

视频 6-4

视频 6-5

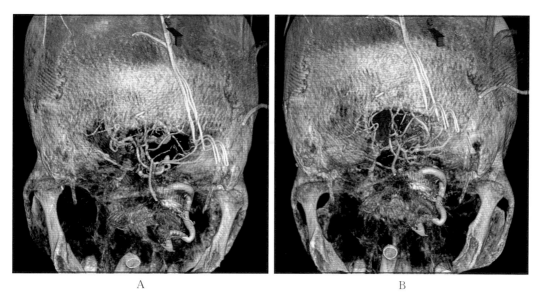

A B

图 6-14　开颅过程中右侧椎动脉 3D-DSA 双容积影像

A. 术中 Dyna-CT 将颅骨与 3D-DSA 血管影像融合，可见动脉瘤位于标记动脉瘤夹的右侧；B. 调整角度，见动脉瘤位于动脉瘤夹近端右外侧分支血管上。

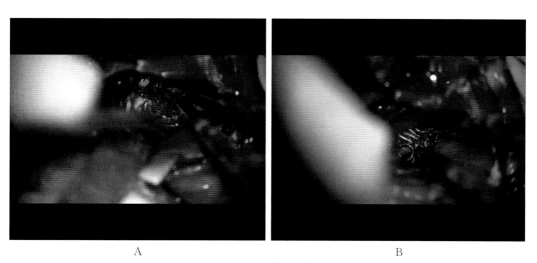

A B

图 6-15　开颅手术未能找到动脉瘤

A. 分离血管；B. 寻找动脉瘤。

视频 6-6　　　　　　　　　视频 6-7　　　　　　　　　视频 6-8

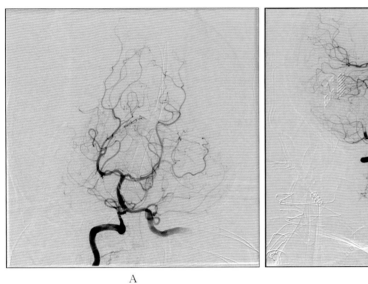
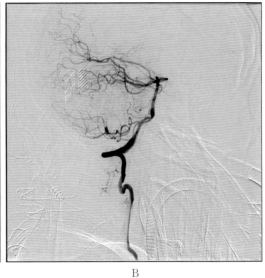

A   B

图 6-16　开颅手术改换成介入血管内治疗

A. 右侧椎动脉 DSA 正位像；B. 右侧椎动脉 DSA 侧位像。

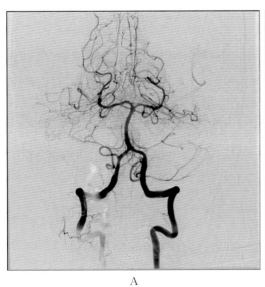
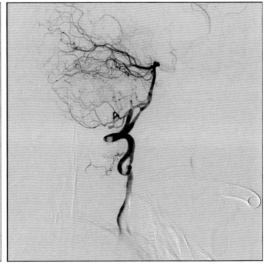

A   B

图 6-17　经介入在动脉瘤内放置多枚弹簧圈治疗后，动脉瘤消失

A. 右侧椎动脉 DSA 正位像；B. 右侧椎动脉 DSA 侧位像。

视频 6-9　　　　视频 6-10　　　　视频 6-11　　　　视频 6-12　　　　视频 6-13

病例二

24 岁男性，起病急，病程短，因"间断头疼伴恶心、呕吐 1 个多月"入院。既往史：既往体健。查体：意识清楚；双侧瞳孔等大等圆，直径约 2.5 mm，对光反射灵敏；四肢肌力 Ⅴ 级、肌张力正常。辅助检查：头颅 MRI 平扫＋增强示右侧小脑半球占位，有血管网状细胞瘤的可能。

入院完善相关检查，头颅 320CTA 检查示：①右侧小脑半球区肿瘤性病变，考虑血管网状细胞瘤的可能；②左侧筛窦炎症，鼻中隔略偏曲，双侧下鼻甲肥厚。心电图检查示窦性心动过缓伴不齐。在全身麻醉下行开颅右侧小脑半球病损切除术，术中考虑血管网状细胞瘤的可能，手术顺利，术后病理提示结合组织学形态及免疫组化检查结果考虑为毛细胞型星形细胞瘤（WHO Ⅰ 级），局灶区细胞生长活跃。术后 MRI 复查示肿瘤全切。术后恢复良好，请放射治疗科会诊，予以适型放射治疗。放射治疗期间无明显副反应，放射治疗结束后行头颅 MRI 增强检查，枕骨部分缺如呈术后改变，术区皮下软组织内见片状短 T1 信号，右小脑半球术区仍见片状低信号影，范围较前缩小，其旁见环形条索状稍高信号；右侧颅后窝底见梭形低信号积液。脑室系统无扩大，脑沟、脑裂无明显增宽；中线结构无移位。左侧鼻甲肥大。患者一般情况良好，病情稳定，准予出院。

出院诊断：右侧小脑半球毛细胞型星形细胞瘤（WHO Ⅰ 级）。

手术名称：神经导航下开颅右侧小脑半球病损切除术。

手术经过：行气管插管，全身麻醉，麻醉成功后，取左侧卧位，用头架固定头部，神经导航注册定位，按原手术切口标记枕部正中手术切口，术区常规消毒铺巾。按标记线逐层切开头皮各层，颅后窝用撑开器撑开，沿原缝合路径切开枕部肌肉，直至颅骨，向两侧剥离枕部肌肉，暴露枕骨，取下固定连接片及钛钉，取下骨瓣，形成骨窗，大小约 5 cm×5 cm，上至横窦，下至枕骨大孔，沿原硬脑膜切口拆除缝线，打开硬膜，脑压中等，神经导航确认肿瘤位置，然后切除右侧小脑半球上部部分皮质，于皮质下 3 cm 探查到肿瘤，见肿瘤大小约 3.5 cm×2.5 cm，呈囊实性，实性部分色灰白，质较韧，血供较丰富，切开囊壁见淡黄色囊液流出，压力进一步下降，沿肿瘤边界分离，分块切除肿瘤，并扩大切除肿瘤外部分脑组织，创面仔细止血。仔细检查术野无活动出血，原位间断缝合硬脑膜，于硬膜外覆盖可吸收人工硬脑膜，硬膜外放置负压引流球 1 根，另从颈部皮肤戳孔引出并固定。置回骨瓣，用 4 枚颅骨连接片和 8 枚钛钉予以固定。严密分层缝合肌层、头皮。手术标本常规送检。病理检查结果：灰白、灰红组织各 1 块，切面淡黄，实性、质软。结合组织学形态及免疫组化检查结果考虑为毛细胞型星形细胞瘤（WHO Ⅰ 级）。相关影像见图 6-18～图 6-20 和视频 6-14、视频 6-15。

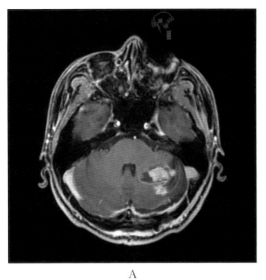

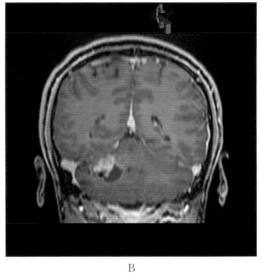

A   B

图 6-18　术前头颅 MRI 影像

A. 轴位像；B. 冠状位像。示右侧小脑半球占位，有血管网状细胞瘤的可能。

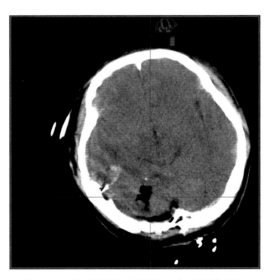

图 6-19　MRI 与 CT 融合，模拟手术入路　　　图 6-20　手术后行 CT 检查，未见异常出血

视频 6-14　　　　　　　　　　　视频 6-15

第七章

翼 点 入 路

翼点入路（pterional approach）又称筋膜间翼点开颅或额颞蝶入路，是神经外科常采用的经典入路之一，也是最基本入路之一。

翼点入路是通过切除蝶骨嵴、解剖外侧裂及各脑池后所形成的锥形空间，以达到显露颅底（包括前颅底、鞍区、鞍上、鞍旁、鞍后、脚间池、桥前池以及小脑脑桥池），从而完成对颅前窝、颅中窝、眶区、鞍区、鞍旁、海绵窦、Willis 环、颞叶内侧、岛叶、基底节、中脑腹侧及上斜坡的肿瘤和血管病变的切除。

第一节 翼点入路的历史及演化

从额下入路到额颞入路，再到翼点入路，经历了一个多世纪的发展、演变，贯穿了整个神经外科的发展历史，也反映了神经外科医生对手术创伤最小化和暴露最大化的不懈追求。

1914 年，与 Cushing 和 Dandy 同时代的 Heuer 第一次经额颞入路硬膜下切除交叉病变。Dandy 在 1918 年首次报道了这种入路，随后 Dandy 改良了该入路并将其用于视交叉病变和前循环动脉瘤的切除。1952 年，Hamby 通过额颞入路开颅治疗大脑中动脉瘤和眼眶肿瘤，并首次将其命名为"翼点入路"。1969 年，显微神经外科之父 Yasargil 进一步推动翼点入路的规范化和临床普及，引入了"关键孔"的概念，并通过切除蝶骨嵴以更好地显露颅底，结合显微操作技术对侧裂池等脑池解剖、处理前循环动脉瘤，同时也通过翼点入路进行基底动脉顶端动脉瘤的夹闭。Yasargil 的翼点入路切口更小、骨窗更小、更接近颅底，也被称为"经典翼点入路"。

自 Yasargil 开始推广翼点入路后，该入路一直是现代神经外科中被广泛使用的入路之一，从最初用于整个 Willis 环的脑动脉瘤的显微外科治疗，到应用于鞍区、鞍旁、颞区和额下区以及中脑前部和前外侧的各种肿瘤和血管畸形的切除。该入路创伤小，减少了额叶和颞叶不必要的暴露，解剖外侧裂，释放脑脊液使大脑回缩，能快速暴露 Willis 环。随着时间的推移，翼点入路根据病灶的位置进行了修改和扩展，进一步减少了不必要的暴露或扩大暴露范围以显露病变。

第二节　翼点入路的相关解剖

一、骨性标志

翼点：额骨、顶骨、颞鳞部与蝶骨大翼汇合成"H"形缝处，是颅骨在颞区的薄弱处，深面有脑膜中动脉前支通过，通常位于颧弓上 4 cm、额骨颧突后 3 cm 处。

额骨颧突：从眶上缘外侧端向下和侧向延伸，与颧骨额突以额颧缝相连。

颧弓：颧弓由颧骨颞突与颞骨颧突组成，其深面平行于中颅凹底。

颞线：起自额骨与颧骨相接处，弯向上后，分成颞上线和颞下线，经额骨、顶骨，再转向下前达颞骨乳突根部，是颞浅、深筋膜和颞肌的附着处。

二、血管

（一）颞浅动脉

起自颈外动脉，自颞下颌关节与耳之间穿出，外耳门的前方上行，走行于颧弓浅面，在颧弓上方 2～3 cm（眶上缘平面）分为额支和顶支，位于皮下，供应额顶区皮肤。位置恒定，管径粗大，在外耳门的前上方、颧弓的根部可扪及颞浅动脉的搏动。

（二）颞深动脉

发自上颌动脉，在颞肌与颅骨之间行向上，分为前、中、后三支，分别供应颞肌前、中、后部。

三、神经

面神经颅外段可分为 5 支：①颞支，支配额肌和眼轮匝肌；②颧支，支配眼轮匝肌及颧肌；③颊支，支配颊肌、口轮匝肌及其他口周围肌；④下颌缘支，支配下唇诸肌；⑤颈支，支配颈阔肌。

颞支走行于颧弓浅面的帽状腱膜下层脂肪垫，位置较颞浅动脉靠前 1 cm。面神经颞支在翼点入路开颅中容易损伤，损伤后出现同侧额纹消失、抬眉困难。面神经颞支的体表大致定位：耳垂下 0.5 cm 和眶外侧 1.5 cm 的连线。

四、筋膜

（一）颞浅筋膜

颞浅筋膜是颞浅筋膜面部表浅肌肉腱膜系统（superficial musculo aponeurotic system，SMAS）过颧弓向颞部的延伸，是致密结缔组织性筋膜并含有肌性成分，向上与头皮帽状腱膜相移行，仅在耳-眼之间有少量皮下脂肪组织，与面神经额颞支和颞浅血管关系密切。

（二）颞深筋膜

颞深筋膜起始于颞上线，覆盖颞肌表面，颞深筋膜在眶上缘稍下方分成两层，两层之间夹有颞浅脂肪垫，两层的汇合线称为颞融合线（temporal fusion line），颞深筋膜浅层过颧弓浅面后与腮腺咬肌筋膜相续，颞深筋膜深层行于颧弓的深面，与咬肌后筋膜相续。颞深筋膜与SMAS是不延续的。

五、脂肪垫

第1层：帽状腱膜下脂肪垫，位于帽状腱膜下、颞肌筋膜浅层外，面神经颞支走行于此层内。

第2层：筋膜间脂肪垫，位于颞肌筋膜浅层与深层之间，筋膜间入路在此层走行。

第3层：筋膜下脂肪垫，位于颞肌筋膜深层内侧，较薄，其中混杂有颞肌肌束。

第三节　翼点入路的适应证与禁忌证

一、适应证

（1）大多数累及前颅底和中颅底的轴外病变。

（2）大部分累及额颞顶部皮质的轴内病变。

（3）鞍区、鞍旁、鞍上、海绵窦、上斜坡、中脑腹侧病变。

（4）大多数前环动脉瘤以及累及后循环上部动脉瘤。

（5）额颞叶、侧裂区动静脉畸形、海绵状血管瘤或脑出血。

二、禁忌证

（1）翼点入路不能显露或暴露困难的动脉瘤，如大脑后动脉、大脑前动脉远端、基底动脉近端动脉瘤。

（2）更适合于用其他入路治疗的鞍区肿瘤（经鼻入路）、第三脑室肿瘤（经纵裂－胼胝体入路）。

第四节　翼点入路的操作步骤

一、体位

仰卧位，同侧肩部下方垫垫子抬高肩部，用头架固定头部，头部向手术对侧旋转 10°～30°，后仰 15°～20°，抬高头部使其高于心脏水平，可根据不同病灶进行适当调整，使颧突位于头部最高点，可以使额叶自然分离，减少牵开器的使用，旋转过度或不足将增加对额叶的牵拉，增加术中对同侧颈内动脉和视神经的骚扰。越是靠近中线和前方的病变，头部转动的角度越小。眼动脉瘤、颈内动脉后交通动脉瘤和脉络膜前动脉瘤旋转 15°；对于累及大脑中动脉分叉、颈内动脉、向前下突出的前交通动脉瘤，建议旋转 10°；如果头部旋转超过 30°，颞叶岛盖部可能会挡住侧裂解剖分离的角度。术前通过影像融合了解每例病变的解剖结构至关重要。

2 枚钉放在手术对侧，均位于颞上线，1 枚钉位于同侧乳突基底部（图 7-1）。或者 2 枚钉放在手术同侧（1 枚钉放在乳突基底部，1 枚钉位于颞上线近顶结节），1 枚钉位于对侧颞上线近额结节（图 7-2）。避免影响外科医生手术操作。

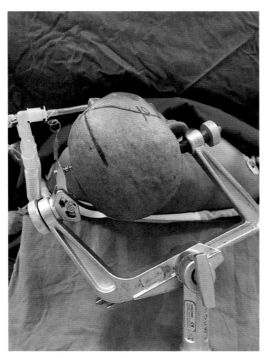

图 7-1　翼点入路体位摆放、头钉位置（同侧 1 枚钉，对侧 2 枚钉）及手术切口

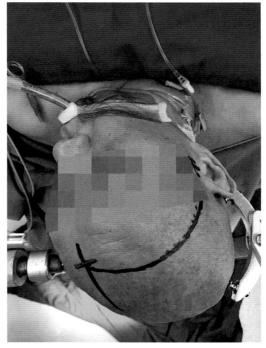

图 7-2　翼点入路体位摆放、头钉位置（同侧 2 枚钉，对侧 1 枚钉）及手术切口

二、皮肤切口

切口起自颧弓上缘，距耳屏前 1 cm 处，至发际线正后方的中线。切口位于发际内，可避免明显的瘢痕。切口起自耳屏前 3～4 mm 皮肤的皱褶区可达到更好的美容效果。切口不应向下延伸至颧弓下方或距耳屏前方 2 cm 以上，否则会损伤面神经颞支。预判下翻皮瓣后暴露关键孔区域是否充分，可将切口两端与关键孔连线，所成角应大于 120°。

可以使用1‰盐酸利多卡因加用0.9％生理盐水稀释的肾上腺素盐水沿皮肤切口进行局部皮下浸润,以减少出血,同时使皮肤更容易从皮下层剥离。很多术者也选择直接切开头皮。通常分2～3段切开,皮肤边缘出血可通过头皮止血夹止血。皮肤切开至帽状腱膜层,从颞上线到颧弓部位仅切开颞浅筋膜层,随后进行筋膜间、筋膜下或颞肌下分离。在耳前切开皮肤时可能损伤颞浅动脉,钝性分离至颞肌筋膜水平,在这个区域保留颞浅动脉。仔细解剖颞浅动脉,以保护主干及其主要分支,尤其是可能需要搭桥的患者。颞上线下方皮瓣分离包括筋膜间技术分离、筋膜下技术分离、颞肌下技术分离。

(1) 筋膜间技术分离:面神经的颞支走行在两层筋膜间脂肪垫内。手术开始时不易于颞上线及颧弓上方分离出颞浅筋膜层,可以将皮瓣从额部往颞部翻。先在骨膜下分离额部皮瓣至颞上线,然后绷紧翻起的皮瓣清晰显露骨膜与颞肌筋膜的移行,在眶外侧缘上方约4 cm处观察到筋膜间脂肪垫,仔细解剖筋膜间脂肪垫,从上往下分离颞部皮瓣,并将其与头皮瓣上方的颞浅筋膜一起翻起。这一层与额骨骨膜保持连续,弧形切开颞浅筋膜层并且将有面神经走行的帽状腱膜下脂肪垫一起翻开,显露被颞肌筋膜覆盖的颞肌。保留脂肪垫可避免因牵拉而损伤面神经(图 7-3)。

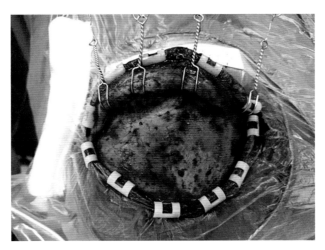

图 7-3　翼点入路筋膜间分离皮瓣

(2) 筋膜下技术分离:解剖平面维持在颞肌筋膜深层和颞肌的肌纤维之间,最后翻起颞肌筋膜的两层,包括筋膜间脂肪垫,露出颞肌。与筋膜间分离相比,筋膜下分离在保护面神经颞支方面更安全、有效。但是分离中应小心地将颞肌筋膜深层与颞肌分开,避免损伤颞肌表面。

(3) 颞肌下技术分离:面神经颞支偶尔会穿过筋膜间脂肪垫,然后再支配额肌。颞肌下分离是将肌肉和颞筋膜从颅骨上剥离,进一步避免了面神经颞支受损的风险,但是单层剥离减少了肌肉收缩,限制了操作空间。

颞上线下方1 cm切开颞肌,保留肌桥(图 7-4),为关颅时缝合颞肌做准备。剥离颞肌及筋膜剥离至颅中窝底，通过头皮拉钩拉向颧弓，最大限度地收缩颞肌，显露颅骨（图 7-5）。剥离颞肌时避免使用单极电刀，其可能损伤颞肌深部的神经及血管，导致术后颞肌萎缩。用浸湿的纱布覆盖在皮瓣上可以阻止小的出血。

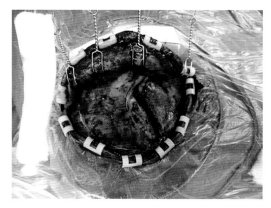 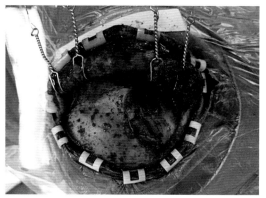

图 7-4　颞上线下方 1 cm 切开颞肌，保留肌桥　　　图 7-5　剥离颞肌，通过头皮拉钩拉向颧弓

三、切开颅骨

经典翼点入路的 4 个钻孔点如下。①关键孔：额颧缝上方，颞上线最前端下方。可以暴露额底和颅前窝底外侧的最低点。在钻孔时需注意磨钻朝向的方向，应垂直于骨面平行颅底，避免朝着蝶骨大翼的骨质，其厚而无法暴露硬膜，同样应避免朝向眶外侧壁打孔，可能误入眶内暴露眶筋膜甚至眶内脂肪。②眶缘上 1 cm，关键孔与中线连线的中点。有可能会开放额窦，术前可通过 CT 或 MRI 了解额窦气化情况。如额窦开放，应用过氧化氢、稀释活力碘、生理盐水反复冲洗后，将额窦黏膜剥离，可见鼻额管，连续缝合缺损额窦黏膜，用吸收性明胶海绵覆盖，以自体脂肪或肌肉填塞残腔。如额窦黏膜缺损较大或残余部分较薄，缝合困难，可以去除额窦内残存的黏膜，以自体脂肪或肌肉填塞残腔，将骨膜翻转缝合于颅底硬膜之上，从而达到封闭额窦的目的。避免额窦感染，进而导致额部硬膜外甚至硬膜下感染。③顶骨上，颞上线下方 1 cm。关颅时可以通过骨孔放置引流管。④颧弓根部的上方的颞骨鳞部。此处颅骨较薄，钻孔时避免用力过猛而导致颞叶挫伤出血（图 7-6）。笔者钻孔时通常选择①、④或①、③两点，通过铣刀铣开骨瓣。

翼点入路中蝶骨嵴对手术视野的阻挡非常明显，只有在充分磨除蝶骨嵴后才能获得更充分的视野和操作空间。蝶骨嵴可分为外侧、中部、内侧三个部分，整体大致呈弧形，外侧部分是术中用铣刀铣下的部分，属于蝶骨大翼，组成游离骨瓣。①、④点在颅底方向，因蝶骨嵴的存在，铣刀通常无法直接通过，在铣刀受阻处可以使用磨钻或咬骨钳去除蝶骨大翼部分骨质后使其骨折，在骨孔位置用 3 号剥离子将硬脑膜从颅骨上分离，轻柔地抬起骨瓣。老年人硬脑膜与颅骨粘连紧密，剥离时应将剥离子紧贴颅骨内板，从骨面上剥离，避免刺破硬脑膜。部分抬起骨瓣后，如脑膜中动脉穿行于骨瓣，电凝后将脑膜中动脉切断，再取下骨瓣，避免脑膜中动脉撕裂而导致的出血。取下骨瓣时用夹持器固定，避免其从手中脱落。将骨瓣取下后，颅骨板障出血处涂抹骨蜡止血，骨窗边缘钻孔悬吊硬脑膜，防止术中渗血流入术野或形成硬膜外血肿。

用磨钻或咬骨钳去除蝶骨嵴中部的蝶骨小翼骨质，操作时须从浅入深、从外至内逐步进行，分离眶脑膜动脉并电凝切断，其行走于蝶骨嵴骨管内或嵌于骨质内，少数贴附于蝶骨嵴内板上。蝶骨嵴尽可能磨平至与眶后壁水平，必要时磨平眶顶，去除骨檐效应，以充分显露前颅底及外侧裂。术中根据需要可用咬骨钳咬除颞骨鳞部至中颅底，以便充分显露前颞叶和颞极，甚至颅中窝底（图7-7）。如处理颈内动脉床突段动脉瘤，需磨除前床突，通过增加颈内动脉移位程度，可增大视神经－颈内动脉间隙，增加瘤颈暴露空间。

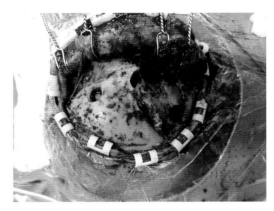

图7-6 经典翼点入路的钻孔点

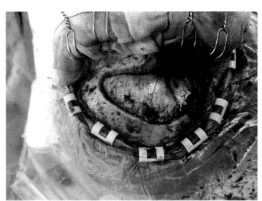

图7-7 取出骨瓣，去除蝶骨嵴

四、打开硬脑膜

用浸湿的棉片或纱布覆盖在骨窗边缘可以阻止硬脑膜上小的出血。在远离侧裂区及功能区的硬脑膜上切开小口，围绕外侧裂将硬脑膜弧形切开。在使用脑膜剪的过程中尽量使其倾斜接近水平，以免脑膜剪可能的对脑组织的切割，特别是对颅压较高的患者。颅压高的患者可在钻第1个孔时给予甘露醇脱水，也可将棉片或吸收性明胶海绵放置在硬脑膜与蛛网膜之间保护脑组织。放入棉片或吸收性明胶海绵时动作要轻柔，平行于脑表面，避免脑组织挫伤。向前翻转硬脑膜覆盖在蝶骨嵴上，缝合悬吊，保证从蝶骨嵴至颅底视线不受阻挡，在额叶、颞叶和蝶骨嵴之间形成一个尖端向下的锥形空间，沿此可达鞍区和颅底各部。牵拉硬膜的缝线需尽可能地靠近骨窗边缘，这样可以最大限度地将硬膜和肌肉牵开。硬脑膜覆盖湿棉片避免干燥，同时可以减轻显微镜的反光（图7-8）。

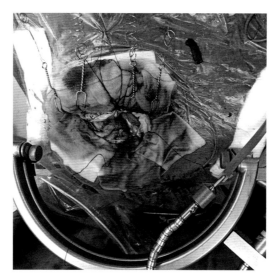

图 7-8　用浸湿的棉片覆盖在骨窗边缘，围绕外侧裂将硬脑膜弧形切开并悬吊

五、分离侧裂

硬脑膜打开后显露额下回及额中回、颞上回、颞中回和侧裂，用棉片覆盖侧裂周围脑表面，避免显微镜的照射及干燥造成的皮质损伤。缓慢、轻柔地抬起额叶底部，打开颈动脉池上方的蛛网膜，缓慢释放脑脊液，脑压逐渐下降，可在近嗅神经处放置吸收性明胶海绵，使脑脊液持续流出减压。在侧裂静脉的额侧打开蛛网膜，避免抬起额叶时横跨侧裂静脉撕裂出血。静脉的保留是侧裂分离解剖过程中的关键，如损伤可能引起静脉性梗死，甚至发生因静脉回流受阻导致的脑出血。

在额叶三角部皮质尖端沿侧裂点牵拉，使用蛛网膜刀或针刀（1 ml 注射器接 2 ml 针头）在此处打开侧裂。可用两把尖镊子夹住蛛网膜边缘，把蛛网膜从静脉上分离并离断侧裂表面的纤维，或用显微剪刀进行解剖分离。将棉片放置到已分开的侧裂处并用吸引器轻轻压迫，利用双极镊逐渐分离深至侧裂窝。棉片可保持侧裂的开放，使术者无须使用牵开器牵拉脑组织，同时可避免吸引器尖端和软脑膜表面直接接触而损伤脑组织。使用 1 块较大的棉片代替之前的小棉片置入最初的切口中。将侧裂分离至岛叶，之后继续向前分离，采用"由内到外"的分离技术使得术者能够早期辨识大脑中动脉的分支，通过交替使用尖镊子及双极镊分离较薄的蛛网膜，较厚的蛛网膜用显微剪刀锐性分离，逐步分离打开侧裂。侧裂极平面或颞叶前部和额叶可能粘连紧密，需要耐心分离，必要时可能需要切断侧裂静脉的分支。随着侧裂近端的进一步分离，逐渐显露大脑中动脉分叉部和 M_1 段，沿着 M_1 内侧分离至颈动脉池时，可见额叶和颞叶之间有一层较厚的蛛网膜须锐性分离，偶有小静脉穿行，电凝后切断。由于岛盖后部的粘连，远端侧裂根据不同的手术，如岛叶肿瘤、M_2 段以上的动脉瘤以及巨大大脑中动脉分叉部动脉瘤需进一步解剖分离，但是颞盖上部、顶盖后部的粘连常使分离受限。

分离过程中尽量避免使用双极电凝，如碰到静脉或软脑膜出血，可用棉片进行压迫止血。双极电凝镊尖的开合动作钝性暴力分离较厚的蛛网膜或黏附的软脑膜可能会引起软脑膜损伤和出血，使用双极电凝止血可能会导致进一步的皮质灼伤。

分离侧裂可以使正常脑组织在最小牵拉的情况下有效地暴露 Willis 环前部、脚间池周围结构、岛叶及颞叶基底部。安全、快速的分离需要娴熟的显微外科手术技术及扎实的解剖基础。

六、关颅

水密缝合硬脑膜（图 7-9）。如硬脑膜缝合困难，或因肿瘤侵蚀导致硬脑膜缺损，可使用人工硬脑膜修补缝合，如巨大鞍结节脑膜瘤或嗅沟脑膜瘤导致前颅底硬脑膜缺损，可以通过反折额部骨膜进行修补缝合。

如额窦开放，可以去除额窦内残存的黏膜，以自体脂肪或肌肉填塞，将额部骨膜翻转缝合于颅底硬膜之上。

根据术中情况决定是否放置硬膜外引流管。如放置引流管，术后注意观察引流液颜色及引流量，控制引流速度，避免引流过快导致颅内出血。

如果颅骨仅被侵蚀少部分内板，可通过磨钻磨除至正常颅骨外板，如果颅骨被侵蚀全层，应去除被侵蚀颅骨边缘外 1 cm，如缺损范围大于 3 cm×3 cm，可用颅骨修补材料进行修补。

可在骨瓣中央钻 2 个直径 1 mm 小孔，悬吊硬脑膜，减少硬膜外血肿发生的概率。通过钛连接片及盖孔片固定颅骨，盖孔片可覆盖颅骨钻孔区（图 7-10），使表面变平，减少术后瘢痕挛缩引起的疼痛不适，同时可使外形更加美观。

使用不可吸收缝线将颞肌缝合至肌桥上，单独缝合颞浅筋膜，以获得更好的功能和美容效果。采用标准方式缝合皮肤。

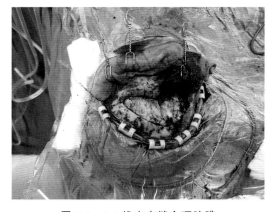

图 7-9　5-0 线水密缝合硬脑膜

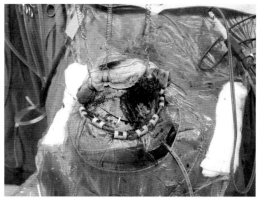

图 7-10　通过钛连接片及盖孔片固定颅骨，盖孔片覆盖颅骨钻孔区

第五节　并发症的预防

翼点入路因其解剖的复杂性，术后可能会出现功能障碍或外观影响。

一、医源性面神经损伤

切口应始于耳前1 cm、颧弓上方，靠前或靠下均易损伤面神经颞支，引起患者额纹消失。筋膜间入路、筋膜下入路或颞肌下（肌皮瓣）都不会造成面神经损伤。

二、颞肌萎缩

用骨膜剥离子剥离颞肌，避免使用单极电刀剥离颞肌，其可能损伤颞肌深部的神经及血管，导致术后颞肌萎缩。

三、硬膜外血肿

颅底应仔细悬吊，脑膜中动脉仔细止血，缝合皮肤时避免损伤颞浅动脉。

四、脑脊液漏或皮下积液

在水密缝合硬脑膜时，硬膜缺损可使用人工硬脑膜修补缝合，皮下积液可行穿刺抽吸，然后加压包扎。定期复查CT了解有无脑积水，必要时行脑室腹腔分流术。

五、切口愈合不良或延迟愈合

避免损伤颞浅动脉是非常重要的。它是皮瓣最重要的供血动脉，开颅时应尽可能保留，关颅缝合头皮时应避免损伤。

六、硬膜外或皮下感染

如术中额窦开放，去除额窦腔内容物，在额窦内填以肌肉、脂肪，以额骨骨膜覆盖额窦。

七、复视

分离骨膜时注意保护眶上神经，进入海绵窦或眶上裂时，通过神经电生理对眼外肌进行监测。

第六节 翼点入路的演化

一、额外侧入路

额外侧入路是对经典翼点入路的改良,其切口更小,开颅更简单、更省时,更接近额下区域。额外侧入路骨窗的外侧缘到蝶骨嵴,颞部显露极少,不需要咬除蝶骨嵴。额外侧入路将翼点入路的开颅大为简化,同时保留了翼点入路的精髓。

二、迷你翼点入路

迷你翼点入路从颧骨根上方 1 cm 处起沿发际向前上方做一弧形头皮切口至中线旁开 2.5~3 cm。仅在颅骨上作 3 cm×3 cm 迷你型翼点骨窗。迷你翼点入路可切除的肿瘤仅限于同侧颅中窝、外侧裂、鞍旁外侧和颅前窝后部,对大脑中动脉 M_1 分叉部及以上动脉瘤暴露困难。

三、眶上锁孔入路

眶上锁孔入路在眶上切迹外侧作眉弓切口。切开皮肤,分离骨膜,额骨骨窗约 2 cm×3 cm 大小,不切除眶缘。眶上锁孔入路可切除整个同侧前颅窝、对侧前颅窝内侧、鞍旁、侧裂、颅中窝内侧和中脑腹侧肿瘤,目前很多医生在处理前交通动脉瘤、鞍结节脑膜瘤时常采用该入路。

四、Dolenc 入路

1985 年,Dolenc 通过此入路处理海绵窦病变,他在全世界率先提出 Dolenc 技术、Dolenc 三角以及处理中央颅底区病变的 Dolenc 入路。其在翼点入路的基础上切除前床突处理海绵窦病变。

五、额颞眶颧入路

额颞眶颧入路是在翼点入路的基础上,不同程度地切除眶上缘、眶上壁、眶外侧缘、眶外侧壁和颧骨,骨质的切除进一步扩展视野,减少了脑牵拉,获得颅前窝底、颅中窝底、鞍旁及脚间池区域更宽阔的暴露。最常用也最为实用的是"单骨瓣"和"双骨瓣"。

六、联合颞下入路

联合颞下入路在翼点入路的基础上进一步向颞部扩大切口，扩大颞骨切除范围，增加侧方视野，更好地暴露中颅底，可以处理蝶岩斜脑膜瘤、脚间池动脉瘤等病变。

第七节 病例展示

病例一

患者女性，62岁，因"突发头部闷胀不适9h"入院。患者干活时出现头部闷胀不适，伴恶心、呕吐，呕吐物为胃内容物，无意识障碍、肢体偏瘫、大小便失禁等。家属立即送其至医院行头颅CT检查，示蛛网膜下隙出血。

术前诊断：①颅内多发动脉瘤；②左侧大脑中动脉闭塞；③急性脑梗死；④右侧椎动脉 V_1 段重度狭窄；⑤高血压3级（极高危）。

术中诊断：①前交通动脉瘤破裂伴蛛网膜下隙出血；②左侧大脑中分叉部动脉瘤；③左侧后交通动脉瘤；④右侧椎动脉 V_1 段重度狭窄；⑤高血压3级（极高危）。

手术名称：翼点入路开颅脑动脉瘤夹闭术。

麻醉方式：全身麻醉。

体位：平卧位。

手术步骤：患者平卧手术台上，诱导下行全身麻醉插管，用头架固定头部，头偏右侧30°、后仰20°，左肩稍垫高，使额骨颧突位于视野正中。常规碘附消毒铺单，按左侧翼点入路标记发迹内弧形切口，切口到中线，依次切开头皮各层，保护面神经额、颞支，剥离骨膜，颅骨钻孔3个，铣刀铣开骨瓣大小约5cm×6cm，磨除蝶骨棘中外1/3。磨除颅前窝底骨质，可见左侧额窦开放，碘附、过氧化氢消毒，骨蜡封闭。见硬膜张力稍高，弧形剪开硬脑膜，分离外侧裂，打开蛛网膜下隙，可见淡红色血性脑脊液流出，于外侧裂内1/3处深部可见动脉瘤，夹闭大脑中分叉部动脉瘤，打开左侧颈动脉池，释放脑脊液，颅内压降低后，切除左侧额叶直回，可见前交通动脉瘤，充分游离动脉瘤颈，夹闭动脉瘤，荧光造影见载瘤动脉通畅，动脉瘤未见显影，术区严密止血，人工硬脑膜修补硬膜缺损处，连接片、钛钉固定骨瓣，硬膜外置引流管1根，依次缝合帽状腱膜及头皮各层。术后CT复查，未见异常出血。相关影像见图7-11～图7-20和视频7-1～视频7-12。

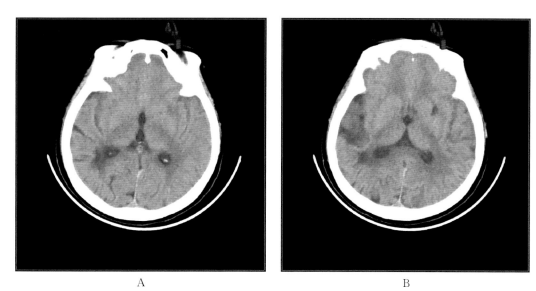

图 7-11 头颅 CT 检查

A. 第三脑室层面扫描；B. 侧脑室层面扫描。示蛛网膜下隙出血。

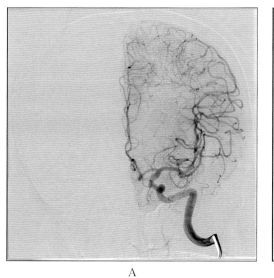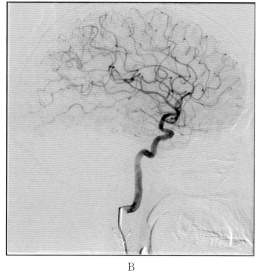

图 7-12 左侧颈内动脉 2D-DSA 影像

A. 正位像；B. 侧位像。可见左侧大脑中分叉部动脉瘤和后交通动脉瘤。

视频 7-1   视频 7-2   视频 7-3   视频 7-4

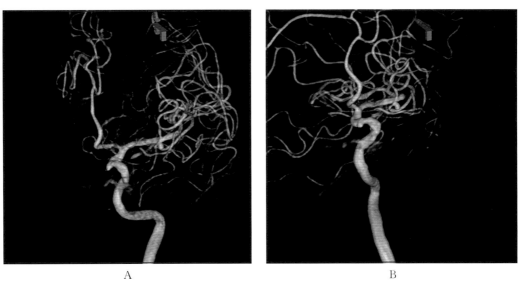

A　　　　　　　　　　　　B

图 7-13　左侧颈内动脉 3D-DSA 影像

A. 正位像；B. 侧位像。可见左侧大脑中分叉部动脉瘤和后交通动脉瘤。

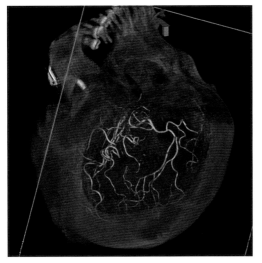

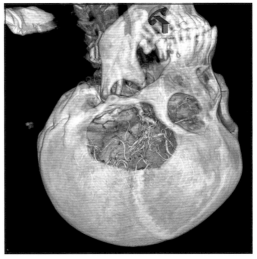

图 7-14　双容积模拟手术入路　　　　**图 7-15　DSA 与 CT 融合，模拟手术入路**

视频 7-5　　　　　　　视频 7-6　　　　　　　视频 7-7

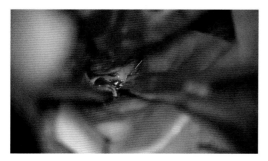

图 7-16 解剖视交叉池，释放脑脊液减压

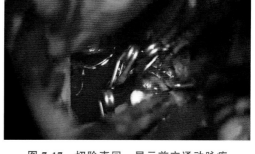

图 7-17 切除直回，显示前交通动脉瘤

视频 7-8

视频 7-9

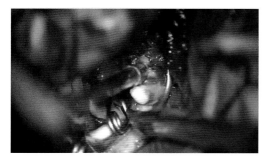

图 7-18 分离并显露动脉瘤，夹闭瘤颈

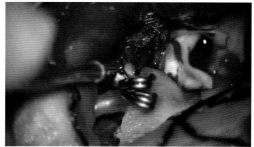

图 7-19 探查载瘤血管，调整瘤颈夹闭位置

术中荧光确认动脉瘤夹闭完全及载瘤血管通畅。

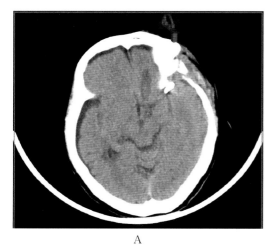

A

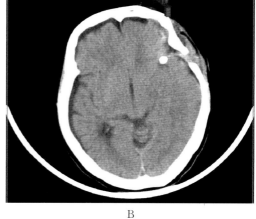

B

图 7-20 术后 CT 复查影像

A. 显示骨窗及动脉瘤夹；B. 显示动脉瘤夹，且颅内未见新增出血。

视频 7-10　　　　　　视频 7-11　　　　　　视频 7-12

病例二

患者男性，54 岁，于 17 h 前在无明显诱因下突发剧烈头痛，伴呕吐，呕吐物为胃内容物，无视物模糊、肢体抽搐、发热等不适。前往医院就诊，行头颅 CT 检查及头颈部 CTA 示大脑中动脉瘤及前交通动脉瘤、蛛网膜下隙出血。给予脱水等对症支持治疗，头痛较前缓解。查体：意识清楚，GCS 评分 15 分；言语功能正常，无构音障碍；双侧瞳孔等大等圆，直径约 2.5 mm，直接和间接对光反射灵敏；口角对称；双侧鼻唇沟对称，伸舌居中；颈软，四肢肌力、肌张力正常，腱反射正常，巴宾斯基征阴性，脑膜刺激征阴性。

入院诊断：①前交通动脉瘤破裂伴蛛网膜下隙出血；②大脑中动脉瘤；③高血压 3 级（极高危）。

手术名称：全脑血管造影＋翼点入路开颅脑动脉瘤夹闭术。

体位：平卧位。

手术流程：患者平卧手术台上，给予神经安定麻醉后，采用 Seldinger 法穿刺右股动脉成功，置入 5F 导管鞘并固定，置入 5F 造影管，插入双侧颈内动脉及左侧椎动脉造影，多角度投造。发现前交通动脉瘤，大小约 1.2 mm×2.0 mm，瘤体指向后下方。发现大脑中动脉 M_1 段中度狭窄合并远端血管扩张，其余血管未见异常，保留导管鞘。诱导下全身麻醉插管，用头架固定头部，头偏向左侧 30°、后仰 20°，右侧肩稍垫高，使额骨颧突位于视野正中。常规碘附消毒铺单，按左侧翼点入路标记发迹内弧形切口，切口过中线，依次切开头皮各层，保护面神经额、颞支，剥离骨膜，颅骨钻孔 2 个，铣刀铣开骨瓣大小约 4 cm×5 cm，磨除颅前窝底骨质，可见额窦开放，刮出额窦黏膜，过氧化氢及稀释活力碘盐水反复冲洗，骨蜡封堵额窦缺损。见硬膜张力较高，甘露醇 125 ml 快速静滴，放射状剪开硬脑膜，沿颅底逐渐深入，打开颈动脉池，缓慢释放血性脑脊液，此时颅内压降低，切除部分额叶直回，可见动脉瘤，瘤体形态不规则，临时阻断左侧 A1，游离瘤颈，永久夹给予夹闭，松开时间阻断夹。术区严密止血，连接片、钛钉固定骨瓣，硬膜外置引流管 1 根，依次缝合帽状腱膜及头皮各层。术后 CT 复查。相关影像见图 7-21～图 7-28 和视频 7-13～视频 7-22。

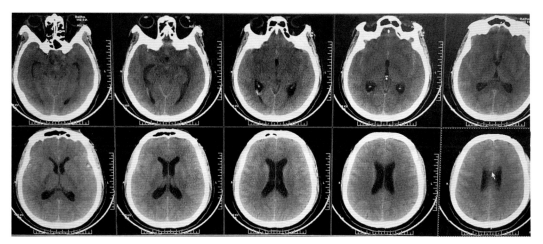

图 7-21　头颅 CT 影像

示蛛网膜下隙出血。

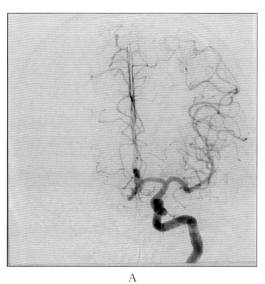

A

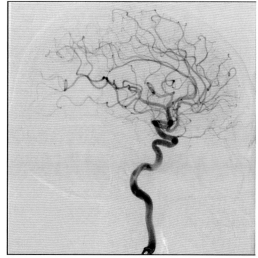

B

图 7-22　左侧颈内动脉 2D-DSA 影像

A. 正位像；B. 侧位像。示前交通动脉瘤破裂和大脑中动脉瘤。

视频 7-13

视频 7-14

视频 7-15

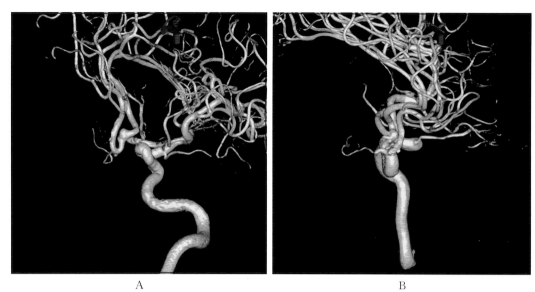

A   B

图 7-23　左侧颈内动脉 3D-DSA 影像

A. 正位像；B. 侧位像。示前交通动脉瘤破裂和大脑中动脉瘤。

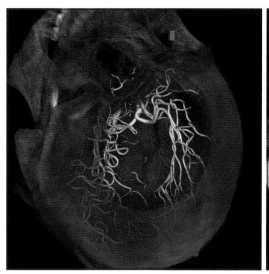 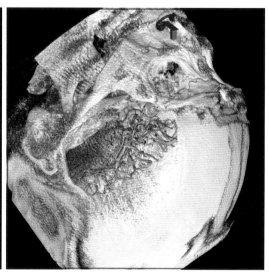

图 7-24　双容积模拟手术入路   图 7-25　DSA 与 CT 融合，模拟手术入路

视频 7-16   视频 7-17   视频 7-18

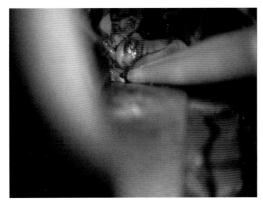

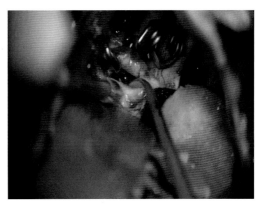

图 7-26　显示动脉瘤 图 7-27　夹闭动脉瘤

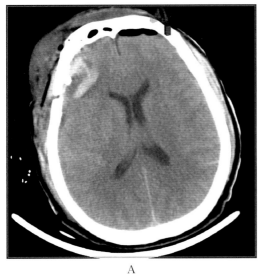

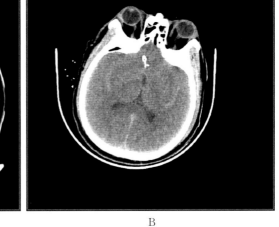

A B

图 7-28　术后 CT 复查影像

A. 显示右侧额叶少量渗血；B. 显示动脉瘤夹的位置。

视频 7-19 视频 7-20 视频 7-21 视频 7-22

病例三

患者男性，71岁，因"头痛6d"入院。既往身体无特殊，查体：生命体征平稳，意识清楚，脑神经（－），四肢肌张力正常，四肢腱反射（＋＋），双侧深浅感觉对称存在，双侧病理征（－），脑膜刺激征（－），协调运动（－）。

入院诊断：①头痛待查；②听力减退；③高血压1级（低危）。

诊疗经过：入院后完善相关检查，未见明显异常。头颅CT检查示：①两侧基底节区腔隙性脑梗死；②脑萎缩。颈部血管彩超示：①双侧颈动脉及锁骨下动脉内中膜不均匀增厚伴斑块（多发）；②左侧椎动脉管径全程窄（先天性发育不良）。TCD检查示左侧椎动脉V_4段、基底动脉狭窄。生理盐水发泡试验阴性。头部CTA检查示左侧大脑前动脉A_1段缺如，前交通动脉动脉瘤；双侧大脑前动脉M_2段及部分分支、双侧大脑后动脉P_3段多发局限性狭窄。

术前诊断：①前交通动脉瘤；②听力下降。

手术名称：电生理监测下开颅动脉瘤夹闭术。

患者体位：仰卧位。

手术流程：患者平卧手术台上，诱导下全身麻醉插管，用头架固定头部，连接电生理监测设备，头偏向右侧30°、后仰20°，左肩垫高，使额骨颧突位于视野正中。常规消毒铺单，切口部位注射稀释肾上腺素盐水，按术前手术标识于颞部发际及额纹内作左侧额颞部弧形切口，依次切开头皮各层至颅骨，沿骨膜下剥离，皮肌瓣翻向前，额部显露至眉弓，甘露醇125ml静滴脱水，电钻钻孔，铣刀锯开颅骨，开骨窗约5cm×3cm，骨窗缘骨蜡涂抹止血。剪开硬膜，抬起额叶中额底逐渐进入，分离蛛网膜，缓慢释放脑脊液减压，脑脊液清亮。依次显露左侧嗅神经、左侧视神经、视交叉，依次解剖左侧颈动脉池、视交叉池、右侧颈动脉池，进一步释放脑脊液至颅压降至满意，见视交叉附近区域蛛网膜呈黄染，考虑有动脉瘤破裂出血史。进一步解剖并显露右侧颈内动脉、双侧大脑前动脉A_1段，见左侧大脑前动脉A_1段纤细。自动牵开器牵开额叶脑组织，于左侧嗅神经内侧切除左侧额叶直回部分，即见前交通动脉瘤，约8.5mm×6.4mm×6mm，伴子瘤形成，部分瘤壁菲薄，可见瘤腔内涡流状血流，临时阻断右侧A_1段，分离瘤体、瘤颈并显露双侧A_2段。缩小瘤体，游离瘤颈，动脉瘤夹夹闭瘤颈，探查无误夹血管，瘤颈夹闭完全，双侧A_2段充盈良好。解除临时阻断，吲哚菁绿荧光造影示动脉瘤夹闭完全、无显影，载瘤血管通畅。创面彻底止血，脑组织表面垫敷止血纱防止出血，见无活动性出血，放置硬膜外引流管，颅骨连接装置3套复位并固定颅骨。头皮切口再次消毒并止血后逐层缝合。术后复查CT。相关影像见图7-29～图7-37和视频7-23～视频7-30。

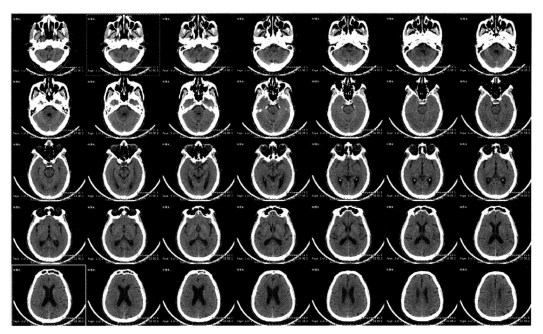

图 7-29 头颅 CT 检查影像

示可疑自发性蛛网膜下隙出血。

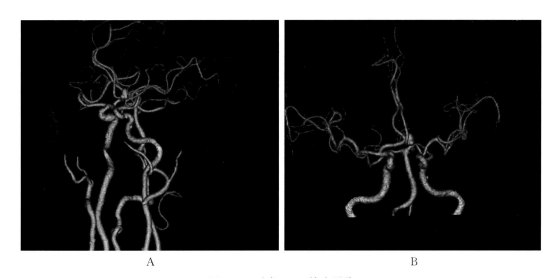

A   B

图 7-30 头部 CTA 检查影像

A. 侧面观；B. 正面观。示前交通动脉瘤，形态不规则。

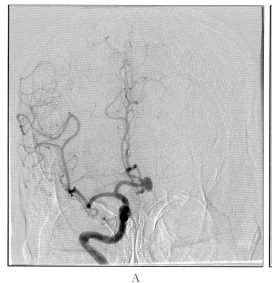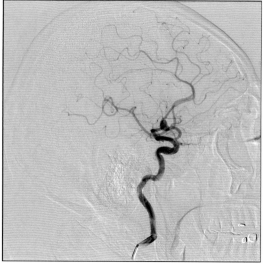

A   B

图 7-31 右侧颈内动脉 2D-DSA 影像

A. 正位像；B. 侧位像。示大脑前交通动脉瘤（右侧优势）。

视频 7-23   视频 7-24   视频 7-25

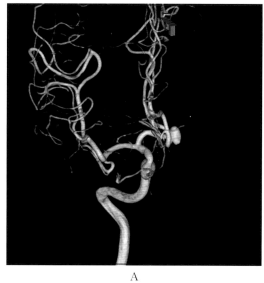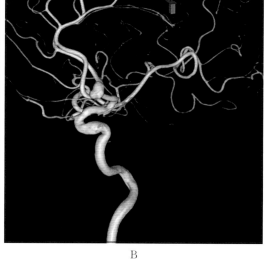

A   B

图 7-32 右侧颈内动脉 3D-DSA 影像

A. 正位像；B. 侧位像。示前交通动脉瘤，形态不规则。

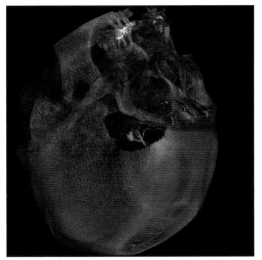

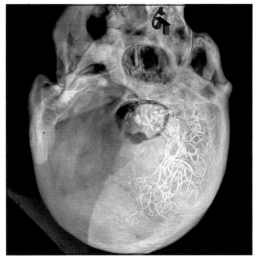

图 7-33 双容积模拟手术入路　　　　图 7-34 CT 与 DSA 融合，模拟手术入路

视频 7-26　　　　　　　视频 7-27　　　　　　　视频 7-28

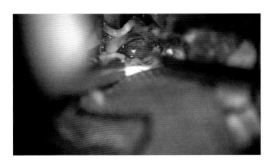

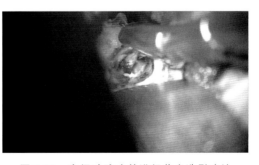

图 7-35 通过解剖发现动脉瘤　　　　图 7-36 夹闭动脉瘤并进行荧光造影确认

视频 7-29　　　　　　　视频 7-30

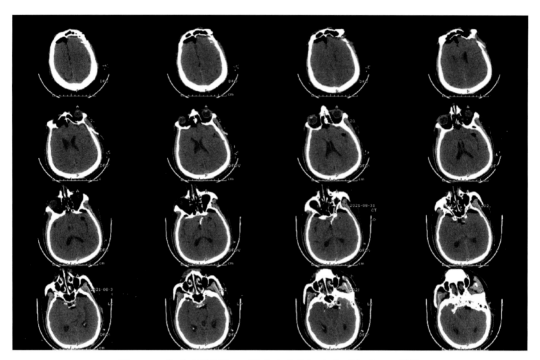

图 7-37　电生理监测下开颅动脉瘤夹闭术术后复查 CT 影像

第八章

脊柱脊髓入路

从 1962 年的脊柱两柱理论发展到 1983 年的脊柱三柱理论，这一过程为脊柱外科奠定了扎实的基础。1983 年，Denis 提出脊柱三柱分类将脊柱分为前、中、后三柱。前柱：前纵韧带、椎体的前 1/2、椎间盘的前部；中柱：后纵韧带、椎体的后 1/2、椎间盘的后部；后柱：椎弓、黄韧带、棘间韧带。脊柱的外科治疗技术早期有 20 世纪 70 年代 Harrington 发明的钩棒系统，主要用于脊柱后路的支撑，也就是哈氏棒。后来法国人发明了椎弓根螺钉内固定系统，这个被一直沿用至今，因其能获得良好的解剖复位和神经功能的恢复。在外科技术得到发展的同时，脊柱影像技术历经了由 X 线片到计算机导航的发展。早期的 X 线片，通常椎骨内组织结构都无法辨认。随着 CT、MRI、MRA 和 DSA 的发展，脊柱影像真正实现了计算机三维重建以及三维影像融合技术。同时，计算机手术导航系统的无框架立体定向也在脊柱外科中得到了很好的应用。这些技术的发展都大大提高了脊柱手术的精准度。

第一节　相　关　解　剖

一、脊柱的关键结构和功能

（1）脊柱包括颈椎、胸椎、腰椎、骶骨、尾骨。刚出生时，人体脊椎数量是 32～33，成人脊柱由 26 块椎骨［7 块颈椎、12 块胸椎、5 块腰椎、1 块骶骨（由 5 块骶椎融合构成）、1 块尾骨（由 3～4 块尾椎融合构成）］和借韧带、关节及椎间盘连接而成。脊柱上端承托颅骨，下联髋骨，中附肋骨，并作为胸廓、腹腔和盆腔的后壁。脊柱具有支持躯干、保护内脏、保护脊髓和进行运动的功能。脊柱内部自上而下形成一条纵行的脊管，内有脊髓。（注：脊柱不等于脊椎或脊椎骨，脊柱是由多块脊椎组成的。）

（2）典型结构：椎体，椎弓（椎弓根、椎弓板），椎突（棘突、横突、关节突）。椎体自上而下渐加宽。S_2 最宽，与椎体的负重有关。自骶骨耳状面以下，重力传至下肢骨，体积渐缩小。①后面观：椎骨棘突连贯成纵嵴，位于背部正中线。颈椎棘突短而分叉，近水平位。胸椎棘突细长，斜后下方，呈叠瓦状排列。腰椎棘突呈板状，水平向后。②侧面观：可见颈、胸、腰、骶四个生理性弯曲，颈和腰曲凸向前，胸和骶曲凸向后。在正常情况下，脊柱有4个弯曲，从侧面看呈S形，即颈椎前凸、胸椎后凸、腰椎前凸和骶椎后凸。长期姿势不正和某些疾病（如胸椎结核、类湿性脊柱炎等）可使脊柱形成异常弯曲，如驼背。③脊柱是身体的支柱，位于背部正中，上端接颅骨，下端达尾骨尖。脊柱分颈、胸、腰、骶及尾五段，上部长，能活动，好似支架，悬挂着胸壁和腹壁；下部短，比较固定。身体的重量和所受的震荡即由此传达至下肢。脊柱结构静脉与动脉示意图见图8-1、图8-2。

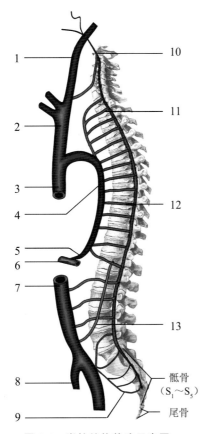

图 8-1 脊柱结构静脉示意图

1. 颈内静脉；2. 无名静脉；3. 上腔静脉；4. 奇静脉；5. 肾奇-腰静脉通道；6. 左肾静脉；7. 下腔静脉；8. 髂静脉；9. 骶静脉；10. 椎静脉；11. 上肋间静脉；12. 椎管内静脉丛；13. 腰升静脉。

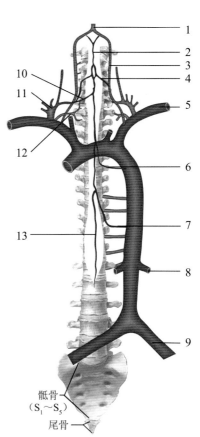

图 8-2 脊柱结构动脉示意图

1. 基底动脉；2. 脊髓前动脉；3. 椎动脉；4. 根动脉；5. 锁骨下动脉；6. 肋间动脉；7. Adamkiewicz动脉；8. 肾动脉；9. 髂总动脉；10. 颈深动脉；11. 肋颈干；12. 颈升动脉；13. 脊髓前动脉。

（3）关节：椎间关节，颅骨椎（寰枕、寰枢轴），肋椎关节，关节突关节，腰骶关节，骶尾关节。脊柱是一个相当柔软又能活动的结构。随着身体的运动载荷，脊柱的形状可有相当大的改变。脊柱的活动取决于椎间盘的完整和相关脊椎骨关节突间的和谐。脊柱长度的 3/4 由椎体构成，1/4 由椎间盘构成。这样众多的脊椎骨，由于周围有坚强的韧带相连，能维持得相当稳定；又因彼此之间有椎骨间关节相连，具有相当程度的活动。每个椎骨的活动范围虽然很小，但如全部一起活动，范围就会变大。脊柱的前面由椎体堆积而成，其前与胸腹内脏邻近，非但保护脏器本身，同时保护至脏器的神经、血管，其间仅隔有一层较薄的疏松组织。椎体被破坏时，在颈部，脓液可聚集于咽后或沿颈部下降至锁骨下窝，亦可沿臂丛至腋窝；在胸部，可沿肋间神经至胸壁，亦可波及纵隔；在腰部，可沿腰大肌筋膜下降，形成腰大肌脓肿，可流注至腹股沟下方，亦可绕过股骨小转子至臀部。脊柱的后面由各椎骨的椎弓、椎板、横突及棘突组成。彼此借韧带互相联系，其浅面仅覆盖肌肉，比较接近体表，易于扪触。脊柱后部的病变易穿破皮肤。在脊柱前、后两面之间为椎管，内藏脊髓，其周围骨性结构如椎体、椎弓、椎板，因骨折或其他病变而侵入椎管时，即可引起脊髓压迫症，小量出血及肉芽组织即可引起截瘫。

（4）韧带：纵行（前、后），黄韧带，棘间韧带，棘上韧带，颈韧带，翼韧带，寰椎十字韧带，肋横韧带（关节内，放射状）。椎间短韧带很多，在相邻椎骨的椎弓之间的叫椎弓间韧带，由弹性结缔组织构成，呈黄色，故又称黄韧带。黄韧带有很大的弹性，连接着相邻的椎板，协助椎板保护椎管内的脊髓，并限制脊柱的过度前屈。此外在各棘突之间、各横突之间，分别生有棘间韧带和横突间韧带。脊柱的长韧带主要有 3条：在椎骨前面是前纵韧带，上连枕骨大孔前缘，下达骶骨前面，紧贴椎体和椎间盘前面，厚实而坚韧，对脊柱稳定有重要作用；椎体后面的后纵韧带长度与前纵韧带相当，与椎体相贴部分比较狭细，但在椎间盘处较宽，后纵韧带可限制脊柱过分前屈及防止椎间盘向后脱出；在棘突尖上还有 1 条上下连续的棘上韧带，在胸、腰、骶部紧贴棘突末端，至颈部则呈板片状，将两侧肌肉分开，且由弹性结缔组织构成，特名之为项韧带。环枕关节和寰枢关节是脊柱上端与颅骨之间的连接，又合称为环枕枢关节。脊柱为人体的中轴骨骼，是身体的支柱，有负重、减震、保护和运动等功能。

（5）脊柱的 4 个生理弯曲：即颈曲、胸曲、腰曲及骶曲，颈曲凸向前、胸曲凸向后、腰曲凸向前、骶曲凸向后。正常人脊柱有一定的活动度，但各部位活动度不同，颈、腰段活动度较大，胸段活动度极小，骶段几乎无活动度。

（6）运动形式：屈曲，伸展，侧屈，侧伸，旋转。一般情况下，颈段可前屈、后伸各 35°～45°，左右侧弯各 45°，旋转 60°～80°。腰段在臀部固定的条件下可前屈 75°～90°，后伸 30°，左右侧弯各 30°～35°，旋转 30°～35°。检查时医师固定患者肩部，嘱被检者做前弓、后仰、侧弯、旋转等运动。检查胸椎活动度可先固定骨盆再旋转肩部，注意观察有无异常改变。

（7）脊柱血管：动脉（项区：枕动脉、颈浅动脉、肩胛背动脉、椎动脉。胸背区：肋间后动脉、胸背动脉、肩胛背动脉。腰区：肋下动脉、腰动脉。骶尾区：臀上动脉、臀下动脉）。静脉（项区：椎静脉、颈内静脉或锁骨下静脉。胸背区：经肋间后静脉汇入奇静脉，部分汇入锁骨下静脉或腋静脉。腰区：经腰静脉汇入下腔静脉。骶尾区：经臀区的静脉汇入髂内静脉）。脊柱动脉：脊柱的动脉供应有明显的阶段性，相邻节段间还存在吻合链，每个椎骨都接受来自节段动脉多组营养血管的供应，这些血管又存在横行吻合。按其分布的位置可分为椎骨内动脉和椎骨外动脉。这种典型的动脉血液供应模式分布在 $T_2 \sim L_5$ 之间。节段动脉成对出现，包括肋间动脉和腰动脉，直接来源于主动脉。节段动脉可于椎体前发出分支滋养椎骨，也可发出纵行动脉供养前纵韧带，于近横突时分为背侧支和外侧支。背侧支可达椎间孔发出脊支，该支是椎骨和椎管的主要供应血管。脊支可进入椎间孔，也可以是来自背侧支的 1 个小分支，最终形成以下 3 个终支。①后中央支，供应相邻两个椎体，还可供应同一水平后纵韧带和硬膜。②椎板前支，发出许多细小分支可供应椎板、黄韧带和局部硬膜外组织。③根动脉，供应软脊膜、脊髓和神经根（图 8-3、图 8-4）。脊柱静脉：椎管外静脉丛以横突为界分为前丛和后丛。前丛接受来自椎体前方和侧方的静脉，后丛接受节段动脉后侧分支供应区域的血液回流。椎管外后静脉丛构成一套成对的静脉系统，分别位于两侧椎骨股沟内，两侧椎管外后静脉丛之间与横行的吻合支接受椎管内静脉丛的节段属支，最终汇入腔静脉系和奇静脉系的腰静脉和肋间静脉。椎外后静脉丛在颈后部最为丰富，接受通过椎静脉来的各脊间属支的血液，汇入颈深静脉和颈内静脉。椎管内静脉丛从尾椎一直分布到枕骨大孔，以相互交叉连接的方式分布。该丛前部由两个连续的通道构成，在行造影时可观察到阶段性菱形链状结构。前部于椎体后正中凹处，接受松质骨内的椎体内静脉窦的血液。椎管内静脉汇集后成为椎间静脉，出椎间孔后与椎管外静脉汇合后注入椎静脉、肋间后静脉、腰静脉和骶外侧静脉。椎管内静脉丛与盆腔器官、大脑间的血管均相通，是盆腔肿瘤转移的通路。

（8）脊柱神经：脊神经后支、副神经、胸背神经和肩胛背神经。脊柱区的神经支配来自 31 对脊神经后支。颈神经后支（除 C_1、C_2 神经）向后行于横突间肌内侧，绕过颈椎关节突，经头半棘肌和颈半棘肌穿出。各颈神经均发出肌支支配项部深层肌。脑神经后支紧靠胸椎关节突行向后方并分为内侧支和外侧支，两支均分布至胸背区的皮肤和深层肌。但上胸部的皮肤主要由上 6 条内侧支支配，而下部则由下 6 条外侧支支配。腰神经分支分布至腰区、臀区的皮肤和深层肌。骶、尾神经后支分布至骶骨背面和臀区的皮肤。脊神经后支呈明显的节段性分布，故手术中横断深层肌时，不会引起肌瘫痪。各脊神经后支均较前支细小，出椎间孔后，在相邻横突之间再分为内、外侧支，支配该区的皮肤和肌肉。多数脊神经后支在分布上呈较明显的节段性。需要指出的是，C_1 神经的后支又称为枕下神经，由寰椎后弓上穿出，分支支配椎枕肌和头半棘肌；C_2 神经后支的内侧支又称为枕大神经，较精，行程中跨越枕下三角，在枕外隆凸稍外侧穿过斜方肌起点和深筋膜，与枕动脉伴行，分布于枕部皮肤；$L_1 \sim L_3$ 神经后支的外侧支除支配竖脊肌外，其皮支在竖脊肌外缘穿背阔肌腱膜，向下跨越髂嵴后部达臀上部皮下，又称为臀上皮神经。各脊神经后支的行程与椎间关节关系密切，且皆行于背部深肌的肌纤维或腱纤维之间。临床上常见因横突或关节突肥大，背部深肌劳损、撕裂、肌纤维、腱纤维或韧带的肿胀出血等原因使后支受压，张力增加，导致腰背痛。副神经是第 11 对脑神经，从颈静脉孔出颅，下行由胸锁乳突肌后缘中、上 1/3 交点处斜向外下，经枕三角至斜方肌前缘中、下 1/3 交点处（或斜方肌前缘附着锁骨处以上 2 横指）深面进入该肌，分支支配胸锁乳突肌和斜方肌。胸背神经起自臂丛后束，与胸背动脉伴行，沿肩胛骨外侧缘下行，支配背阔肌。肩胛背神经起自臂丛锁骨上部，穿中斜角肌斜向外下至肩胛提肌深面，再沿肩胛骨内侧缘下行，与肩胛背动脉伴行，支配肩胛提肌和菱形肌。

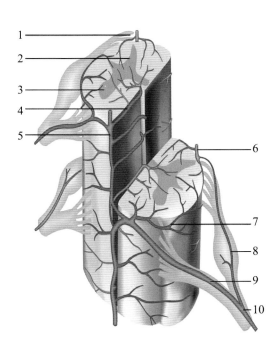

图 8-3 脊髓前、后动脉及在脊髓表面形成的软膜动脉网

1. 后根；2. 后角；3. 前角；4. 沟动脉；5. 脊髓前动脉；6. 脊髓后动脉；7. 冠状动脉环、吻合支及软膜动脉网；8. 后根动脉；9. 前根动脉；10. 节段动脉。

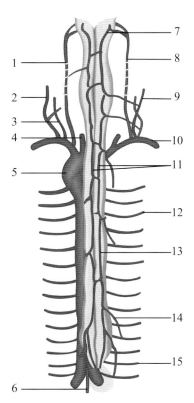

图 8-4 脊髓动脉供应模式

1. 左椎动脉；2. 颈深动脉；3. 颈升动脉；4. 颈总动脉；5. 主动脉弓；6. 骶中动脉；7. 脊髓后动脉；8. 右椎动脉；9. 颈升动脉；10. 锁骨下动脉；11. 脊髓后动脉链；12. 第五肋间动脉；13. 脊髓后动脉；14. 大后根动脉；15. 腰动脉。

脊柱的分节和包绕神经管是复杂的演化发育过程，在发育过程中脊椎的发育缺陷可形成半椎、楔椎、蝶椎、融合椎、移行椎。常见的发育障碍是两侧椎弓对合障碍形成的脊柱裂。较轻的脊柱裂多为腰骶椎骨的后弓没有合并，但脊神经正常，表面皮肤正常或仅有小凹，或有色素沉着及毛发，因临床无症状，常在 X 线片中发现，称隐性脊柱裂；重者可同时有脊神经、脊膜或脊髓的膨出，产生相应的脊神经功能障碍。

二、支持和保护功能

人体直立时，重心在上部通过齿突至骨盆则位于 S_2 前左方约 7 cm 处，相当于髋关节额状轴平面的后方，膝、踝关节的前方。脊柱上端承托头颅，胸部与肋骨结成胸廓。上肢借助肱骨、锁骨和胸骨以及肌肉与脊柱相连，下肢借骨盆与脊柱相连。上下肢的各种活动均通过脊柱调节，保持身体平衡。脊柱的 4 个生理弯曲使脊柱如同一个弹簧，能增加缓冲震荡的能力，加强姿势的稳定性。椎间盘也可吸收震荡，在剧烈运动或跳跃时，可防止颅骨、大脑受损伤。脊柱与肋、胸骨和髋骨分别组成胸廓和骨盆，对保护胸腔和盆腔脏器起到重要作用。

三、运动功能

脊柱除支持和保护功能外，有灵活的运动功能。虽然在相邻两椎骨间运动范围很小，但多数椎骨间的运动累计在一起，就可进行较大幅度的运动，其运动方式包括屈伸、侧屈、旋转和环转等。脊柱各段的运动度不同，这与椎间盘的厚度、椎间关节的方向等制约因素有关。骶部完全不动，胸部运动很少，颈部和腰部则比较灵活。人在立正姿势时，通过身体所引的垂直重力线经过颈椎体的后方，在 C_7 和 T_1 处通过椎体，经胸椎之前下降，再于胸腰结合部越过椎体，经腰椎后方并穿过 L_4 至骶骨岬再经骶骨前方、骶髂关节而传至下肢。脊柱的弯曲，特别是颈曲与腰曲，随重力的变化而改变其曲度。脊柱背侧主要为肌肉，脊柱周围的肌肉可以发动和承受作用于躯干的外力作用。直接作用于腰背部脊柱的肌肉有背肌、腰肌。背部肌肉主要有浅层肌肉、深层肌肉（图 8-5）。间接作用于腰脊部脊柱的肌肉有腰前外侧壁肌、臀大肌、臀中肌、臀小肌、股二头肌、半腱肌及半膜肌等。

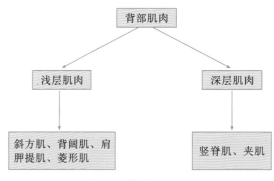

图 8-5　背部肌肉分层

四、生理发育

脊柱的发育是由中胚层的生骨节细胞围绕脊髓和脊索形成的。胚胎早期，每侧体节腹内侧面分出一团间充质细胞，为生骨节。生骨节逐渐移向中线脊索周围。起初生骨节组织的节段包绕脊索与体节对应，当进一步发展时，每个生骨节的尾端部分变致密，并和下位生骨节的头端连接起来，形成新的节段，称椎骨原基，即后来的椎体。椎体形成后不久，其背面伸出密集的间充质，形成神经弓，包围脊髓。腹面形成肋突，肋突在胸椎形成肋骨，在颈、腰椎与横突相合。椎骨原基形成软骨，后骨化为椎体。椎体中的脊索完全退化，但在椎间隙中央的脊索却保留下来，增长并经过黏液样变性，形成髓核。髓核周围的纤维组织分化成纤维软骨环，与髓核共同构成椎间盘。临床上偶遇到骶尾部的脊索组织残留并异常生长而形成肿瘤，压迫周围组织产生腰骶痛及盆腔脏器功能障碍。

生骨节旁的生肌节组织与生骨节位于同一节段，当生骨节重新组合后，其处于两相邻椎骨间，并逐渐发育成脊旁肌肉。原位于生骨节间的动脉，此时处于椎体腰部，形成脊间动脉，即以后的肋间动脉及腰动脉。神经则位于两椎骨间，通过后来形成的椎间孔与脊髓相接，成脊神经。

出生时的椎骨在椎体和两侧椎弓各有一个骨化中心。出生后 1 年，胸、腰椎两侧椎弓完全融合。颈椎在第 2 年初融合。骶骨较晚，在 7～10 岁融合，且常融合不良，形成脊柱裂。椎弓与椎体的融合发生在颈椎内为 3 岁，胸椎内为 4～5 岁，腰椎内为 6 岁，骶椎内为 7 岁或更晚。次发骨化中心在青春期才出现。

在胚胎 1～3 个月时，脊髓和脊柱的长度一致；在以后的发育过程中，脊柱的生长迅速超过了脊髓，致脊髓末端在椎管内上升。在出生时其末端位于 L_3 水平，至成人末端在 L_1 下缘，L_2 以下的脊膜称为终丝，仍连于尾骨水平。随着这种生长不相称的结果，腰骶脊神经就从脊髓的发出处斜行到相应的脊柱节段出椎间孔处，脊髓以下的神经呈马尾状，称为马尾神经。腰椎穿刺，碘水造影，均在此水平以下进行，以免刺伤脊髓。

五、弯曲形成

新生儿的脊柱是由胸椎后凸和骶骨后凸形成的向前弯曲，这两个弯曲可以最大限度地扩大胸腔、盆腔对脏器的容量。婴儿出生时，颈部始呈稍凸向前的弯曲，当出生后 3 个月，婴儿抬头向前看时，即形成了永久性向前凸的颈曲以保持头在躯干上的平衡。在出生后的 18 个月，幼儿学习走路时，又出现了前凸的腰曲，使身体在骶部以上直立。这样的脊柱出现了人类所特有的 4 个矢状面弯曲：两个原发后凸和两个继发前凸。胸椎的后凸是由于胸椎椎体前窄后宽，而颈部的继发前凸主要是由于椎间盘的前宽后窄，其椎体则前后等高或前方稍矮。腰椎的前凸则除了椎间盘的前高后矮外，L_4 及 L_5 椎体亦变得前高后矮；L_3 椎体不定，仍多为方形，而 L_1、L_2 椎体仍适应胸腰段的后凸而呈后高前矮的形态。

完成 4 个弯曲的人类，脊柱在站立位时，重力线应通过每个弯曲的交接处，然后向下以髋关节稍后方、膝踝关节稍前方而达地面。腰椎前凸每个人的表现并不一致，女性前凸较大。青年性圆背患者或老年性驼背患者为保持直立位，腰椎前凸亦增加。

老年人椎间盘退变后颈椎及腰椎前凸可减少。脊柱的弯曲可协助椎间盘减少振荡，但却使支撑力减少，在弯曲交界处容易出现损伤（如 C_{12}、L_1），以及慢性劳损（如 L_4、L_5）成为腰痛的易发处。

脊柱的前凸增加称前凸，常见于腰椎及骶骨水平位的人。过大的弧形后凸常见于胸部，如为骤弯则称为成角畸形，常见于骨折、骨结核。向侧方的脊柱弯曲称为侧凸。这些都影响脊柱的承重和传递功能，故为病理状态，可导致腰痛。人类直立运动已有数百万年的历史，但直立后的脊柱仍不能完全适应功能的需要，特别是腰骶交界处的慢性劳损，常为腰痛发病的基础。

脊柱的负荷为某段以上的体重、肌肉张力和外在负重的总和。不同部位的脊柱节段承担着不同的负荷。由于腰椎处于脊柱的最低位，负荷相当大，又是活动段与固定段的交界处，因而损伤机会多，成为腰背痛最常发生的部位。脊柱的负荷有静态和动态两种。静态是指站立、坐位或卧位时脊柱所承受的负荷及内在平衡，动态则指身体在活动状态下所施于脊柱的力。这些负荷需要相应的关节、韧带和肌肉来维持。

六、脊柱、脊髓的 X 线解剖

详见图 8-6～图 8-11。

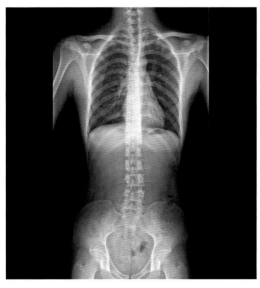
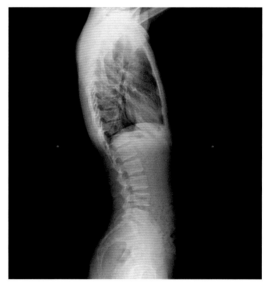

图 8-6　X 线全脊柱正位摄影片　　　　图 8-7　X 线全脊柱侧位摄影片

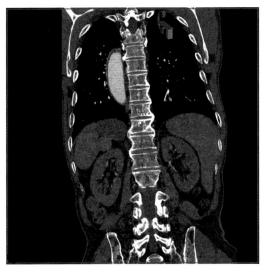

图 8-8 胸腰段 CT 冠状面解剖

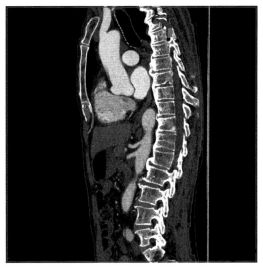

图 8-9 胸腰段 CT 矢状面解剖

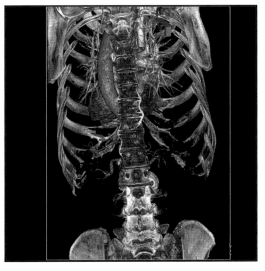

图 8-10 胸腰段 CT 三维立体解剖正位像

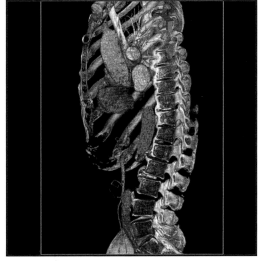

图 8-11 胸腰段 CT 三维立体解剖侧位像

第二节 手术入路的选择

一、脊柱手术前后入路的确定

脊柱手术前后入路的确定看手术首先接触的是脊柱的哪个解剖位置，而不是通过采取的体位来确定。如果先接触的是椎体、椎间盘，那么手术采取的就是前路；如果先接触的是椎弓、棘突、横突，那么手术采取的就是后路。

（一）颈椎入路

颈椎前路：手术体位为仰卧位，适用于颈椎病、外伤或退变性颈椎间盘突出等。

颈椎后路：适用于多节段颈椎间盘突出、上颈椎后路内固定。现在常规摆放眼镜蛇体位，因其充分屈曲了颈椎，使其得到了很好的暴露，同时抬高了上身，也减少了术中的出血，方便了医师术中的操作。越来越多的医生选择这个安全的体位。

（二）胸椎入路

胸椎前路：手术体位为侧卧位，适用于胸椎结核、脊柱侧弯、胸椎肿瘤、化脓性脊椎炎、后纵韧带骨化症等。

胸椎后路：手术体位为俯卧位，适用于胸椎椎体活检、胸椎部分切除、胸椎前融合术、胸椎矫形和固定、脊髓肿瘤等。

胸腰椎前路手术难度大，涉及的脏器多，创伤大，出血多，但是它与后路手术比较也有它的优点，就是前路减压的效果更明显，范围更大，最主要的是神经损伤的危险更小。脊柱手术通常采用后路，胸腰段手术采用俯卧位，可以减轻腹部压力，减少术中出血。

（三）腰椎入路

腰椎前路：手术体位为侧卧位，适用于单个腰椎椎体部分切除、腰椎扩大开窗髓核摘除、腰椎骶椎肿瘤等。

腰椎后路：手术体位为俯卧位，适用于腰椎间盘突出、腰椎退变（突出狭窄滑脱）、腰椎骨折、脊髓损伤等。

二、脊柱手术体位摆放的总体要求

（1）保证患者安全、舒适，重要器官无受压；要使患者的皮肤压力最小化，手术若超过3 h需做好预防措施，比如在受压部位贴防止压疮的泡沫贴或者在关节部位用凝胶体位垫等。每2 h或者每次调节体位后应观察肢体、关节和外周神经是否受压。

（2）充分显露术野；固定患者使之不易移动。充分暴露术野是摆放体位的根本要求。

（3）摆放体位时不能影响呼吸和循环。任何体位的改变都可以导致人的呼吸和循环改变。所以，患者呼吸和循环的改变是摆放体位时应该重点关注的。

（4）体位的摆放不能影响术中的透视。体位摆放好后，搁手架、骨盆固定架或者体位垫等，千万不能影响术中的透视。

第三节　手术入路的应用

　　绝大多数椎管内髓外硬膜下肿瘤及髓内肿瘤采用标准的后正中入路即可顺利切除肿瘤，而对于硬脊膜外肿瘤则需采取不同的入路。对硬脊膜外肿瘤来讲，肿瘤可向椎管内外扩展，同时也可能包绕肿瘤周围血管，术前准确评估肿瘤同脊柱结构及周围血管的关系对选择入路及术中保护重要结构有很大的帮助。本节将主要分析三维影像融合及重建技术在硬脊膜外肿瘤中的应用。

一、硬脊膜下肿瘤及脊髓内肿瘤的入路分析

　　对硬膜下或脊髓内肿瘤来讲，术前三维影像技术的作用主要在于实现个体化的骨质切除，以最大限度地减少对脊柱骨质的破坏，从而降低术后脊柱失稳的发生率。对于多数的髓外硬膜下肿瘤，均可采用半椎板切除肿瘤，根据术前肿瘤同脊柱之间的三维定位，术中切除很有限的骨质即可切除肿瘤。

　　患者 28 岁女性，腰椎多发神经纤维瘤，因"跛行伴左下肢疼痛半年"入院。此类纤维瘤患者，仅切除单侧的不超过 1/3 的椎板即可将肿瘤切除。图 8-12 为患者腰部相关检查影像，A 图为术前 MRI 增强，提示腰椎管内多发病变，考虑神经纤维瘤病；B 图为采用两个节段套筒入路切除 $L_2 \sim L_3$ 及 L_5 病变；C 图为术后 MRI 检查，提示 $L_2 \sim L_3$ 及 L_5 病变切除；D 图为术后 CT 三维重建图，提示仅切除 L_2 及 L_5 单侧部分椎板，且未破坏小关节；E 图为轴位 CT，提示棘突根部磨除以及小关节的完整保留。

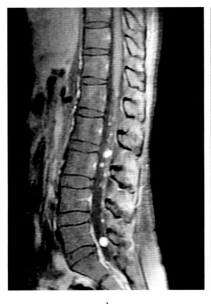

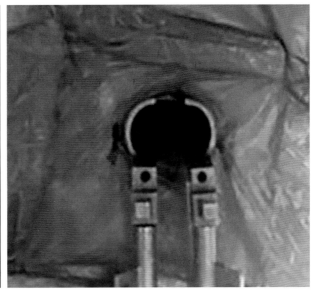

A　　　　　　　　　　　　　　　　　B

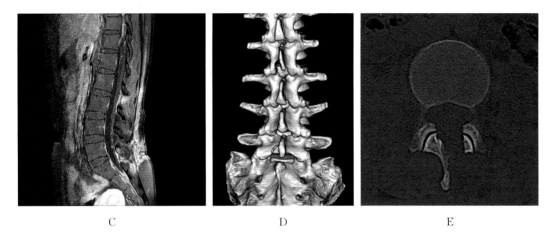

C　　　　　　　　　D　　　　　　　　　E

图 8-12　患者腰部相关检查影像

A. 术前 MRI 增强影像；B. 采用两个节段套筒入路切除病变部位；C. 术后 MRI 影像；D. 术后 CT 三维重建影像；E. 轴位 CT 影像。

对于部分髓内肿瘤，亦可通过半椎板并磨除部分棘突基底部来切除肿瘤，从而最大化地保留脊柱骨质来保护脊柱的稳定性。1 例脊髓内星形细胞瘤（WHO 2 级）患者，56 岁，女性，因"四肢麻木无力"入院。图 8-13 为患者颈部相关检查影像，A 图为术前 MRI，提示病变位于 $C_2 \sim C_3$ 髓内，T2 呈稍高信号；B 图为术后 MRI，提示肿瘤获得全切除，且棘突保存完好；C 图为术后 CT 三维重建图，提示手术仅切除 C_2 左侧椎板、部分 C_3 左侧椎板及棘突基底部；D 图为轴位 CT，提示骨质切除部分为左侧椎板及棘突基底部，对侧肌肉、椎板及棘突保留完好，后柱结构保存较多。

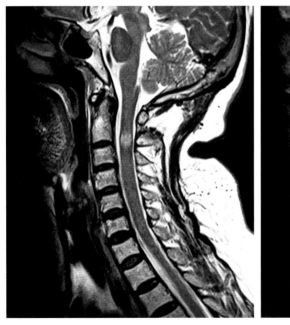
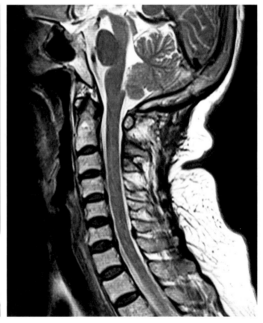

A　　　　　　　　　　　　　　　　　　B

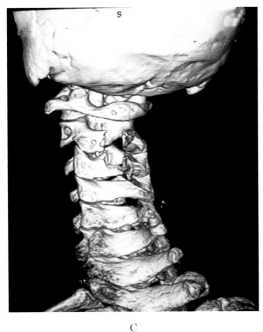
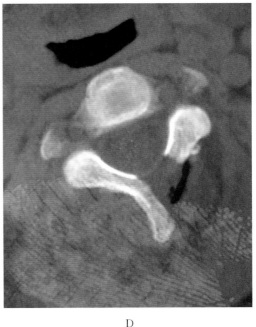

C   D

图 8-13　患者颈部相关检查影像

A. 术前 MRI 影像；B. 术后 MRI 影像；C. 术后 CT 三维重建影像；D. 轴位 CT 影像。

二、三维影像技术在硬脊膜外肿瘤手术入路中的应用

硬脊膜外肿瘤一般分为软组织源性肿瘤及骨源性肿瘤。骨源性肿瘤往往对骨质的破坏较重，多数需对脊柱的稳定性进行重建。

（一）硬脊膜外软组织源性肿瘤的病例特点

硬脊膜外软组织源性肿瘤患者多有典型的临床特征，包括肿瘤局部压迫引起的疼痛等症状、肿瘤压迫神经导致的放射性疼痛以及对脊髓压迫导致的肢体痉挛性瘫痪。硬膜外肿瘤很容易超过硬膜及脊柱结构的限制向四周生长，往往可以生长到很大的程度，很容易对周围组织造成压迫，许多患者就诊时已可摸到皮下明显的局部肿块。有一病例，14 岁女性患者，因"腰痛伴右下肢酸痛半年"入院，平素自觉右颈部包块。头颅及脊柱 MRI 检查示颅内及脊柱多发占位，考虑神经纤维瘤病。颈椎 MRI 检查可见 $C_2 \sim C_3$ 病变经椎间孔生长至胸锁乳突肌下方，可在该患者皮下摸到明显的局部肿块（图 8-14、图 8-15）。如果肿瘤位于颈椎压迫食管，患者甚至可有吞咽困难等症状。有一女性患者，年龄 76 岁，因"右侧颈部疼痛 2 年，右上肢麻木 5 个月"入院，近 2 个月存在吞咽困难。CTA 检查示 $C_2 \sim C_3$ 水平巨大肿瘤，并破坏颈椎骨质，颈内动脉受挤压，椎动脉被肿瘤包裹，患者食管明显受压，并有吞咽困难，诊断为上颈椎脊索瘤，采用颌下入路切除肿瘤（图 8-16、图 8-17）。根据文献报道，在肿瘤的临床进程中，以疼痛为主要临床症状的患者最多，其他临床症状主要有步态不稳、肌力下降、肢体感觉障

碍和括约肌功能障碍。患者的各种临床症状一般均呈进行性加重趋势。综合文献及临床中的经验，同其他椎管内肿瘤相比，硬脊膜外肿瘤患者的疼痛症状更为明显和严重。

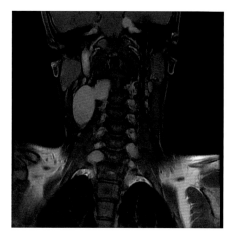

图 8-14　头颅及脊柱 MRI 冠状位像

示颅内及脊柱多发占位。

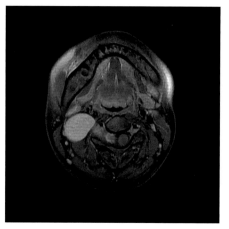

图 8-15　颈椎 MRI 轴位像

示颈椎脊柱旁多发占位。

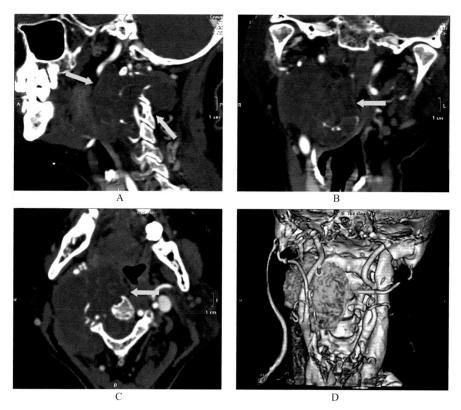

图 8-16　CTA 多层面扫描影像

A. 矢状位像；B. 冠状位像；C. 轴位像。示 $C_1 \sim C_4$ 水平巨大肿瘤，箭头示颈椎骨质被肿瘤侵犯并破坏。
D. 三维重建影像。

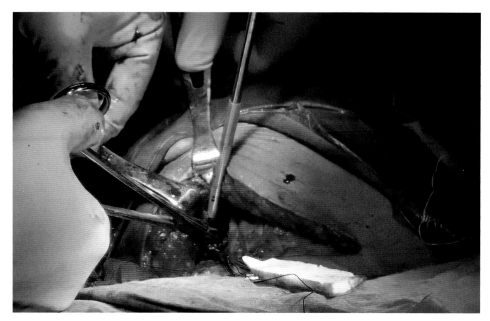

图 8-17　患者采用颌下入路切除肿瘤

椎管内硬膜外肿瘤的恶性肿瘤比例较高，但这主要指硬膜外骨性肿瘤。和硬膜外骨性肿瘤不同，硬膜外软组织源性肿瘤中恶性肿瘤的比例并不高，文献中报道为 4%。

（二）硬脊膜外软组织源性肿瘤的影像学特征

同椎管内其他肿瘤一样，硬脊膜外软组织源性肿瘤的首选检查是 MRI，其所能够提供的诊断信息较多。但由于硬膜外肿瘤往往同脊柱结构关系密切，术前行 CT 及 X 线检查也是必需的，其中采用三维影像重建及融合技术对分析肿瘤同脊柱的关系非常有价值。对于血供丰富的肿瘤或包绕血管的肿瘤，行血管造影或栓塞也很有必要，对于肿瘤同大血管关系密切的患者，可将血管造影同 MRI 及 CT 融合以获得肿瘤同血管以及脊柱的关系，为术前手术计划提供更详尽的信息。

术前 X 线检查在诊断方面的意义目前已经不大，仅可通过一些间接征象来判断肿瘤的位置，如 X 线可显示扩大的椎间孔，在硬膜外的神经鞘瘤、尤因肉瘤、脊膜膨出等病变中均可见椎间孔扩大。术前 X 线动力位片有其特殊的意义，有利于确定患者是否术前即存在脊柱不稳的情况。

术前 CT 有助于确定肿瘤同脊柱骨质之间的关系以及肿瘤是否对骨质有侵蚀，有利于评估肿瘤对脊柱稳定性的影响。通过对 CT 的仔细阅片，可准确预估术中骨质切除范围，可预判术中是否需植骨以及是否需行内固定。

MRI 对硬膜外软组织源性肿瘤所提供的信息最多，不仅可准确判断肿瘤的位置、边界和大小，在定性诊断上也有较大的价值。硬膜外软组织源性肿瘤最常见为神经鞘瘤，其常位于椎旁，可部分位于椎管内压迫硬膜囊，亦也可完全位于椎管外，多数肿瘤通过椎间孔向椎管外生长，椎间孔往往明显扩大（图 8-18）。神经鞘瘤可呈囊性或实性，实性居多，T1 呈等信号或稍低信号，T2 多呈高信号，增强扫描后有明显强化。多数硬膜外神经鞘瘤在硬膜下并无肿瘤，少部分硬膜外神经鞘瘤会生长至硬膜下，此时需经神经袖套切开硬脊膜探查硬膜下。

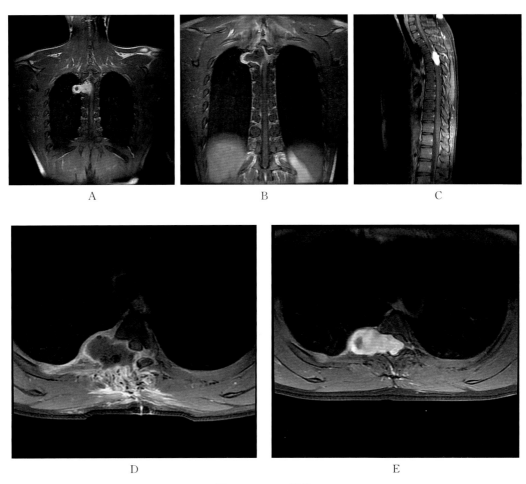

图 8-18 MRI 影像

A. MRI 增强冠状位像；B. MRI 矢状位像；C. MRI 增强矢状位像。示肿瘤可见部分位于椎管内压迫硬膜囊（神经鞘瘤）。D. MRI 轴位像；E. MRI 增强轴位像。示肿瘤可见部分向椎管外生长。

椎管内硬膜外脂肪瘤也并不少见，其在 MRI 上的特征性表现为围绕硬脊膜生长，可向双侧椎间孔扩展，且对骨质无明显破坏。MRI 上常呈 T1 等或低信号，T2 高信号，同脂肪组织的信号不同，增强病变一般呈均匀强化。

硬脊膜外蛛网膜囊肿也较常见，采用 MRI 多可明确诊断，硬脊膜外蛛网膜囊肿多有占位效应，可对硬膜囊及脊髓造成一定程度的压迫。有一患者，23 岁男性，因"腰背部疼痛半年后"入院。MRI 检查示 T_{12}～L_1 硬膜外占位，T1 低信号，T2 高信号（图 8-19、图 8-20），考虑蛛网膜囊肿，后经手术证实蛛网膜囊肿。对该疾病术前准备的关键是找到囊肿同蛛网膜下隙的沟通点。多数硬脊膜外蛛网膜囊肿同硬脊膜的沟通点位于神经根袖套处，修补或结扎该处的缺损是手术的关键。术前可采用CT脊髓造影来定位蛛网膜下隙与囊肿的沟通点。

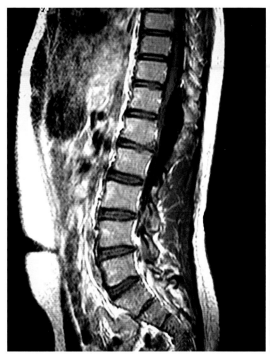

图 8-19　MRI 矢状位像（T1）

示 $T_{12}\sim L_1$ 硬膜外占位，T1 序列低信号，考虑为蛛网膜囊肿。

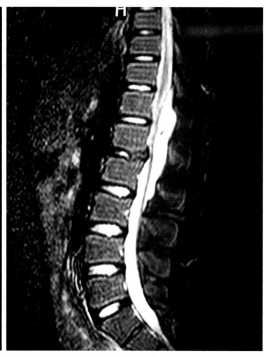

图 8-20　MRI 矢状位像（T2）

示 $T_{12}\sim L_1$ 硬膜外占位，T2 序列高信号，考虑为蛛网膜囊肿。

脊索瘤起源于脊索残余组织，常发生于斜坡、蝶鞍及脊柱。发生于脊柱的脊索瘤大多位于颅颈交界区及骶骨，其他椎体相对少见。有一患者，52 岁男性，因"骶尾部疼痛伴大小便障碍 1 年"入院。骶椎 CT 检查示骶骨巨大肿瘤，对周围骨质破坏明显。骶椎 MRI 检查示骶尾部巨大肿瘤，肿瘤呈相对均匀强化，肿瘤明显突入盆腔，并压迫直肠（图 8-21、图 8-22）。该患者行手术治疗（后正中入路及盆腔腹膜后入路），病理检查证实脊索瘤。也有文献将其归类为硬膜外骨性来源肿瘤。CT 上脊索瘤常有溶骨及破骨作用，影像上可见斑状钙化，肿瘤常侵犯椎体，甚至侵犯附件，并向椎旁生长，肿瘤往往生长得很大。因肿瘤内存在大量黏液样物及纤维间隔的原因，MRI 图像上肿瘤常呈 T1 等信号，T2 高信号，增强扫描可见肿瘤周边强化，部分肿瘤亦可呈均匀强化。

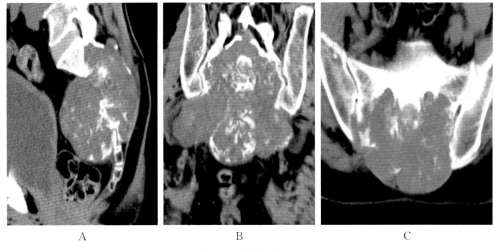

图 8-21 骶椎 CT 影像

A. 矢状位像；B. 冠状位像。示骶骨巨大肿瘤，对周围骨质破坏明显。C. 冠状位像前面观，示骶骨巨大肿瘤，对周围骨质破坏明显，关节间隙模糊不清。

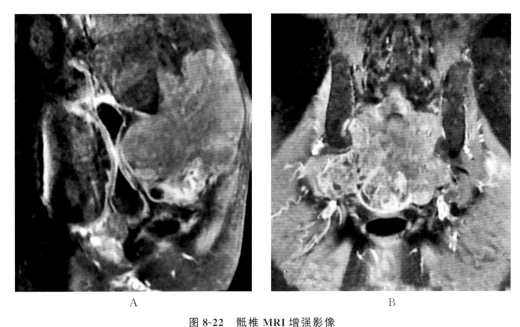

图 8-22 骶椎 MRI 增强影像

A. 矢状位像；B. 冠状位像。示骶尾部巨大肿瘤，肿瘤呈相对均匀强化。

除转移瘤外，硬膜外软组织源性肿瘤同样有一些类型的恶性肿瘤，如淋巴瘤、浆细胞瘤、尤因肉瘤等。40 岁男性患者，因"颈部疼痛 1 年"入院，颈椎 MRI 检查示 $C_2 \sim C_3$ 右侧椎间孔病变，采用半椎板入路切除肿瘤，术后病理证实尤因肉瘤（图 8-23）。淋巴瘤常表现为明显的椎管压迫征象，可侵犯椎体，亦可侵犯椎板的结构，在 CT 上以溶骨性改变为主，MRI 常呈长 T1、长 T2 信号。有一患者，31 岁女性，因"全身多处疼痛伴大小便障碍"入院，腰骶椎 MRI 检查示椎管内硬膜外多发病变，轴位可见肿瘤侵犯范围较广，侵犯椎体、腰大肌，甚至已侵入腹腔（图 8-24）。本例未行手术治疗，活检后病理检查示霍奇金淋巴瘤，活检后行放化疗。

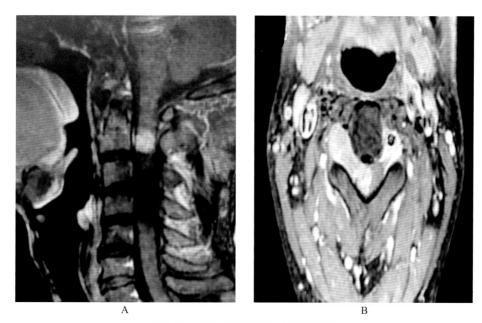

图 8-23 颈椎 MRI 影像（尤因肉瘤）

A. 矢状位像；B. 轴位像。示 $C_2 \sim C_3$ 右侧椎间孔病变。

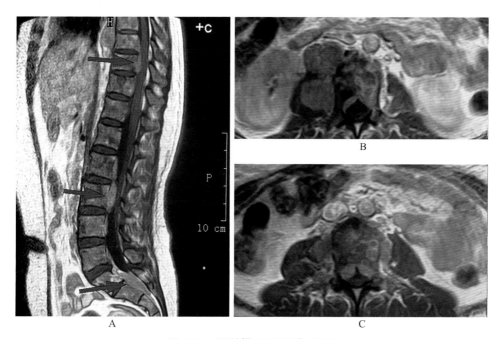

图 8-24 腰骶椎 MRI 影像（T1）

A. 矢状位像；B、C. 轴位像。箭头所示椎管内硬膜外多发病变。

（三）基于三维影像解剖的硬脊膜外肿瘤的手术治疗

对于硬脊膜外肿瘤来讲，往往要采取不同的手术入路。在选择手术入路时，术者需综合考虑肿瘤的位置、肿瘤的侵犯范围、肿瘤同大血管之间的关系及脊柱稳定性等因素。对于肿瘤单纯位于椎管内者，采用标准的后正中入路即可。可根据肿瘤大小采取全椎板术、椎板切开复位、半椎板术等手术方式，多数情况下不需要同期行内固定术，除非患者术前即存在脊柱不稳。当椎管内和椎管外均有肿瘤时，则需根据肿瘤的大小和范围来选择手术入路。椎管外肿瘤范围不广时，采用向侧方扩展的后正中入路多可实现肿瘤全切。当肿瘤向侧方生长较多，甚至向前方生长时，则需采用前方入路。而前方入路切除椎管内肿瘤很不利，甚至需切除部分椎体才可显露椎管内肿瘤，这种情况下，则最好采用前路与后路联合手术或分期手术。采用三维影像融合可清楚地显示肿瘤同周围骨质、大血管及神经的关系，对合理选择手术入路起到很好的指导作用。

第四节　颈、胸、腰、骶部位的肿瘤手术入路

一、颈椎硬膜外肿瘤

切除颈椎硬膜外肿瘤的手术方式主要有 3 种：颈部后正中入路、颈前方正中入路和颈前侧方入路。

颈部后正中入路多适用于肿瘤位于椎管内或椎管内、外，或位于椎间孔并向侧方扩展。肿瘤位于椎管内、外时，可先切除椎管内肿瘤，之后扩大肿瘤通往椎管外的通道。多数肿瘤经椎间孔长出椎管外，扩大通道后即可经该通道切除椎管外肿瘤。颈部后入路较前路的优势在于对包绕椎动脉较严重的肿瘤可方便地显露椎动脉。手术扩大椎间孔过程中往往需破坏该侧小关节，对脊柱的稳定性造成一定影响，必要时需行内固定融合术。对于 $C_1 \sim C_2$ 的硬膜外椎管内、外肿瘤存在一定的特殊性，该部位的肿瘤甚至不需切除椎板即可全切肿瘤（图 8-25）。

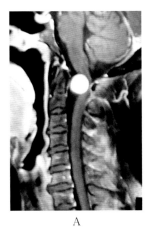
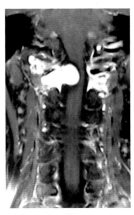
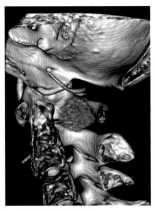

A　　　　　　　　　　B　　　　　　　　　　C

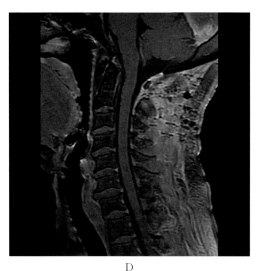
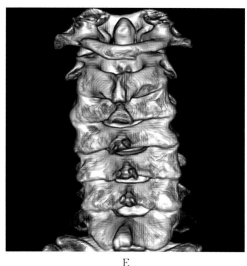

D   E

图 8-25 神经鞘瘤患者影像

A. 术前 MRI 增强矢状位像；B. 术前 MRI 增强冠状位像；C. 术前 CT 三维重建影像。示肿瘤位于 $C_1 \sim C_2$ 椎管内、外。D. 术后 MRI 增强矢状位像，示肿瘤切除，且 C_1 后弓保留。E. 术后 CT 三维重建影像，示 C_1 后弓及 C_2 椎板完全保留。

对上颈椎硬膜外肿瘤来讲，颈前方正中入路即经口咽入路。手术时患者取仰卧位，头部轻度后仰，术中采用经口牵开器，将舌头牵向下方，采用软管（术中多采用小儿尿管）将软腭及悬雍垂牵向上方。采用中线直切口切开后咽部黏膜及椎体前方软组织来显露肿瘤。近年来，由于内镜技术的发展，位于齿状突-斜坡间的病变亦可采用经鼻内镜技术切除肿瘤，术后不影响患者进食，患者的反应较经口入路轻，术后恢复快。有一患者，61 岁女性，因"头痛 2 个多月"入院。术前 MRI 检查示上颈椎及颅颈交界区肿瘤，该例患者采用经鼻内镜手术，病理检查证实脊索瘤（图 8-26）。经口鼻入路所能显露的上界为斜坡，下界为 C_3 上缘，侧方为双侧颈动脉，因此向侧方生长较多的上颈椎肿瘤该入路则不合适，多需采用颌下入路，也即所谓的前侧方入路。颌下入路主要经咽部黏膜后方显露上颈椎，该入路需解剖的软组织较为复杂，其优势是对侧方的肿瘤显露充分，同时也可显露 C_2 以下肿瘤，因此该入路主要适用于主体位于上颈椎向侧方或向 C_2 水平以下侵犯较多的肿瘤。

对于下颈椎的硬膜外肿瘤需前方入路时，采用传统的切除颈椎间盘的颈前入路即可。该入路经胸锁乳突肌内侧筋膜间到达前方椎体，颈内动脉被拉向术野外侧，而食管和气道被牵向术野内侧。该入路所能显露的上界为 C_2 下缘，侧方边界为横突和椎动脉，下界为 T_1，部分患者因胸骨位置较高而无法显露至 T_1。采用该入路切除硬膜外肿瘤基本均需行椎体重建及内固定。对于下颈椎肿瘤向前侧方生长较多时，亦可采用颈后三角入路切除肿瘤。颈后三角入路经胸锁乳突肌后方筋膜进入，多首先抵达颈椎横突部位，经前斜角肌和中斜角肌之间切除肿瘤，术中需仔细保护椎动脉及组成臂丛神经的颈神经根。

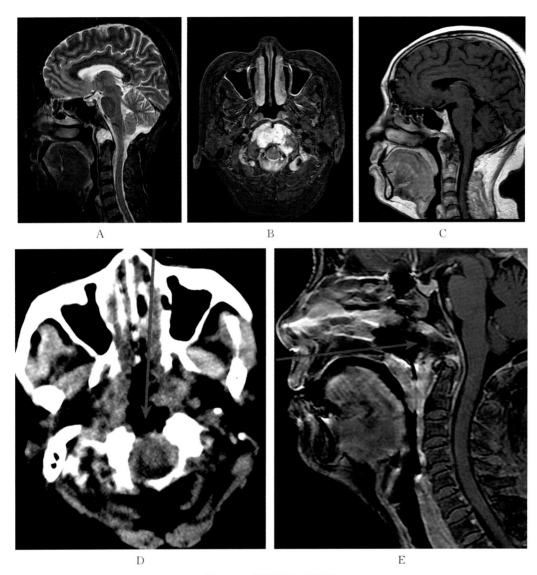

图 8-26　脊索瘤患者影像

A. 术前 MRI 增强矢状位像；B. 术前 MRI 增强轴位像；C. 术前 MRI 矢状位像。示上颈椎及颅颈交界区肿瘤。D. 术后 CT 轴位像，示肿瘤切除满意，红色箭头显示肿瘤切除路径。E. 术后 MRI 矢状位像，示颅颈交界区肿瘤切除满意，红色箭头显示矢状方向肿瘤切除路径。

二、胸椎硬膜外肿瘤

胸椎硬膜外肿瘤的手术入路主要包括两类，即前方入路和后方入路。病变侵犯范围小的可选择标准的后正中入路。向侧方及前方生长较多的可选择经肋横突关节的后外侧入路。后外侧入路需根据病变侵犯的范围来决定侧方显露的范围，一些小的病灶仅磨除部分横突即可切除病灶。有一女性患者，年龄 45 岁，体检发现左侧椎间孔病变。胸椎 MRI 检查示左侧 $T_{10} \sim T_{11}$ 椎间孔病变，术前 CT 三维重建可清楚显示肿瘤同脊柱及肋骨之间的关系。该病例采用经横突间入路切除肿瘤。术后肿瘤完全切除，磨除部分 T_{10} 上位横突及部分椎板，术后经病理检查证实神经鞘瘤（图 8-27、图 8-28）。一些较大的或向前侧方生长的病灶则需要切除肋横突关节甚至切除部分肋骨来显露病灶，有一患者，21 岁男性，多发神经纤维瘤病，行 T_1～T_2 椎间孔肿瘤切除术，术前 MRI 检查示病变主体位于胸膜顶，由 T_1～T_2 椎间孔向外长出，CTA 三维重建和 MRI 融合重建可清楚地显示肿瘤同脊柱、肋骨、主动脉以及锁骨下动脉之间的关系，该病例采用经横突间入路切除肿瘤。术后 MRI 检查示肿瘤完全切除。术后 CT 三维重建示经 T_1～T_2 横突间隙切除肿瘤，T_2 横突的上半部分予以磨除，术后经病理检查证实神经鞘瘤（图 8-29～图 8-32）。

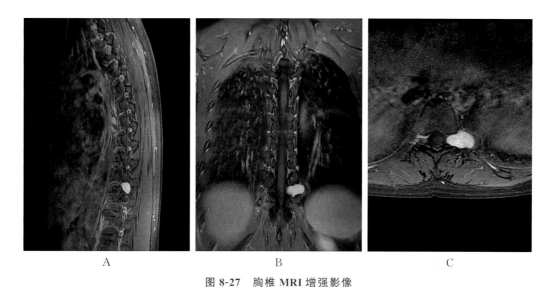

A   B   C

图 8-27　胸椎 MRI 增强影像

A. 矢状位像；B. 冠状物像；C. 轴位像。示左侧 T_{10}～T_{11} 椎间孔病变。

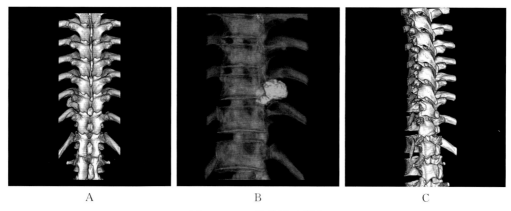

A   B   C

图 8-28　CT 三维重建影像

A. 术前后面观；B. 术前前面观。可清楚显示肿瘤同脊柱及肋骨之间的关系。C. 术后侧面观，可见磨除部分 T_{10} 上位横突及部分椎板。

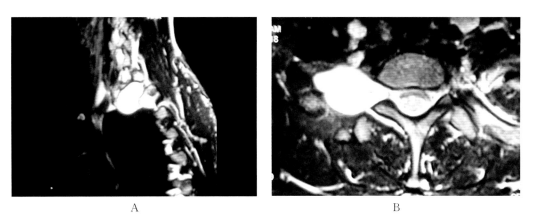

A   B

图 8-29 术前 MRI 影像

A. 矢状位像；B. 轴位像。示病变主体位于胸膜顶，由 T_1～T_2 椎间孔向外长出。

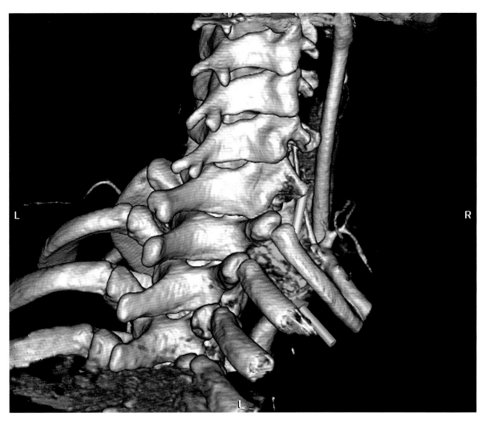

图 8-30 CTA 三维重建和 MRI 肿瘤成像融合重建

可见肿瘤同脊柱、肋骨、主动脉以及锁骨下动脉之间的关系。

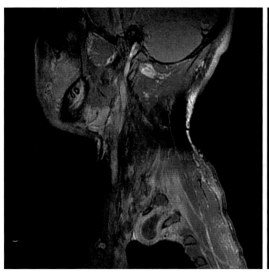

图 8-31 术后 MRI 矢状位像

示肿瘤全部切除。

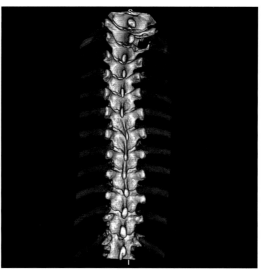

图 8-32 术后 CT 三维重建

示肿瘤全部切除，T_2 横突的上半部分予以磨除。

上胸椎（$T_1 \sim T_4$）的前方入路较为复杂，需切开胸骨或切除胸锁关节，往往需同胸外科医生一起手术。由于主动脉弓的存在，该入路显露的空间其实比较小，且损伤喉返神经的风险也比较高。中下胸椎的前方入路相对容易一些，采用胸外科常用的经胸腔镜入路即可，若病变相对靠下，如 $T_{11} \sim T_{12}$，可通过切开膈肌增加对下方的显露。手术切口一般选择手术椎体上一个平面的肋骨表面，根据病变的水平决定是否切除肋骨。进入胸腔后，牵开肺叶病变即可良好地显露前方。手术的要点是保护好奇静脉、半奇静脉及胸导管。前方入路基本均需行前方的椎体切除、重建及固定，部分患者需联合后路内固定。对于一些复杂的病例则需要行胸腔镜手术联合后入路手术。

三、腰椎硬膜外肿瘤

腰椎硬膜外肿瘤的手术入路主要包括两类：前方经腹膜后入路及后方入路。少部分向腹腔生长的良性肿瘤亦可采用经腹腔镜切除。后方入路主要适用于病变主体位于后方或后外侧的肿瘤，尤其适用于病变向椎管内侵犯的肿瘤。有一患者，26 岁男性，因"腰痛 1 周"入院。术前 MRI 检查示 $L_3 \sim L_4$ 硬膜外占位，肿瘤向侧方侵犯广泛，$L_3 \sim L_5$ 椎弓根受肿瘤侵犯变细。采用后正中入路，术后病理检查证实神经鞘瘤。术后 3 个月复查 MRI 示肿瘤全切。该患者因肿瘤侵犯椎弓根及椎体，同期行一期内固定（图 8-33～图 8-36）。后方入路可采用后正中入路，适用于椎骨内有较多病变的肿瘤。后方入路亦可采用旁正中经肌间隙入路，主要适用于主体位于椎管后外侧的肿瘤，通过磨除关节突关节亦可切除部分位于椎管内的肿瘤。前方入路的主要方式为经腹膜后入路，对于胸腰交界区病变常采用肋下腹膜后入路，经该入路若切除膈肌可向上显露至 T_{12}。对于 $L_2 \sim L_5$ 病变，该入路即斜外侧入路。该入路需要仔细保护位于腰大肌内的髂腹下神经、生殖股神经、髂腹股沟神经等重要神经，以及交感神经丛、输尿管等重要结构。

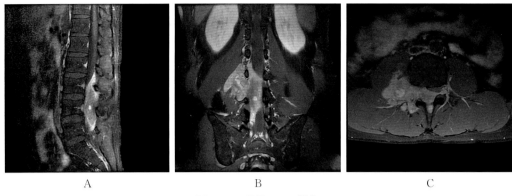

A   B   C

图 8-33　术前 MRI 影像

A. 矢状位像；B. 冠状位像；C. 轴位像。示 $L_3 \sim L_5$ 硬膜外占位，肿瘤向侧方侵犯广泛，$L_3 \sim L_4$ 椎弓根受肿瘤侵犯变细。

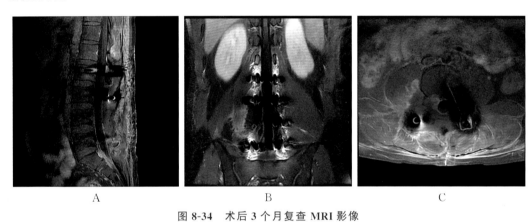

A   B   C

图 8-34　术后 3 个月复查 MRI 影像

A. 矢状位像；B. 冠状位像；C. 轴位像。示肿瘤全切。

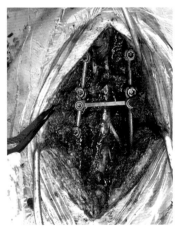

图 8-35　术中可见肿瘤侵犯椎
　　　　　弓根及椎体，行一期
　　　　　内固定

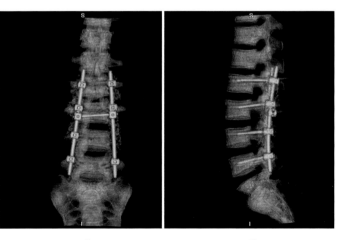

A   B

图 8-36　术后 X 线影像

A. 正位像；B. 侧位像。可见内固定。

四、骶椎硬膜外肿瘤

骶椎肿瘤具有明显多样性，包括脊索瘤、神经鞘瘤、脂肪瘤样孤立性纤维瘤、淋巴瘤、转移瘤等多种肿瘤。对于骶椎肿瘤来讲，其手术入路主要取决于其同盆腔之间的关系。病变若未明显侵犯至盆腔，或仅仅对盆腔形成挤压作用，后正中入路往往可顺利切除肿瘤。有一患者，34 岁男性，因"左下肢乏力伴大小便困难"入院。术前MRI 检查可见肿瘤位于骶管内，并侵犯入盆腔，术前 CT 三维重建可见肿瘤对骶骨破坏明显，可见肿瘤通过破坏的骶前孔进入盆腔。该患者采用后正中入路，肿瘤获得全切除，术后经病理检查证实脂肪瘤样孤立性纤维性肿瘤。术后 MRI 示肿瘤获得全切除（图 8-37、图 8-38）。如果肿瘤明显生长入盆腔且同盆腔脏器明显粘连，往往需采用前后联合入路，前路需与普外科医师或妇产科医师协同手术。骶管肿瘤手术的关键在于保护患者肛门括约肌及膀胱的功能。

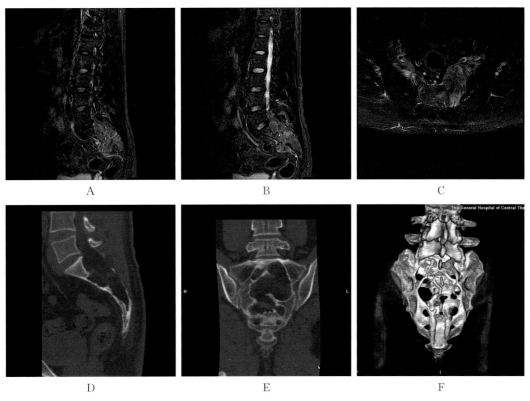

图 8-37　术前相关检查影像

A. MRI 矢状位像（左侧）；B. MRI 矢状位像（中间）；C. MRI 轴位像。可见肿瘤位于骶管内，并侵入盆腔。D. CT 矢状位像；E. CT 冠状位像；F. CT 三维重建影像。可见肿瘤对骶骨破坏明显，通过破坏的骶前孔进入盆腔。

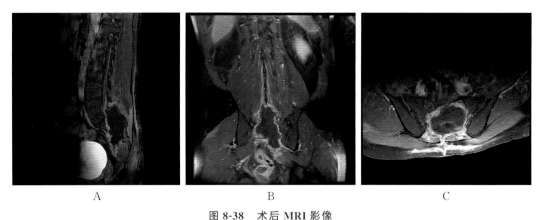

图 8-38　术后 MRI 影像

A. 矢状位像；B. 冠状位像；C. 轴位像。示肿瘤全切。

第五节　脊髓血管病的手术入路

一、硬脊膜动静脉瘘

硬脊膜动静脉瘘（SDAVF）是一种血管畸形，病变发生在椎管内，发病率为每百万人每年 5～10 例，好发于 40 岁以上男性，平均年龄为 60 岁，男女比例为（5～8）：1。病因尚不清楚，多与后天获得性疾病如感染、脊髓空洞症、创伤和手术有关，且病变多位于胸腰段，由身体直立姿势所致。脊神经根处的硬脊膜靠近椎间盘、椎骨或韧带，所以该处硬膜极易受创伤的损害。颅内手术后的病例可出现硬膜动静脉的交通，而这一病变在术前的血管造影时没有出现。病理：供应硬脊膜或神经根的动脉在椎间孔处穿过硬膜时与脊髓引流静脉发生交通。临床症状：脊髓静脉高压阻碍脊髓静脉回流。常隐匿发病，进展缓慢，进行性加重。开始多为感觉、运动或括约肌功能障碍，可伴大小便和性功能障碍，单纯的局部神经根区疼痛少见。以 SAH 为首发症状患者占 1%；但在颅颈交界区，以 SAH 为首发症状的患者占 60%。早期诊断困难，就诊时病情往往比较严重。

硬脊膜动静脉瘘患者脊髓损伤症状主要是由椎管内静脉高压所致的一系列病理生理改变。动脉血导致脊髓表面正常静脉引流，髓内正常的动静脉压力梯度紊乱导致静脉扩张，压力增高，脊髓正常静脉回流障碍，脊髓充血，毛细血管淤滞导致小动脉缺血，脊髓间质水肿，缺血坏死。

SDAVF 的影像学特点：脊髓内未见血管流空及出血信号是其 MRI 图像的特征性标志。粗大引流静脉常见于较长节段范围甚至全脊髓范围内，多在其一节段相对集中、粗大，常提示该部位为瘘口所在节段。脊髓亚急性、慢性出血及脊髓软化水肿，相应的胶质增生。DSA 的特征性表现为常见 1 个瘘口，位于胸腰段任何水平，颈段少见；供血动脉来自肋间动脉、腰动脉、骶正中动脉或髂内动脉；循环时间明显减慢，脊髓静脉完全充盈需 40～60 s，而正常仅需 15～20 s。MRI 和 DSA 诊断价值比较：要依靠 DSA 检查，MRI 不能确诊硬脊膜动静脉瘘，但可显示脊髓继发病变，并间接提示本病，所以诊断 SDAVF 时，两者相辅相成。

MRI 及 MRA 表现作为首选筛查手段。MRI 平扫可见脊髓背侧和腹侧虫蚀状血管流空影，MRI 增强扫描可见脊髓表面有迂曲血管增强信号，高质量增强 MRA 可显示供血动脉及瘘口位置。DSA：供血动脉在椎管内突然变粗至引流静脉，引流静脉迂曲扩张，循环时间变长。临床上 MRI 和 DSA 对于诊断 SDAVF 都是必要的。凡怀疑脊髓炎、坐骨神经痛等，特别是中年以上男性出现进行性双下肢感觉运动障碍，都应做脊髓 MRI 检查（有条件的行脊髓 MRA 检查），再结合全脊髓血管造影加以证实，以尽早明确诊断，并进行治疗。

SDAVF 的治疗：SDAVF 应早期治疗。栓塞或手术治疗应愈早愈好，早期诊断、早期治疗是达到满意治疗效果的唯一途径。栓塞：成功率不低且没有副作用，即使栓塞失败，也有助于术中定位供血动脉及引流静脉，所以其应该是一线治疗，只有在栓塞技术条件有限或不适合栓塞时才考虑手术。治疗方法首选血管内治疗，栓塞困难可以考虑复合手术治疗，治疗的目的是栓塞瘘口，而不是引流静脉。栓塞材料以真丝线段与 NBCA 为首选。栓塞要恰好闭塞瘘口和静脉起始端，否则易致瘘口复发。经手术治疗的患者采用全椎板或半椎板切除入路，夹闭瘘口及近瘘口向脊髓表面走行的静脉。两种方法术后都需进行抗凝治疗。适应高压状态的脊髓背侧引流静脉难以在短时间内恢复自身循环动力，因而极易形成血栓，影响全脊髓静脉回流。因此抗凝治疗极其重要。手术：夹闭引流静脉，电凝动静脉瘘。疗效确定，属永久性治疗。

避免误诊，策略如下。①重视病史、症状的变化，全面查体，进行认真细致的神经系统疾病定位诊断分析，从而提出针对该患者的个体化诊断方案。②做完整规范、不遗漏的选择性脊髓全程动脉造影（标记胸、腰段椎体，记录造影血管及结果）。③选择性双侧颈内动脉、颈外动脉、髂内动脉造影。④经股静脉穿刺选择性奇静脉、半奇静脉、副奇静脉、腰升静脉、腰横静脉、左肾静脉造影。⑤延长造影持续时间（正常 10 s），最长可延至 40 s，必要时加大造影剂用量和注射压力，放大造影。⑥必要时做 2D-DSA、3D-DSA 和 4D-DSA 血管成像，以及多模态融合成像与动态立体融合成像。

病例一

入院情况：男性患者，63 岁。突发剧烈头痛 11 h。①既往史：否认高血压、糖尿病、心脏病等病史，无手术、外伤史，无输血史，无过敏史，有饮酒史，无吸烟史。

②查体：体温 37℃，呼吸 20 次/min，脉搏 80 次/min，血压 120/80 mmHg，意识昏睡，GCS 评分 11 分，查体不合作，语言功能正常，无构音障碍。双侧瞳孔等大等圆，对光反射左侧灵敏、右侧迟钝。口角对称，双侧鼻唇沟对称，伸舌居中，颈软，双侧肺部呼吸音清晰，双侧肺未闻及干、湿性啰音，心率节律齐，腹部平软，未扪及包块，肝脾肋下未触及，无压痛及反跳痛。四肢肌力肌张力查体不配合，右侧腱反射正常，左侧巴宾斯基征阴性，左侧掌心下颌反射阴性，脑膜刺激征阴性。

门诊资料：2021 年 10 月 13 日 CT 示蛛网膜下隙出血；2021 年 10 月 13 日第二次 CT 示蛛网膜下隙出血、脑积水。入院后完善相关检查，于 2021 年 10 月 18 日行全脑血管造影术，见 $C_1 \sim C_2$ 水平硬脊膜动静脉瘘，后行脑室钻孔外引流术和 $C_1 \sim C_2$ 硬脊膜动静脉瘘离断术＋硬脊膜下血肿清除＋脑血管造影术，手术过程顺利，术中造影见硬脊膜动静脉瘘未显影，术后予以护脑、脱水、维持内环境稳定、补液、营养支持、腰大池引流等对症支持治疗。

出院诊断：①$C_1 \sim C_2$ 硬脊膜动静脉瘘。②硬脊膜下血肿。③蛛网膜下隙出血。④脑积水。

出院情况：昏睡，GCS 评分 15 分，查体合作，对答可，无构音障碍。双侧瞳孔等大等圆，对光反射左侧灵敏、右侧迟钝。口角对称，双侧鼻唇沟对称，伸舌居中，颈软。双侧肺部呼吸音清晰，双侧肺未闻及干、湿性啰音。心率节律齐，腹部平软，未扪及包块，肝脾肋下未触及，无压痛及反跳痛。四肢肌张力正常，左侧巴宾斯基征阴性，左侧掌心下颌反射阴性，脑膜刺激征阴性。

手术名称：全脑血管造影术＋血管内治疗术。

患者体位：仰卧位。

切口：Ⅰ类切开。

手术步骤：患者取仰卧位，在给予全身麻醉后，采用 Seldinger 法穿刺右股动脉成功。置入 6F 导管鞘并固定。置入 5F 造影管，插入双侧颈内动脉颈外动脉及椎动脉造影，多角度投照。发现右侧硬脊膜动静脉瘘，位于 $C_1 \sim C_2$ 水平，由右侧椎动脉供血，向脊髓周围引流。其余血管造影未见异常。全身肝素化，置 6F 导引导管于右侧椎动脉 C_2 水平，接高压冲水装置，路途导引下多次尝试，导丝及微导管未能抵达硬脊膜动静脉瘘供血动脉内，继续强行手术风险较高，与家属商议后终止手术，择期行显微外科切除术，撤出导管，保留导管鞘。术中麻醉良好，手术顺利，出血约 10 ml，未输血，术后患者安返监护室。

手术名称：$C_1 \sim C_2$ 硬脊膜动静脉瘘离断术＋硬脊膜下血肿清除＋脑血管造影术。

切口：颈部后正中入路切口长约 10 cm、右侧桡动脉穿刺伤口约 2 mm。

手术步骤：患者平卧于手术台上，诱导下全身麻醉插管，右上肢消毒、铺巾，采用 Seldinger 法穿刺右侧桡动脉成功，置入 5F 桡动脉鞘。置入 5F 造影管，泥鳅导丝引导下置入可侧椎动脉造影，显示造影入路通畅，见 $C_1 \sim C_2$ 椎间孔位置硬脊膜动静脉瘘。撤出造影管，右上肢无菌套包扎保护。改俯卧位，用头架固定头部。常规消毒、铺单，按术前标识后正中入路作枕外隆凸至 C_4 水平切口，长约 10 cm，全层切开皮肤，沿颈后正中白线逐层切开深下，依次显露枕骨大孔后缘、C_1 及 C_2 棘突，沿棘突两侧分离肌肉并显露 C_1、C_2 椎板，右侧达椎间孔水平，见 C_1 椎间孔处异常血管丛进入椎管内。磨钻磨除部分骨质后椎板钳咬除 C_1 右侧椎板下缘大部、咬除 C_2 棘突及 C_2 右侧椎板上缘大部，开骨窗 3 cm×2 cm，骨窗缘止血。显微镜下切开硬脊膜，见淡红色血性脑脊液，将颈髓牵向左侧，见硬脊膜下血肿，清除血肿，见椎管内多支粗大血管，呈红色，考虑异常引流静脉。放置 1 板动脉瘤夹定位，分别采用吲哚菁绿荧光造影、选择性右侧椎动脉造影证实 3 支异常增粗血管均为引流静脉。沿血管向 C_1 椎间孔方向分离，见 C_1 椎间孔处硬脊膜动静脉瘘。临时阻断夹夹闭瘘口，复行吲哚菁绿荧光造影见 3 支引流静脉均不再显影。电凝后离断瘘口处引流静脉，电凝灼烧硬脊膜瘘口，再次行选择性右侧椎动脉造，见瘘口处理完全，椎管内外均未见异常血管引流。术区再次彻底止血，无损伤可吸收线严密缝合硬脊膜，骨窗缘及硬脊膜外垫敷止血纱防止出血，猪源纤维蛋白黏合剂封闭骨窗区，放置硬脊膜外引流管，逐层缝合伤口。术毕。相关影像见图 8-39～图 8-49 和视频 8-1～视频 8-14。

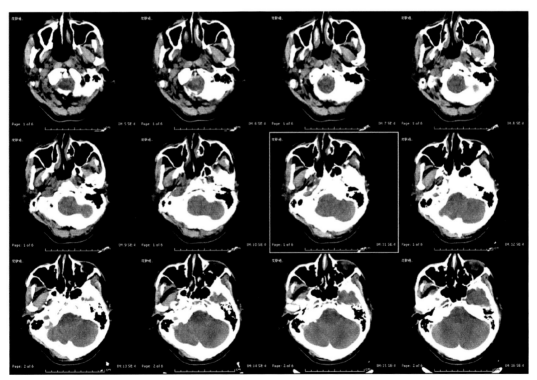

图 8-39　术前 CT 影像

示自发性蛛网膜下腔出血。

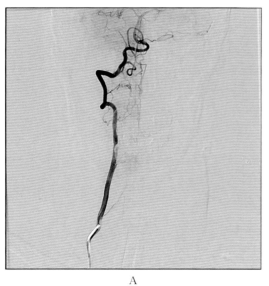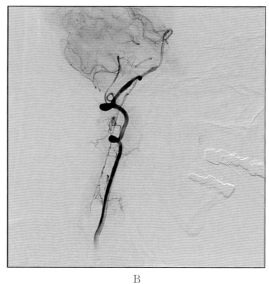

A   B

图 8-40　右侧椎动脉 2D-DSA 影像

A. 正位像；B. 侧位像。示椎动脉有一小分支异常血管供血到脊髓，初步判断为硬脊膜动静脉瘘。

视频 8-1　　　　　视频 8-2　　　　　视频 8-3

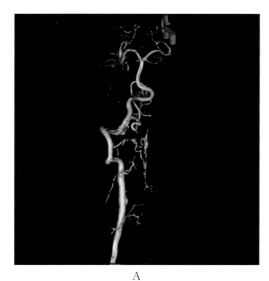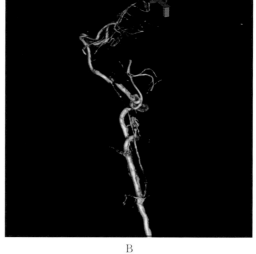

A   B

图 8-41　右侧椎动脉 3D-DSA 影像

A. 正位像；B. 侧位像。示椎动脉有一小分支异常血管供血到脊髓，初步判断为硬脊膜动静脉瘘。

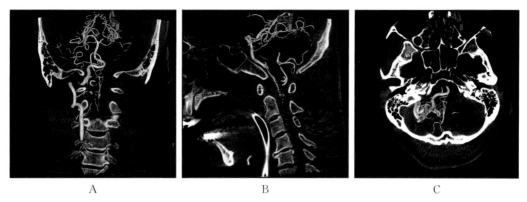

A   B   C

图 8-42　右侧椎动脉 3D-DSA 双容积影像

A. 冠状位像；B. 矢状位像；C. 轴位像。示椎动脉有一小分支异常血管供血到脊髓，形成动静脉瘘。

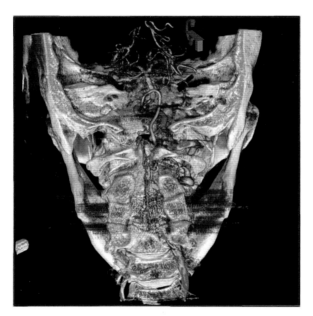

图 8-43　右侧椎动脉 3D-DSA 双容积影像，模拟手术入路

观察血管与骨头之间的关系。

视频 8-4   视频 8-5   视频 8-6   视频 8-7   视频 8-8

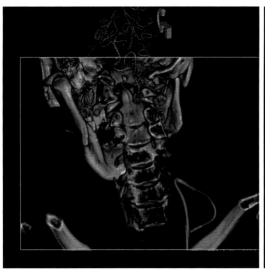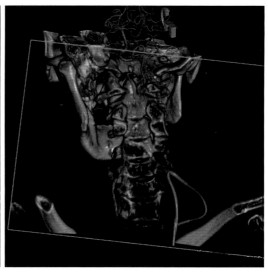

图 8-44　右侧椎动脉 3D-DSA 血管像与 CTA 颅骨像融合

图 8-45　右侧椎动脉 3D-DSA 血管像与 CTA 颅骨像融合，切开骨头后，模拟手术入路

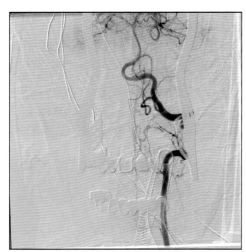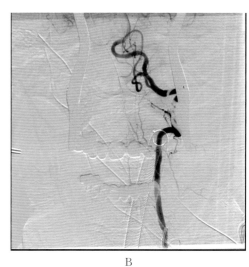

A

B

图 8-46　2D-DSA 正位像

A. 手术前，利用影像确认血管位置；B. 手术后，利用影像确认硬脊膜动静脉瘘的血管不再显影。

视频 8-9　　　　　　　　视频 8-10　　　　　　　　视频 8-11

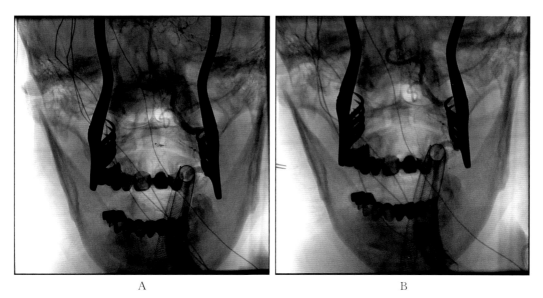

A B

图 8-47 2D-DSA 非减影正位像

A. 手术前，利用影像确认血管与骨头之间的位置；B. 手术后，利用影像确认硬脊膜动静脉瘘的血管不再显影。

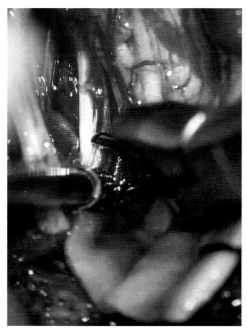

图 8-48 异常血管夹闭手术

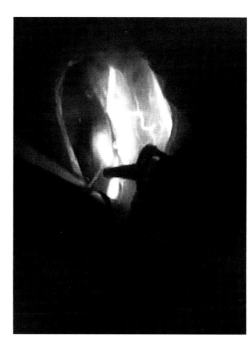

图 8-49 异常血管荧光造影确认

视频 8-12　　　　　　　　视频 8-13　　　　　　　　视频 8-14

病例二

入院情况：男性患者，72 岁，已婚。因"右下肢麻木半年，进行性双下肢乏力半个月"入院。既往史：既往 20 年前有脑血栓腰椎穿刺病史，否认高血压、高血脂、糖尿病、心脏病等慢性病史。

查体：体温 37℃；脉搏 69 次/min，规则；呼吸 15 次/min，规则；血压 145/84 mmHg。意识清楚。双侧瞳孔等大等圆，直径约 2 mm，直接及间接对光反射灵敏。颈软，双侧上肢肌力肌张力正常，左侧下肢肌力 3 级，右侧下肢肌力 3 级，双下肢肌张力增高，双侧腹股沟以下痛温觉减退，深感觉正常，右侧腹壁反射消失，双侧下肢病理征可疑阳性。

辅助检查及诊疗经过：2022 年 5 月 20 日行胸椎 MRI 检查示 T_9、T_{10} 水平椎管内血管畸形，初步诊断为脊髓血管畸形。5 月 22 日行 CT 检查示双侧基底节及半卵圆中心区多发腔隙性脑梗死，部分脑软化灶形成；脑萎缩；右侧额部及左侧额顶部硬膜下少许积液。5 月 24 日行 CT 检查示考虑硬脊膜动静脉瘘可能，瘘口位于 L_1～L_2 左侧椎间孔水平；考虑 L_2～L_3 左侧腰动脉远段与同侧棘突水平皮下动静脉瘘畸形。腹主动脉、两侧髂总动脉、两个髂内动脉、右肾动脉硬化并管腔轻度狭窄；主动脉弓、胸主动脉硬化，管腔未见狭窄。5 月 24 日行 MRI 检查示硬脊膜动静脉瘘可能，瘘口位于 L_1～L_2 左侧椎间孔水平；L_2～L_3 左侧腰动脉远段与同侧棘突水平皮下动静脉瘘畸形；胸、腰椎及椎间盘退行性改变；腰背部浅筋膜炎。患者下肢乏力感逐渐加重，考虑硬脊膜动静脉瘘致脊髓水肿加重可能，告知患者家属患者病情危重，可能出现偏瘫加重等风险，患者家属表示知晓。告知患者家属行硬脊膜动静脉瘘口切除术的必要性及风险，患者家属表示知晓。充分准备后于 5 月 25 日行全身麻醉行脊髓血管造影＋复合技术下硬脊膜动静脉瘘瘘口离断术，术中可见左侧 L_1 动脉分支在左侧 L_1～L_2 椎间孔处形成动静脉瘘，并向椎管内异常引流，椎管内引流静脉迂曲呈蚓状，向上到达 T_{10} 水平，另有 1 支粗大引流静脉经椎旁向上引流，左侧 L_2 动脉分支于双侧棘突旁形成动静脉瘘经双侧棘突旁及皮下组织向下引流。术中应用吲哚菁绿荧光造影、DSA 造影及亚甲蓝显影技术等确认异常引流静脉及硬脊膜瘘口，电凝灼闭瘘口。术后立即给予重症监护、补液等对症支持治疗。5 月 26 日夜间查房示双侧下肢肌力 0 级，双下肢肌张力减低，双侧腹股沟以下痛温觉消失，右侧腹壁反射消失，双侧下肢病理征阴性。5 月 26 日复查示胸腰椎硬脊膜动静脉瘘口术后改变：T_{12}～L_1 水平脊髓圆锥水肿，较前明显。胸腰段部分软组织水肿。腰椎退变。予以甲泼尼龙、低分子肝素、理疗等对症处理，患者感觉平面逐渐下降，双侧下肢肌力仍为 0 级，家属要求出院继续康复治疗，予以办理。

手术名称：脊髓血管造影＋复合技术下硬脊膜动静脉瘘瘘口离断术。

手术步骤：患者取平卧位，术前标注各椎体位置，腹股沟区域消毒、铺巾，穿刺点利多卡因局部麻醉下，采用 Seldinger 法穿刺右股动脉成功。置入 5F 导管鞘并固定。置入 5F 造影管，选择性插入 T_{10}～L_4 双侧肋间动脉、腰动脉行脊髓血管造影，发现左侧 L_1 动脉分支在左侧 L_1～L_2 椎间孔处形成动静脉瘘，并向椎管内异常引流，椎管内引流静脉迂曲呈蚓状，向上到达 L_{10} 水平，另有 1 支粗大引流静脉 经椎旁向上引流，左侧 T_2 动脉分支于双侧棘突旁形成动静脉瘘经双侧棘突旁及皮下组织向下引流，其余造影血管未见明显异常。结合患者病变血管形成考虑栓塞困难，向患者家属告知病情后行硬脊膜动静脉瘘瘘口离断术。更换长鞘，尾端无菌敷料包裹保护并固定于右侧大腿内后侧，改全身麻醉，取俯卧位，连接电生理监测设备，再次透视确认各椎体及椎间隙位置并标记，取后背正中 T_{12}～L_1 纵切口，标记手术切口，术区常规消毒、铺巾，沿手术切口标识切开皮肤至棘上韧带，沿棘突两侧切开肌肉附着点并推开竖脊肌等椎旁肌肉，双侧椎旁均可见多支异常增粗、迂曲血管，逐一双极电凝灼烧并离断，撑开器向两侧牵开椎旁肌肉，显露 T_{12} 棘突下部至 T_2 棘突上部，分离及显露双侧椎板，注意保护椎小关节囊不被破坏。切除 L_1 棘突全部及 L_2 棘突上部、T_{12} 棘突下部，椎板钳沿 L_1 椎板上、下缘切开黄韧带并向两侧切除部分椎管扩大显露，铣刀沿双侧椎小关节内侧锯开椎板，取下游离椎板骨块，清除骨窗区硬脊膜外脂肪，显露硬脊膜，开骨窗约 4 cm×2 cm，于硬脊膜外探查左侧 L_1 椎间孔，可见一增粗动脉穿入硬脊膜，局部硬脊膜呈暗红色改变、易出血，电凝灼烧局部硬脊膜及供血动脉，骨窗缘垫敷止血纱止血，查无活动出血，骨窗缘棉片保护，牵开硬脊膜并牵向两侧，可见脊髓圆锥及马尾神经丛，探查左侧 L_1 椎间孔处，见伴随左侧 L_1 神经根可见 2 支较粗大的血管及 1 支迂曲细小血管，术中应用吲哚菁绿荧光造影、DSA 造影及亚甲蓝显影技术等确认为异常引流静脉，分离血管与神经粘连，游离血管至硬脊膜瘘口处，吸收性明胶海绵及棉片保护神经根，电凝灼闭引流静脉并离断，进一步电凝灼烧瘘口处硬脊膜内侧，术中再次造影确认无椎管内异常血管引流，查无活动性出血，取人工硬膜修补严密缝合硬脊膜，垫敷吸收性明胶海绵，椎板骨块复位、还纳，并用 4 板、6 钉固定。术区彻底止血，查无活动性出血，放置伤口内引流管，逐层缝合切口。手术顺利，出血约 200 ml，未输血，术后患者安返监护室。相关影像见图 8-50～图 8-57 和视频 8-15～视频 8-28。

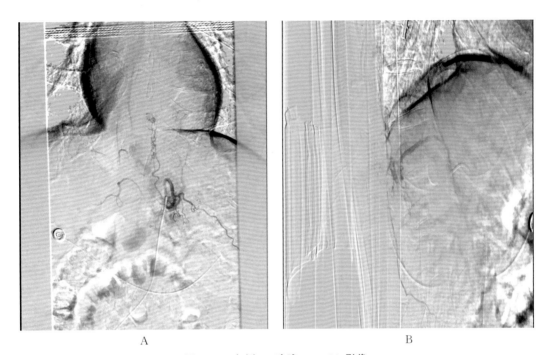

图 8-50　左侧 L$_1$ 动脉 2D-DSA 影像

A. 正位像；B. 侧位像。示分支有异常血管，考虑硬脊膜动静脉瘘。

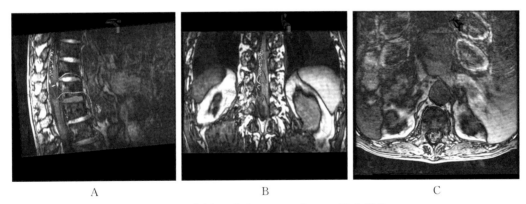

图 8-51　左侧 L$_1$ 动脉 3D-DSA 与 MRI 融合影像

A. 矢状位像，示异常血管包绕脊髓的腹侧及背侧。B. 冠状位像，示异常血管在脊髓前供血。C. 轴位像，示异常血管包绕脊髓的腹侧及背侧。

视频 8-15　　　　　　　视频 8-16　　　　　　　视频 8-17

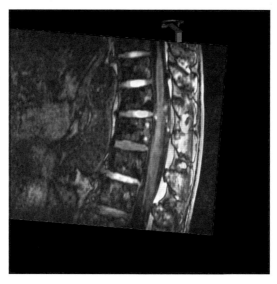

图 8-52　MRI 矢状位像

示硬脊膜动静脉瘘可能，瘘口位于 L_1～L_2 左侧椎间孔水平，L_2～L_3 左侧腰动脉远段
与同侧棘突水平皮下动静脉瘘，胸、腰椎及椎间盘退行性改变。

视频 8-18	视频 8-19	视频 8-20	视频 8-21

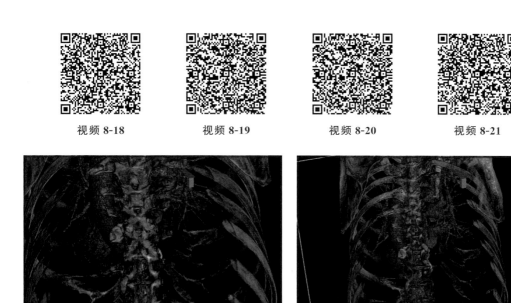

A　　　　　　　　　　　　　　　　B

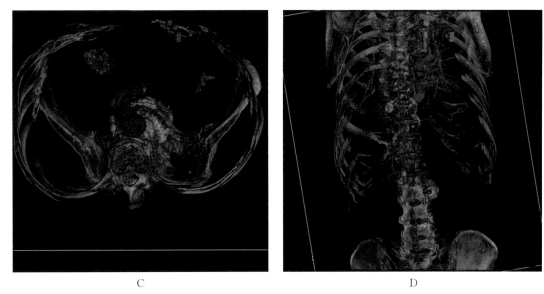

图 8-53　血管 3D-DSA 与骨头 CT 融合影像，模拟手术入路

　　A. 从后方观察血管与骨头之间的关系；B. 从后方、侧位观察血管与骨头之间的关系；C. 从上到下、轴位观察血管与骨头之间的关系；D. 从前到后、冠状位观察血管与骨头之间的关系。

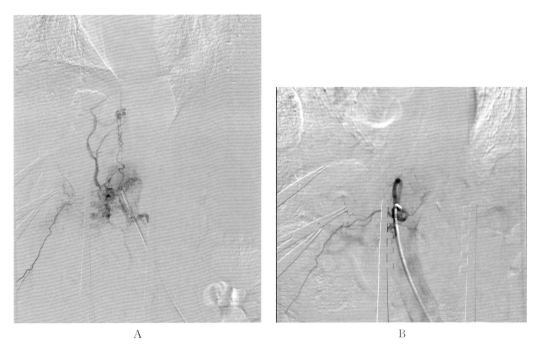

图 8-54　2D-DSA 血管定位影像

　　A. 手术前，利用影像定位；B. 手术后，利用影像确认瘘口不再显示。

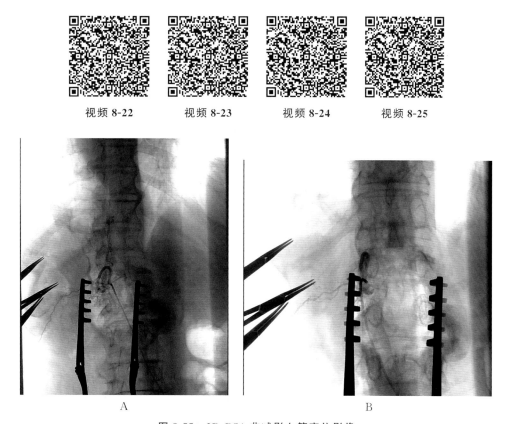

视频 8-22 视频 8-23 视频 8-24 视频 8-25

A B

图 8-55 2D-DSA 非减影血管定位影像

A. 手术前，利用影像观察椎骨与血管的位置；B. 手术后，确认瘘口不再显示。

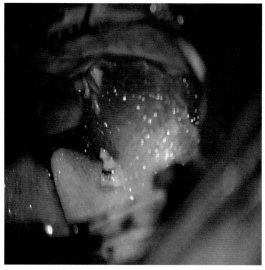

图 8-56 手术过程中夹闭异常血管

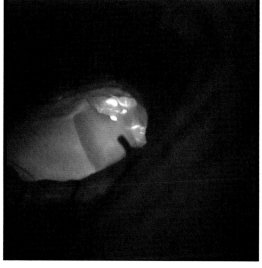

图 8-57 手术过程中夹闭异常血管，对血管荧光造影，确认血管是否准确

视频 8-26　　　　　　视频 8-27　　　　　　视频 8-28

病例三

入院情况：患者因"腰背部及双下肢酸胀麻木不适 1 年"入院。

查体：腰椎生理曲度存在，未见明显侧弯，腰椎各方向活动度受限，L_1～S_1 棘间、棘突、双棘旁压痛（＋），双臀压痛（＋），双梨状肌试验（－），双股神经牵拉试验（－），仰卧挺腹试验（－），咳嗽征（－），屈颈试验（－），双下肢直腿抬高试验 60°（－），加强实验（－），双屈膝屈髋试验（－），双"4"字征（－），双大腿滚动试验（－），双叩跟试验（－），双足背外侧及足底皮肤感觉麻木，左髂腰肌肌力 4 级较对侧减弱，左股四头肌肌肉萎缩，双下肢末梢血运、肌张力、腱反射正常，双侧病理征无引出，双侧踝阵挛无引出，双髌阵挛无引出。

患者入院后完善相关检查，腰椎 X 线检查示腰椎退行性改变，L_2～L_3、L_3～L_4 椎序不稳；腰椎活动度欠佳。腰椎 CT 检查示腰椎及椎间盘退行性改变；L_2～L_3、L_4～L_5、L_5～S_1 椎间盘膨出并突出；L_3～L_4 椎间盘膨出；前纵韧带钙化。腰椎 MRI 检查示腰椎及椎间盘退行性改变；L_3～L_4、L_4～L_5 椎间盘膨出；L_5～S_1 椎间盘突出。胸椎 MRI 检查示 T_8～L_1 下段胸髓肿胀并出现异常信号，椎管内蛛网膜下隙多发血管流空信号，考虑血管畸形可能。行脊髓血管造影术示左侧 T_{11} 肋间动脉供血硬脊膜动静脉瘘。复合手术下行硬脊膜动静脉瘘口灼闭术，术后给予脱水、抗凝、预防感染、营养神经等对症治疗。MRI 结合病史考虑 T_{11} 硬脊膜动静脉瘘术后改变，T_{11} 水平椎管后缘软组织水肿并少许血肿可能，相应水平椎管受压变窄；原椎管内蛛网膜下隙多发血管流空信号，今片未见显示。

出院诊断：①左侧 T_{11} 硬脊膜动静脉瘘。②腰椎间盘突出症。③腰椎椎管狭窄。

出院情况：患者无发热，大小便障碍较前稍好转。查体：意识清楚，双足背外侧及足底皮肤感觉麻木较前好转，双下肢末梢血运、肌张力、腱反射正常，双侧病理征、双侧踝阵挛、双髌阵挛无引出。

术中诊断：T_{11} 硬脊膜动静脉瘘。

手术名称：脊髓血管造影术＋硬脊膜动静脉瘘口灼闭术。

手术步骤：患者取平卧位，在给予局部麻醉后，采用 Seldinger 法穿刺右股动脉成功。置入 6F 导管鞘并固定。置入 5F 脊髓造影管，插入 L_1～L_4 腰动脉，T_9～T_{12} 肋间动脉造影，发现由左侧 T_{11} 肋间动脉供血硬脊膜动静脉瘘，向椎管内引流，椎管内静脉迂曲扩张。其余血管造影未见异常，撤出导管。改全身麻醉，取俯卧位，连接电生理监测设备，再次透视确认各椎体及椎间隙位置并标记，标记手术切口，术区常规消毒、铺巾。根据术前透视下定位标记切口线，以 T_{11} 椎体间为中心做后正中切口，长约 7 cm。逐层切开皮肤、皮下、筋膜，切开脊上韧带，向两旁分离 T_{10}、T_{11}、T_{12} 棘突旁肌肉，切开 $T_{10} \sim T_{11}$、$T_{11} \sim T_{12}$ 棘突间韧带。咬开 $T_{11} \sim T_{12}$ 椎板，左侧尽量到椎间孔，仔细寻找伴随神经脊根进入椎间孔的根动脉，可见其单支进入硬脊膜，电灼进入硬脑膜的分支。沿后正中切开硬脊膜，可见脊膜背侧正中有粗大迂曲且有搏动，呈鲜红色血管，此即为静脉动脉化的脊髓正常引流静脉，棉片覆盖严加保护。在 $T_{11} \sim T_{12}$ 椎间孔平面可见源自硬脊膜内面的 2 支上行呈鲜红色的静脉引流入脊髓背侧静脉，以两枚动脉瘤夹分别夹闭引流静脉后造影动静脉瘘均显影，以两枚动脉瘤夹同时夹闭引流静脉后，复查造影未见动静脉瘘显影，遂将两根静脉与硬脊膜内面电灼，以阻断其向脊髓背后静脉的回流。此时可见脊髓背后静脉张力减低且塌陷，颜色由鲜红色变浅蓝色，搏动消失，稍有塌陷。再次复查造影未见动静脉瘘显影。彻底止血后，间断缝合硬脊膜，在硬脊膜外放闭式负压引流管，彻底止血后逐层缝合肌膜、皮下与皮肤。未输血，术后患者全身麻醉状态，安全返回病房。相关影像见图 8-58～图 8-63 和视频 8-29～视频 8-40。

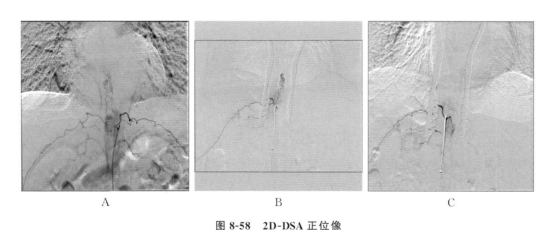

图 8-58　2D-DSA 正位像

A. 手术前，示左侧 T_{11} 肋间动脉供血异常血管出现，考虑为硬脊膜动静脉瘘；B. 手术中，示异常血管出现，进行血管夹闭确认；C. 手术后，示异常血管不再出现，证实瘘口已不显影。

视频 8-29　　　　　视频 8-30　　　　　视频 8-31　　　　　视频 8-32

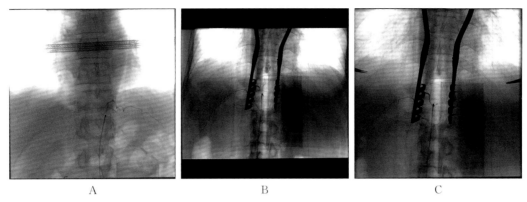

图 8-59　2D-DSA 非减影正位像

A. 手术前，示左侧 T_{11} 肋间动脉供血异常血管出现，考虑为硬脊膜动静脉瘘；B. 手术中，示异常血管出现，进行血管夹闭确认；C. 手术后，示异常血管不再出现，证实瘘口已不显影。

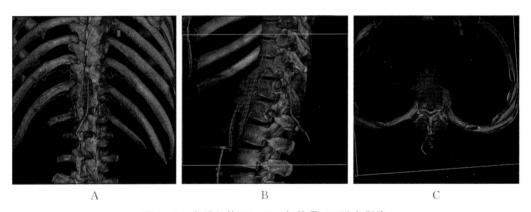

图 8-60　术后血管 3D-DSA 与椎骨 CT 融合影像

A. 冠状位像；B. 矢状位像；C. 轴位像。可见缺如椎骨下血管的所在位置。

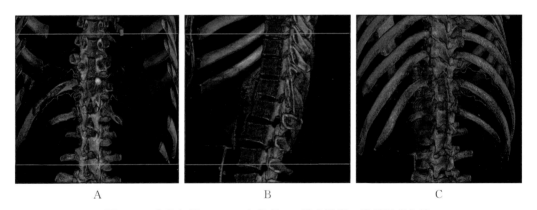

图 8-61　术后血管 3D-DSA 与椎骨 CT 融合影像，模拟手术入路

A. 从冠状位模拟手术入路；B. 从矢状位模拟手术入路；C. 从后面椎体多角度模拟手术入路，切开椎骨暴露血管之间的位置关系。

视频 8-33 视频 8-34 视频 8-35 视频 8-36

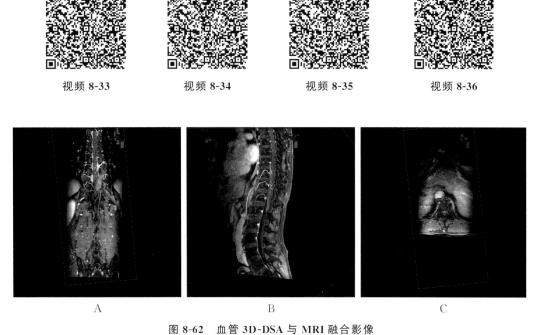

A B C

图 8-62 血管 3D-DSA 与 MRI 融合影像

A. 冠状位像；B. 矢状位像；C. 轴位像。可见异常血管在脊髓前后的位置关系。

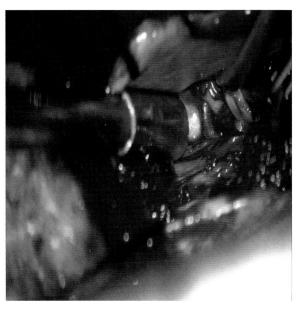

图 8-63 手术中荧光造影证实异常血管的所在位置

视频 8-37　　　　　视频 8-38　　　　　视频 8-39　　　　　视频 8-40

病例四

入院情况： 患者因 "反复腰痛伴下肢麻木 5 个月，加重 2 个月" 入院。

查体： 腰椎生理曲度正常，呈右侧弯，腰椎各方向活动度正常，$L_1 \sim S_1$ 棘间、棘突、双棘旁压痛（−），双臀压痛（−），双梨状肌试验（−），双股神经牵拉试验（−），仰卧挺腹试验（−），咳嗽征（＋），屈颈试验（−），双下肢直腿抬高试验 60°（−），加强实验（−），双屈膝屈髋试验（−），双 "4" 字征（−），双大腿滚动试验（−），双叩跟试验（−），双大腿前侧皮肤麻木，双下肢末梢血运、肌张力、腱反射正常，左侧足拇背伸肌力 4 级，双侧病理征无引出，双侧踝阵挛无引出，双髌阵挛无引出。

门诊资料： 外院腰椎间盘 CT 检查示腰椎退行性改变，$L_3 \sim L_4$、$L_4 \sim L_5$ 椎间盘突出；行腰椎 MRI 检查示 $L_3 \sim L_4$ 间盘突出并椎管狭窄。完善相关检查，肾功能：尿酸 455 mol/l。肝功能、血常规、凝血常规等未见明显异常。$L_3 \sim L_{18}$ 行脊髓 MRI 检查示胸腰椎椎管内脊髓及周围多发异常信号，考虑血管畸形可能。$L_3 \sim L_{18}$ 脊髓腔水成像 MRI 检查示胸腰段椎管内多发迂曲增粗血管影，考虑血管畸形。未见明显手术禁忌证，行脊髓血管造影术，硬脊膜动静脉瘘，栓塞完成后造影未见瘘口及引流静脉显影。术后予以激素抗炎、脱水等对症治疗。术后第 1 天症状明显改善，术后第 3 天症状反复，急查脊髓 MRI 检查示 L_3 硬脊膜动静脉瘘术后，胸腰段脊髓肿胀及周围迂曲血管影。考虑硬脊膜动静脉瘘复发，急诊行脊髓血管造影术＋复合手术下硬脊膜动静脉瘘灼闭术，复查左 L_3 造影，硬脊膜动静脉瘘未见显影，向髓内引流静脉消失。术后予以脱水、维持内环境稳定等对症治疗。患者术后恢复，予以办理出院。

出院诊断： ①L_3 硬脊膜动静脉瘘。②腰椎间盘突出。

出院情况： 患者下肢麻木及乏力感较术前缓解。查体：意识清楚，可对答、可遵嘱。双侧瞳孔等大等圆，直径约为 2.5 mm，直接及间接对光反射灵敏。双侧鼻唇沟对称，伸舌居中，腱反射正常，大小便障碍，双下肢肌力 4＋级，上肢肌力 5 级，肌张力正常，病理征未引出。

出院医嘱： 外院继续行康复治疗及甘露醇脱水治疗，注意电解质情况。

术中诊断： L_3 硬脊膜动静脉瘘。

手术名称： 脊髓血管造影术＋血管内治疗术。

切口： 右侧股动脉穿刺点。

手术步骤： 患者取平卧位，在给予局部麻醉后，采用 Seldinger 法穿刺右股动脉成功。置入 5F 导管鞘并固定。置入 5F 造影管，插入 $T_6 \sim T_{12}$ 双侧肋间动脉、$L_1 \sim L_4$ 双侧腰动脉造影，由左侧 L_3 动脉供血硬脊膜动静脉瘘，向脊髓表面引流，脊髓背侧及腹侧表面均可见迂曲扩张静脉，其余血管造影未见异常。改全身麻醉，给予气管插管，全身肝素化，在三维路途指引下置 5F 导引导管于左侧 L_3 动脉，置入微导管于近瘘口处，注入 Onyx-18 胶 0.3 ml。复查造影未见瘘口及引流静脉显影。撤出导管，保留鞘管，术中麻醉良好，手术顺利，出血约 20 ml，未输血，术后患者安全返回病房。

手术名称：脊髓血管造影术＋复合手术下硬脊膜动静脉瘘灼闭术手术。

患者体位：平卧＋俯卧位。

切口：Ⅰ类切口。

手术步骤：患者取平卧位，在给予局部麻醉后，采用 Seldinger 法穿刺右股动脉成功。置入 5F 导管鞘并固定。置入 5F 造影管，插入左侧 L_3 动脉造影，由左侧 L_3 动脉一细小分支向残余瘘口供血，向脊髓表面引流。改全身麻醉，俯卧位，根据术前透视下定位标记切口线，以 L_3 椎体间为中心做后正中切口，长约 10 cm。逐层切开皮肤、皮下、筋膜，切开脊上韧带，向两旁分离 $L_2 \sim L_4$ 棘突旁肌肉，切开 $L_2 \sim L_3$、$L_3 \sim L_4$、$L_4 \sim L_5$ 棘突间韧带。咬开 $L_3 \sim L_4$ 椎板，左侧尽量到椎间孔，仔细寻找伴随神经脊根进入椎间孔的根动脉，可见其单支进入硬脊膜，电灼进入硬脊膜的分支。沿后正中切开硬脊膜，可见脊膜背侧正中有一迂曲、搏动较弱、呈淡红色的血管，此即为静脉动脉化的脊髓正常引流静脉，棉片覆盖严加保护。将其与硬脊膜内面电灼，以阻断其向脊髓背后静脉的回流，此时可见脊髓背后静脉张力减低且塌陷，颜色由鲜红色变浅蓝色，搏动消失，稍有塌陷。复查左侧 L_3 造影，硬脊膜动静脉瘘未见显影，向髓内引流静脉消失，彻底止血后间断缝合硬脊膜，在硬脊膜外放闭式负压引流管，彻底止血后逐层缝合肌膜、皮下与皮肤。未输血，术后患者全身麻醉状态，安全返回病房。相关影像见图 8-64～图 8-74 和视频 8-41～视频 8-53。

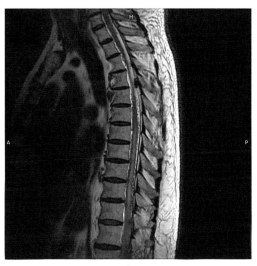

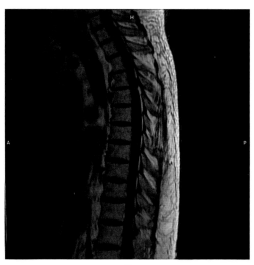

A   B

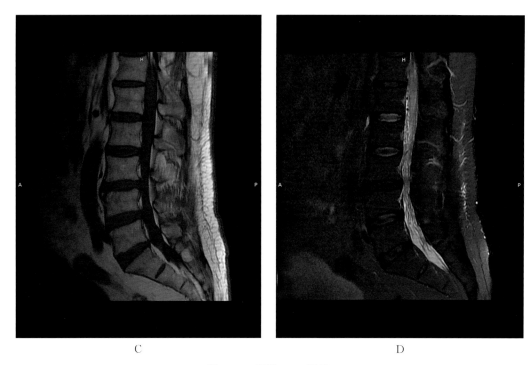

C   D

图 8-64 脊髓 MRI 影像

A. 脊髓 MRI 增强；B. 脊髓 MRI。示胸腰椎椎管内脊髓及周围多发异常信号。C. 脊髓 MRI 矢状位像，示腰椎椎管内脊髓及周围多发异常信号。D. 脊髓 MRI 矢状位像，示胸椎椎管内脊髓及周围多发异常信号。

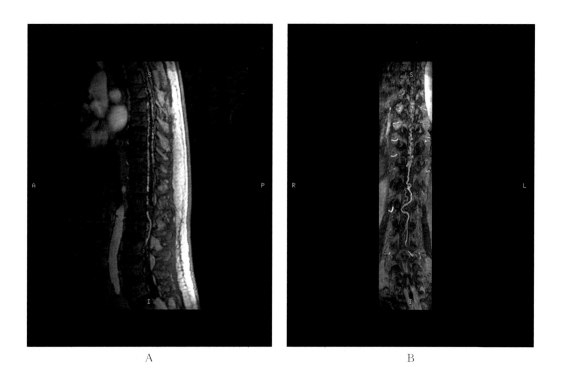

A   B

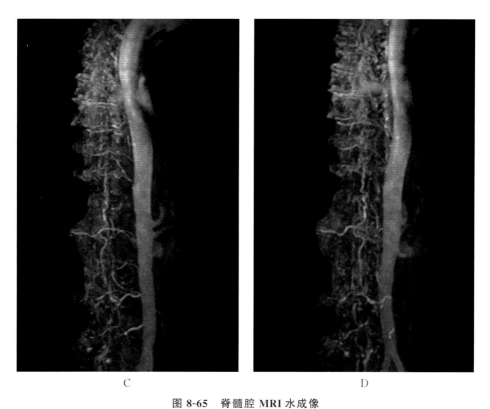

C   D

图 8-65 脊髓腔 MRI 水成像

A. 矢状位像；B. 冠状位像；C. 斜位局部放大图；D. 矢状位局部放大图。示胸腰段椎管内多发迂曲增粗血管影。

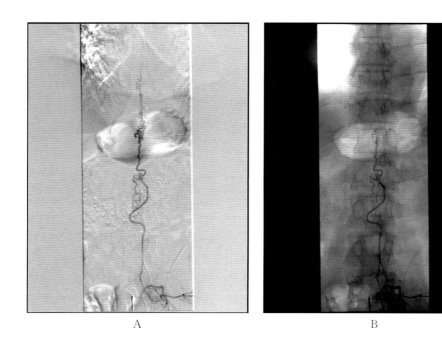

A   B

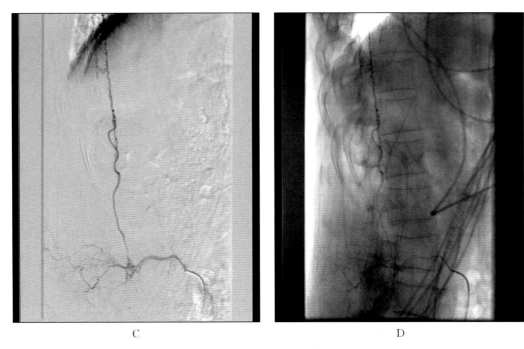

C

D

图 8-66   2D-DSA 影像

A. 正位像；B. 正位非减影影像；C. 侧位像；D. 侧位非减影影像。可见左侧 L_3 动脉供血有一异常弯曲血管影，符合硬脊膜动静脉瘘的表现。

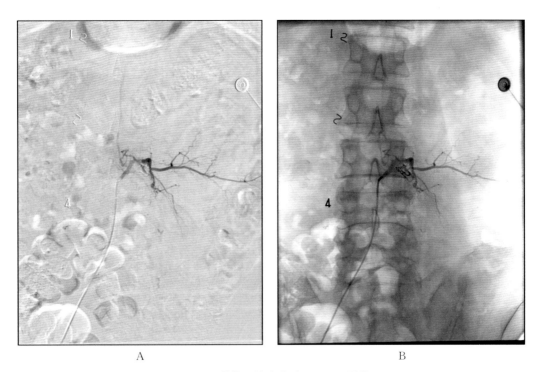

A

B

图 8-67   弹簧圈栓塞术后 2D-DSA 影像

A. 正位像；B. 非减影正位像。未见瘘口及引流静脉显影。

视频 8-41 视频 8-42 视频 8-43 视频 8-44

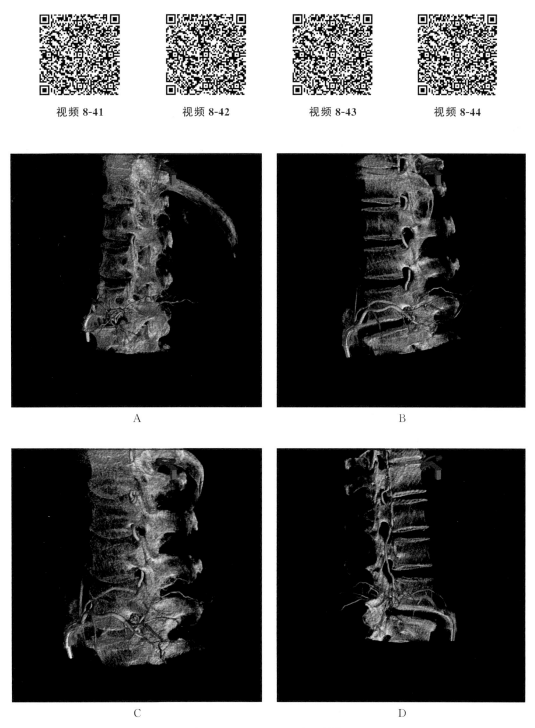

A

B

C

D

图 8-68　3D-DSA 双容积影像

A. 斜位像；B. 矢状位像。示血管、瘘口与椎体间的关系。C. 斜位像，示血管穿过椎体孔向上引流。D. 矢状位像，示切开椎体后异常血管向上引流。

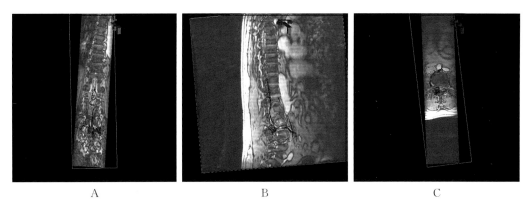

A   B   C

图 8-69　血管 3D-DSA 和 MRI 融合影像

A. 冠状位像；B. 矢状位像；C. 轴位像。观察血管与脊髓之间的关系。

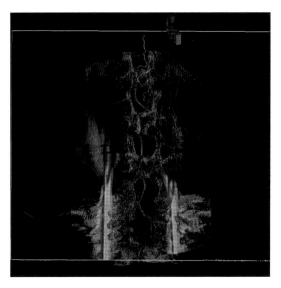

图 8-70　3D-DSA 双容积模拟手术入路

视频 8-45   视频 8-46   视频 8-47   视频 8-48

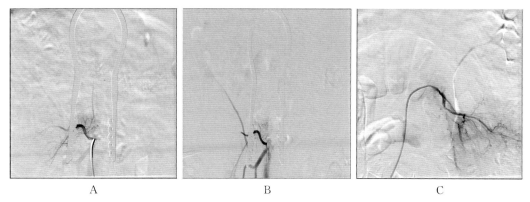

图 8-71　手术过程中 2D-DSA 影像

A. 手术前，利用影像对有问题的血管进行定位；B. 手术中，对有问题的血管进行夹闭后，利用影像确认瘘口不显示。C. 手术后，利用影像证实异常血管及瘘口不显示。

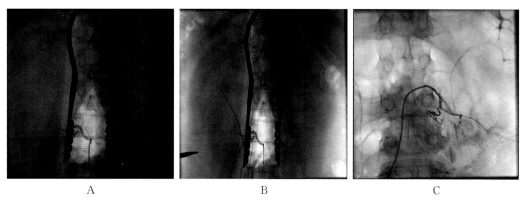

图 8-72　手术过程中 2D-DSA 非减影影像

A. 手术前，利用影像对有问题的血管进行定位。B. 手术中，对有问题的血管进行夹闭后，利用影像确认瘘口不显示。C. 手术后，利用影像证实异常血管及瘘口不显示。

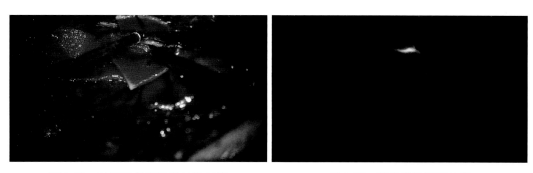

图 8-73　显微手术中寻找异常血管　　　　**图 8-74　荧光造影证实血管**

视频 8-49　　　　视频 8-50　　　　视频 8-51　　　　视频 8-52　　　　视频 8-53

第九章

脑脊髓手术入路的麻醉方式以及体位摆放

一、概述

脑脊髓手术离不开麻醉医师针对性的麻醉管理，麻醉管理方式包括全身麻醉、监护麻醉、局部麻醉等。各种麻醉方式均有优缺点，麻醉医师可以根据患者具体病情、患者体位以及手术方式进行选择，从而使手术顺利进行，让患者收获得更精准的临床决策及治疗。Bekelis 等 2017 年的一项研究，对 1176 例缺血性脑卒中患者分别采用全身麻醉与监护麻醉行血管内治疗，发现采用全身麻醉患者的预后比监护麻醉患者差。然而，也有报道认为全身麻醉患者的预后好于监护麻醉患者，或者两者没有明显差别。值得注意的是绝大部分已有的研究都是回顾性的，其中采用的各类指标如血压、呼吸、内环境管理以及麻醉深度控制没有统一的指标。作为麻醉医生，决定使用何种麻醉方式需要考虑以下因素：血压、血氧饱和度、疼痛、患者的配合程度、是否出现并发症、准备时长、气道是否通畅、血流动力学参数等。

（一）脑脊髓血管造影手术特点

脑脊髓血管造影手术中微导管的置入和定位、注入造影剂等，可使患者产生不同程度的紧张、焦虑以及头痛、烧灼感等不适，并可导致术后不良记忆等，严重时甚至发生动脉痉挛、全脑缺血、四肢瘫痪乃至死亡等。同时患者的呼吸波动及不自主体动均会影响造影图像质量，从而对诊断有误。恰当的麻醉管理既能使患者合作、制动，减轻应激反应，又能保证造影质量。

（二）脑脊髓血管造影的并发症

脑脊髓血管造影或者治疗过程中并发症发生快而重，其中最严重的为脑梗死和SAH 以及脊髓血管出血或者闭塞引起的瘫痪，其他的包括造影剂反应、微粒栓塞、动脉瘤穿孔、颅内出血、局部并发症、心血管并发症等。在紧急情况下首先要及时辨别并发症是何种类型，它决定了不同的治疗措施。麻醉医师首先要保证气道安全，其次对症处理、提供脑保护。以下是几种常见并发症。

1. 出血性并发症

出血多见于导管、金属导丝、弹簧圈或注射造影剂所致的动脉破裂或普通血管穿孔。患者可表现为动脉压突然增高和心率增快，提示 ICP 升高和造影剂外溢。如果患者清醒，可能会出现意识丧失，甚至瞳孔散大。紧急处理措施如下。①需观察患者血压、心率、心电图状态，甚至中心静脉，便于及时予以救治用药、输入液体，建立呼吸通道，必要时全身麻醉。②采用气管插管进行全身麻醉，注意观察患者的意识状态。全身麻醉时的急症较多，麻醉时要快速了解患者的全身情况。③需让患者的血压更平稳，避免血压波动，减少或降低继续出血可能，立即逆转肝素的抗凝作用。④降低收缩压，减少出血。通过过度通气（将 $PaCO_2$ 维持在 $30\sim35$ mmHg）、给予甘露醇 $0.25\sim0.5$ g/kg等措施减轻水肿、降低 ICP。

2. 阻塞性并发症

血栓栓塞、栓塞材料、血管痉挛、低灌注、动脉剥离或静脉梗阻等均可导致颅内血管阻塞、缺血，其中痉挛性缺血多见，因脑脊髓血管具有细小、壁薄、易痉挛的特点。

颅内血管痉挛（CVS）的原因包括术中导管、导丝等介入治疗器械对血管壁的直接物理刺激，造影剂用量过大或浓度过高或存在动脉粥样硬化、高血压、吸烟等。CVS 重在预防，术前可常规使用钙通道阻断剂（如尼莫地平），术中应维持正常范围的血压和血容量以及适当的血液稀释。CVS 的处理措施如下。①应用高血压、高容量、血液稀释的"3H"方法治疗，但应警惕肺水肿、脑水肿、心肌缺血和电解质失衡等相关并发症的出现。②动脉内灌注罂粟碱具有较好的解痉效果，但其作用为短暂效应，并可能引起低血压、惊厥、瞬间 ICP 增高、瞳孔散大、呼吸暂停等不良反应，应谨慎使用。③也有报道动脉内灌注尼莫地平、尼卡地平或酚妥拉明治疗血管痉挛有效。

一旦出现血管阻塞，应采取以下处理措施。①提升动脉压以增加相关的血流并采取措施脑保护。②全身麻醉术中维持手术过程中的血压的平稳，以减少因血压的过分降低导致的患者再次出现梗死。不能让血压太过高，以免出现出血性脑卒中。③手术过程中要保证足够的肌松，以免在取栓的过程中患者出现体动的情况。④血管成形术是最有效的治疗手段，2 h 内应用效果最佳。⑤肝素抗凝预防和治疗血管栓塞。⑥地塞米松治疗栓塞引起的脑水肿。

3. 造影剂的反应以及造影剂急性肾病

多数目前应用的非离子等渗造影剂使过敏的发生率大大降低。对于有过敏史的患者，术前应给予激素、抗组胺药预防，术中按药物过敏流程处理，可给予激素、钙剂及血管活性药物等。

造影剂急性肾病占医源性肾衰竭的第 3 位，其危险因素包括糖尿病、高剂量造影剂、液体缺乏、同时服用肾损害药物及既往肾脏病史等。已有肾功能不全的患者应注意以下几点。①应用非离子造影剂可减少医源性肾病的发生。②液体治疗（容量的保证）是防止肾脏并发症的关键。③高风险患者建议应用 N-乙酰半胱氨酸、输注等张的重碳酸盐碱化肾小管的液体以减轻对肾小管的损害，血管扩张剂、小剂量多巴胺、酚妥拉明、茶碱、钙通道阻滞剂、抗氧化剂（维生素 C）等都有报道应用，但无确凿证据。

4. 心血管并发症

脑脊髓血管造影过程中，特别是颈内动脉分支处的操作，可直接刺激颈动脉窦，产生减压反射，患者可出现心率、血压显著降低、烦躁、微汗、胸闷等症状。因此，术前应建立可靠的静脉通路，积极扩容，正确使用血管活性药物，改善心脑供血，纠正心律失常；术者应操作熟练，尽量减少牵拉刺激，重要操作时密切观察循环的变化；对于频繁使用球囊扩张的，可给予阿托品；术后监护循环，防止迟发性心血管事件。基于脑脊髓血管造影的特点及并发症，麻醉医师首先要保证气道安全，其次对症处理、提供脑保护。只有这样患者的安全才能得到保障，多模态融合影像的重建才能得以实现。

二、麻醉前的评估与准备工作

（一）麻醉前的评估

麻醉医师术前应详细询问病情，仔细观察患者，综合分析患者、疾病及手术之间的因素，适时地与脑脊髓血管介入医师沟通，确定最适宜的麻醉方案。

缺血性脑血管病患者及大部分动脉瘤患者既往可能有高血压、冠心病，血管弹性差，术中循环极易波动、难控制，术前应掌握基础血压情况、仔细评估心血管贮备、尽量优化循环状况。患者日常服用降压药、硝酸酯类药物、抗心律失常药等应持续用至术前。术前应用钙通道阻滞剂以预防脑缺血。

脑脊髓血管造影手术的患者，术前需要进行气道检查，为术中可能会出现的紧急情况做准备。对于术前存在肾功能不全的应谨慎用药，避免进一步损害肾功能。认真评估凝血功能有助于围术期凝血及抗凝的管理。应详细询问患者既往过敏史，尤其是否有造影剂反应及鱼精蛋白、碘及贝壳类动物过敏史。术前应明确记录已存在的神经功能不全，以利于术中、术后的神经系统功能评估。

择期手术患者的状况通常较好，而急诊患者状况往往复杂且不稳定，可能存在高血压、心肌缺血、心律失常、电解质紊乱、肺水肿、神经功能损害及相应的气道保护性反射削弱等。更应充分做好术前评估及相应处理，并在适当的监测、管理下转运至手术室以确保生命安全。此外，应特别注意饱胃患者的处理，必要时行术前胃部超声检查，明确是否饱胃，饱胃患者首选快速诱导插管全身麻醉。

（二）麻醉前的用药

麻醉前的用药无明确的规定。麻醉前可给予抗胆碱药盐酸戊乙奎醚（长托宁）以减少腺体分泌；可给予适量抗焦虑药；对于意识改变的患者应尽量避免使用镇静类药物；既往有过敏史的，可预防性应用激素和抗组胺药；对于 SAH、肥胖和胃食管反流者，应使用 5-HT 受体拮抗剂或者 H2 受体拮抗剂以降低误吸导致的风险。

（三）麻醉前的准备

脑脊髓血管造影的麻醉多为手术室外麻醉，进行手术室外麻醉的场所应满足以下要求。①可靠的供氧源。②可靠的吸引装置。③可靠的废气排放系统。④备有常用麻醉设备。⑤充足的电源插座。⑥充分的照明。⑦足够的空间。⑧装载除颤仪、急救药物，受过专业训练的辅助人员。⑨安全合理的麻醉后处理。

对监护有如下要求。①氧合监测：吸入气体氧浓度监测并有低氧报警。血液氧合的定量监测包括氧饱和度及血气分析等并有低限报警。②通气监测：包括通气量与通气力学的监测，最好应配备呼末 CO_2 监测。③循环监测：包括持续监测 ECG，每 5 min监测血压脉搏。④体温监测：维持合适体温对长时间检查或治疗及需要大量液体冲洗的检查患者尤为重要（图 9-1、图 9-2）。

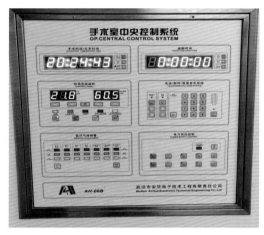

图 9-1　手术室中央控制系统面板

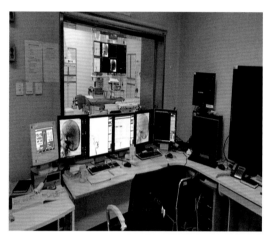

图 9-2　介入手术室总体观

三、麻醉管理

（一）术中监测

脑脊髓血管造影、治疗以及手术中的基本监护与手术室相同。术中应根据患者基础血压、手术步骤及病情需要来控制血压。监测无创动脉压、心电图、氧饱和度（SpO_2），必要时行桡/足背动脉穿刺，持续监测有创动脉压、尿量、体温、呼吸频率、呼气末 CO_2 以及神经肌肉阻滞水平。术中应根据患者基础血压、手术步骤及病情需要来控制血压。对于颈动脉狭窄或 SAH 患者，缺血区脑血管已丧失自身调节功能，术中控制和维持血压、预防和正确治疗低血压极为重要。应将血压控制于术前可耐受水平，发生低血压时，应停止刺激、减浅麻醉、补充液体，仍无效时宜用 α 受体激动药提升血压。血管阻塞或痉挛患者应采取控制性高血压。在 AVM 注射栓塞材料前或动脉瘤未被完全阻塞时，应降低血压以减缓供血动脉血流。术中的造影剂、冲洗液及利尿剂（如甘露醇、呋塞米）都起到利尿的作用，应监测尿量并严格管理液体，对于心肺功能很差、术中循环极不平稳、需要药物控制血压等的特殊患者，可进行中心静脉穿刺并监测中心静脉压。

术中除密切观察患者意识状态、语言功能、运动功能及瞳孔变化外，还可依需要监测脑电图、体感诱发电位、运动诱发电位等协助了解神经功能。对已行脑室穿刺引流的 SAH 患者，可监测 ICP。

通气方面维持轻度呼吸性碱中毒（$PaCO_2$ 30～35 mmHg）利于降低 ICP，还可通过收缩血管，使造影剂流入动脉边缘而提高血管造影质量。$PaCO_2$ 过高在局部脑缺血时会引起脑内窃血，还可增加交感神经活性及心律失常的发生率，并破坏冠心病患者的心肌氧供需平衡，应尽量规避，可在鼻导管的采样口进行 $P_{ET}CO_2$ 监测。脉搏氧饱和度探头夹在患者的趾端以观察是否有股动脉栓塞或远端梗死，有条件者可以进行血气监测。

（二）术中麻醉管理

不同的麻醉管理方法具有不同的优缺点，具体选择有赖于患者状况、手术需要及麻醉医师习惯等因素。

1. 全身麻醉

麻醉诱导应力求平稳，气管插管操作轻柔，避免循环波动；术中保证患者制动并控制 ICP、脑灌注压，维持生命体征及液体容量于最适合的状态；术后拔管和复苏尽可能快速平稳。

全身麻醉具有以下优势。①能保证气道安全，降低在缺乏气道保护时反流误吸的风险，便于保持呼吸道通畅。②改善氧合，降低呼吸道阻塞、呼吸抑制和二氧化碳蓄积，改善颅内压。③能够避免患者体动导致的伪影，手术过程更流畅。④提高患者的耐受性，确保手术的顺利进行。⑤状态有利于对患者进行循环控制（包括控制性降压、控制性高血压）和脑保护。⑥使患者保持安静状态，减少导丝诱发的血管损伤。⑦对于长时间、高难度、儿童、不能合作及需要制动甚至暂时性停止呼吸以提高成像效果的手术尤其合适。⑧若发生严重并发症，安全的气道及全身麻醉状态可为抢救处理争取更多时间。全身麻醉因优点众多，越来越受到麻醉医师和神经介入医师的推崇，逐渐占据主导地位。

全身麻醉期间气管插管、拔管引起的循环波动会导致心肌耗氧量增加，打破氧供需平衡。高血压、呛咳、屏气等最终会升高 ICP。循环的波动和随之而来的跨壁压增加会直接导致动脉瘤破裂。外科医师术中不能随时评估神经功能。

全身麻醉下气管内插管虽然利于呼吸管理，但插管、拔管操作可造成强烈的应激反应。双腔喉罩避免了喉镜对会厌声门感受器、舌根和颈部肌肉深部感受器及气管导管对气管黏膜的机械性刺激，同时明显减少了呛咳、应激及心血管反应，也减少了动脉瘤破裂的风险，加之神经介入手术刺激小，术中可减少麻醉药用量，从而缩短患者苏醒时间，有利于术后早期神经功能评估。应用喉罩时应注意破裂的动脉瘤术中再次破裂的风险较大，喉罩不能防止误吸，应禁用于饱食患者，谨慎用于慢性阻塞性肺疾病患者。

用药原则应选择起效快、半衰期短、无残余作用、无神经毒性、无兴奋及术后神经症状，不增加 ICP 和脑代谢，不影响血-脑屏障功能、CBF 及其对 CO_2 反应性的药物。目前的多数麻醉药，如丙泊酚、地氟烷、七氟烷，均为短效麻醉药，其诱导和恢复迅速，对循环影响较小，术中可快速、平稳地调整麻醉深度。介入手术有创伤小、并发症少、术后恢复快、疼痛轻、疼痛时间短且无须术后镇痛等特点，采用全凭静脉麻醉丙泊酚复合瑞芬太尼为目前首选方案。丙泊酚和瑞芬太尼起效快、半衰期短，术中复合应用可随时调整麻醉深度，可控性强，术后苏醒迅速彻底，无迟发性呼吸抑制。靶控输注（TCI）的方法可将血浆或效应室的药物浓度维持在恒定水平，具有起效快、药物浓度维持稳定、可控性好的特点，有利于麻醉深度的稳定。

全身麻醉实施先予以面罩预充氧，然后使用咪达唑仑、依托咪酯和舒芬太尼序贯诱导，静推罗库溴铵或顺式阿曲库铵肌肉松弛药后，行气管插管。术中采用丙泊酚、瑞芬太尼、七氟醚和罗库溴铵维持麻醉。为避免循环剧烈波动，按需使用血管活性药物如艾司洛尔、硝酸甘油、亚宁定、去氧肾上腺素、多巴胺等，也可通过调整麻醉深度实现部分目的。

麻醉常用药物有以下几种。①七氟烷：七氟烷具有快速起效、术中滴定调控能力，以及快速苏醒能力，有助于术后的早期评估。相对于氟烷，七氟烷对脑血流动力学的干扰较小，因此它是神经外科环境中吸入诱导的首选药物。七氟醚对中枢神经系统的影响与异氟烷没有明显不同。有证据表明七氟烷对脑血管舒张作用较小。4.0%七氟烷面罩吸入诱导，2 min后患者意识即可消失。一般应该采用最小的有效浓度维持麻醉状态，通常浓度为4.0%以下。②咪达唑仑：又名咪唑安定，具有抗焦虑、催眠、抗惊厥、肌松和顺行性遗忘等作用。用于全身麻醉诱导时，效果优于地西泮，使用剂量为0.1～0.4 mg/kg。有其他术前用药的患者，诱导剂量通常为0.05～0.15 mg/kg。与其他药物（依托咪酯、丙泊酚或阿片类药物）合用时，诱导剂量应该小于0.1 mg/kg。插管前给予0.02～0.05 mg/kg咪达唑仑即可达到非常好的抗焦虑、镇静及顺行性遗忘作用。③依托咪酯：具有快速催眠作用，诱导期安静、舒适、平稳、无兴奋挣扎，且有遗忘现象，对心血管功能影响较小，安全界限较大，适合用于心血管疾病、呼吸系统疾病、颅内高压等疾病以及不宜采用其他药物实施麻醉诱导的休克或创伤危重患者。一般诱导剂量为0.2～0.6 mg/kg，在30～60 s内注射完即可达到满意效果。由于对肾上腺皮质功能具有抑制作用，故长时间使用为禁忌。④舒芬太尼：舒芬太尼镇痛效果是芬太尼的5～10倍，作用持续时间为其2倍。舒芬太尼既可以用于麻醉诱导，也常用于复合全身麻醉的维持。大剂量（15～300 μg/kg）麻醉可以迅速诱导，术中和术后能更好地减少或避免高血压事件。但是麻醉诱导期间大剂量舒芬太尼可能导致肌肉强直而引起面罩通气困难。神经外科介入治疗全身麻醉诱导时，剂量为0.5～1 μg/kg。对于儿童麻醉诱导，以0.3 μg/kg舒芬太尼结合丙泊酚可以完全消除气管插管时的心血管反应。⑤肌松药：肌松药主要用于辅助全身麻醉诱导时气管插管和在手术过程中提供良好的肌松。肌松药为气管插管提供良好条件，其起效时间决定了气管插管时机。常用的肌松药有阿曲库铵、顺阿曲库铵、罗库溴铵等等。顺式阿曲库铵气管插管剂量为0.4～0.5 mg/kg，时效可维持25～40 min。顺式阿曲库铵作用强度是阿曲库铵的4～5倍，0.05 mg/kg时7.5 min起效，时效45 min；0.2 mg/kg时2.7 min起效。不受肝肾功能及年龄影响，肝功能不全时其起效时间可缩短。罗库溴铵起效时间快，ED_{95}为0.3 mg/kg，起效时间为3～4 min，时效10～45 min。如需行快速气管插管，用量可增至 1.0 mg/kg，60～90 s 即可插管，肌松时效可长达75 min。⑥异丙酚：又名丙泊酚，是目前最常用的静脉麻醉药。研究发现异丙酚可降低脑血流、颅内压和脑代谢率。用于麻醉诱导时，剂量为 1～2.5 mg/kg。单独使用时，维持剂量一般为 100～200 μg/（kg·min）。如果复合其他麻醉药物，维持剂量应根据复合药物的种类、剂量等酌情减少，可降至 50～150 μg/（kg·min）。低剂量异丙酚和瑞芬太尼输注复合七氟烷也经常用于维持麻醉。这种低剂量静脉注射药剂和蒸汽的组合将单个药物的副作用降至最低，并允许通过改变蒸汽浓度来"微调"麻醉深度。⑦瑞芬太尼：瑞芬太尼为 μ 受体激动药，临床效价与芬太尼相似，注射后起效迅速，药效消失快，是真正的短效阿片类药。瑞芬太尼的呼吸抑制作用也随停药很快恢复（停药 3～5 min 自主呼吸恢复）。瑞芬太尼不引起组胺释放。在麻醉维持中往往复合丙泊酚，剂量范围是 0.1～1.0 μg/（kg·min）。瑞芬太尼能有效抑制自主神经、血流动力学以及躯体对伤害性刺激的反应，其麻醉苏醒迅速且可预测。

对于术中可能出现的并发症，如出血和栓塞，应有充分的预估。发生紧急情况，首先要保持充分的气道通畅和气体交换，及时与外科医生沟通，并寻求团队的帮助。图 9-3 为行全身麻醉的患者。

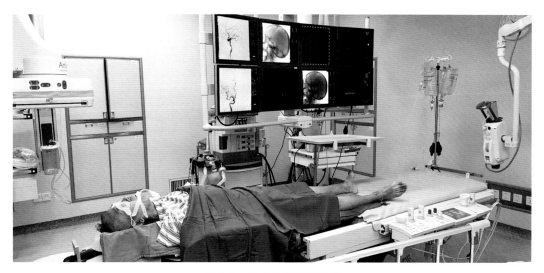

图 9-3　行全身麻醉的患者

2. 监护麻醉

由于脑脊髓介入手术属于微创、刺激较小，监护麻醉曾被广泛使用。这种麻醉方法所要达到的目标是镇静、镇痛、解除不适；保持不动；苏醒迅速。注入造影剂时可能会有脑血管烧灼感及头痛，并且长时间固定的体位也会使患者感到不适。其优点如下。①术中可以全面、有效地监测神经功能状态。②避免了气管插管、拔管带来的循环波动。③对生命体征影响小，尤其适用于伴有严重系统性疾病不能进行全身麻醉的患者。④使患者处于轻度镇静状态，减少紧张、焦虑，减轻应激反应。监护麻醉的缺点如下。①缺乏气道保护，不恰当运用可有误吸、缺氧、高碳酸血症的潜在危险。

②长时间的手术令患者紧张不适。③无法避免突然的体动。④一般不适用于小儿及丧失合作能力的患者。⑤会延迟术中紧急情况的处理。在应用监护麻醉时应注意以下几点。①随时做好建立人工气道、循环支持的准备，以便应对术中可能发生脑血管破裂、血栓形成、血管阻塞及心律失常等紧急情况。②术中合理运用口咽或鼻咽通气道，密切观察、防止呼吸抑制或气道梗阻，但同时给予抗凝治疗，在放置鼻咽通气道时可能导致出血不止。③术中监测项目与全身麻醉相同。④动脉穿刺置管及解离弹簧圈时可能会出现头痛、疼痛、发热等不适感。⑤应常规导尿以防止膀胱充盈，影响镇静效果。

几乎所有的镇静方式均会导致上呼吸道梗阻，严重的上呼吸道梗阻威胁患者安全。同时，呼吸节律异常也会导致造影质量欠佳，必要时候可以放置鼻咽通气道或者口咽通气道（图9-4），以解决舌后坠的问题。

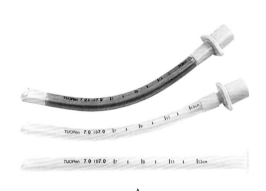
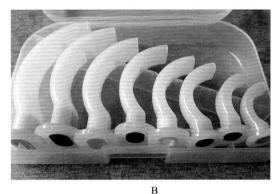

A   B

图 9-4　鼻咽通气道及口咽通气道

A. 鼻咽通气道；B. 口咽通气道。

应用监护麻醉时尽量选择短效麻醉药物（如瑞芬太尼、咪达唑仑、丙泊酚、右美托咪啶），使麻醉深度易于掌控，以利于术中神经状况的评估。药物可单独或组合应用，单次给予或持续输注均可。其中右美托咪啶是选择性α_2受体激动剂，具有抗焦虑、镇静及镇痛的作用，最主要的优点是镇静而不抑制呼吸。但是该药对脑灌注的影响尚不明确，患者易发生苏醒期低血压。咪达唑仑复合阿片类药物、丙泊酚复合阿片类药物等为临床上常用的复合给药方式，也有静脉麻醉药配合非甾体消炎药（如帕瑞昔布钠等）应用的方式。

无论何种组合，监护麻醉的基本要求是在充分深度镇静的基础上保证患者的氧合，预防上呼吸道梗阻，为全脑血管造影提供平稳、安静、舒适的条件。注意呼吸节律的异常对造影质量的影响。应用阿片类药物可能出现恶心、呕吐，必要时可给予抗呕吐药物。

大部分介入治疗的患者存在脑侧支循环，并需保证足够的侧支灌注压。因此，任何致血压降低的监护麻醉药物选择均需慎重应用。图9-5为行监护麻醉的患者。

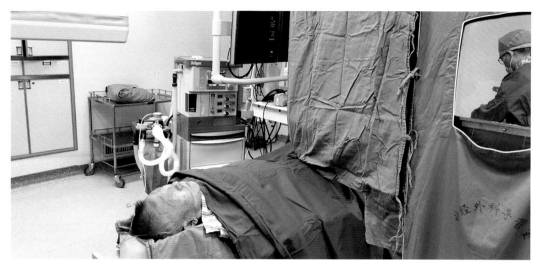

图 9-5 行监护麻醉的患者

3. 局部麻醉

局部麻醉主要适用于清醒、配合度高的患者，不需要麻醉医师参与，由介入造影医师执行，以股动脉穿刺点做局部浸润麻醉，药物一般可以选择为 $1\% \sim 2\%$ 利多卡因或 $0.375\% \sim 0.5\%$ 罗哌卡因。

（三）术中管理的特殊要求

1. 控制性高血压

大脑具有高代谢、低储备的特点。慢性缺血患者依靠逐步建立侧支循环改善血流，而急性动脉阻塞或血管痉挛时，增加循环血量的唯一有效方法便是通过提高血压，从而提高灌注压。但升压前应分析提高缺血区灌注的好处与缺血区发生出血的隐患。血压升高的幅度取决于患者全身状况及疾病情况，一般可将血压升至基础血压基线以上的 $20\% \sim 30\%$，或尝试升至神经系统缺血症状得到解决。升压同时应严密监测生命体征。全身麻醉时可通过适当减浅麻醉和使用升压药的方法提升血压。通常首选静脉注射缩血管药物（如去氧肾上腺素，间羟胺等），而后缓慢静脉滴注，并依据血压调节用药量。对于心率较慢或有其他条件限制的，可选择多巴胺持续输注。提高灌注压与缺血部位出血需要慎重权衡，但是在大多数情况下，升压对急性脑缺血是有保护作用的。

2. 控制性降压

术中及时、准确地根据需要调控血压，使颅内血流动力学达到最优将大大有利于手术操作，降低并发症的发生率。较大 AVM、动脉瘤栓塞术中或大动脉闭塞性试验时采用控制性降压以增加栓塞的准确性、降低破裂发生率或检测脑血管贮备，为永久性球囊栓塞做准备。控制性降压可用于对颈动脉闭塞的患者行脑血管容量测试以及闭合动静脉畸形的滋养动脉前减慢血流速度。选择合适的降压药可以安全、快速地达到理想血压水平，并能够维持患者的生理状态。可根据医师的经验和患者的情况选择用药。

在采用控制性降压时应注意以下几点。①降压的幅度不宜过大，速度不宜过快。

MAP 低于 50 mmHg 时，脑血管对 $PaCO_2$ 的反应性消失，而 MAP 降低大于 40％时，脑血管的自身调节作用消失。对于术前合并动脉硬化、心脑血管疾病的患者，降压幅度应比对基础血压，同时还需要考虑患者的承受能力。②降压效果应恰好出现在栓塞材料脱离时。③清醒患者的降压过程会比较困难，血压的突然下降会让患者感觉不适、恶心、呕吐、难以忍受，因此，降压过程应缓慢，并在实施降压前确保充分氧合，预防性给予抗恶心、呕吐药。清醒患者的高度紧张和焦虑会增高体内儿茶酚胺含量，加之无全身麻醉药额外的降压作用，因此需要加大降压药的剂量。

用于控制性降压的药物应能快速、安全地将血压降至适合的预定目标且药效能快速消失。药物的选择取决于麻醉方式、患者全身状况及血压所需要降低的程度。常用药物包括乌拉地尔、尼卡地平、硝酸甘油、艾司洛尔、拉贝洛尔。

3. 常用血管活性药物

（1）乌拉地尔：又称亚宁定，具有外周和中枢双重作用机制。外周作用于突触后膜 α_1 受体，降低外周血管阻力，扩张血管，中枢激活 5-HT 受体，降低延髓心血管中枢交感反馈调节作用。起效快，作用较温和，无心率增快及反跳性高血压。单次缓慢静脉注射 10～50 mg，降压效果一般在 5 min 内显现，若控制不佳，可重复或静滴。

（2）尼卡地平：又名佩尔，对冠脉和外周血管具有很强的扩张作用，对外周血管的扩张作用类似硝苯地平，但扩张冠脉的作用更强，对脑血管也有较好的扩张作用。主要用于围术期高血压的控制，其优点包括起效快、疗效好、作用时间短、安全性好。静脉 10～30 $\mu g/kg$ 或 1～2 mg，1 min 后血压即开始下降，可维持约 20 min。术中控制血压时起始输注速度为 2.5 $\mu g/$ （kg·min），待血压下降至理想水平后，调至 1 $\mu g/$ （kg·min）维持。急性期颅内出血和颅内高压者禁用。

（3）多巴胺：多巴胺作用于 α_1、β_1 受体和 DA_1 受体，还能促进去甲肾上腺素的释放。剂量为 0.5～2.0 $\mu g/$ （kg·min）时，激活 DA_1 受体，肾脏和肠系膜血管舒张，对肾脏有保护作用；剂量为 2～10 $\mu g/$ （kg·min）时，即可激活 β_1 受体，增强心肌收缩力及心排血量；剂量为 10～20 $\mu g/$ （kg·min）时，同时激活 α_1、β_1 受体，以 α_1 受体介导的血管收缩效应为主，此时肾保护作用消失。当剂量大于 5 $\mu g/$ （kg·min）时，即促进内源性去甲肾上腺素释放，作用于心脏。

（4）去氧肾上腺素和甲氧明：均为选择型 α_1 受体激动剂，常用于心排血量正常而需收缩外周血管升高血压的患者。去氧肾上腺素静脉给药作用迅速，作用时间一般为 5～10 min。可单次注射 40～100 μg，也可以 10～20 $\mu g/min$ 持续输注。甲氧明作用时间相对较长，一般在 30～60 min，可静脉注射单次 5～10 mg。

（5）硝酸甘油：最初用于心绞痛的治疗，现也多用于心功能不全的治疗和控制性降压。硝酸甘油一方面降低心肌耗氧量，恢复心肌对氧的供需平衡；另一方面扩张静脉，减少回心血量，从而降低心室的充盈压和减少舒张末期容积。用于控制性降压时，起始可静注 1～2 $\mu g/kg$，后以 0.5～5 $\mu g/$ （kg·min）维持。停药后血压可回升。0.25～1 $\mu g/$ （kg·min）的输注剂量对心功能不全、心肌梗死有较好治疗效果。

（6）艾司洛尔：为 β 受体阻滞剂，用于围术期短时降低心率或病重患者。其作用时间段，峰效应在注射后 5～10 min 出现，持续时间为 20～30 min。单次静脉注射 0.5 mg/kg可用于抑制气管插管的心血管反应。当用于治疗室上性心动过速时，先静推 500 μg/kg（时长大于 1 min），再使用 50 μg/（kg·min）持续使用 4 min。若仍未控制，可再重复。必要时，静脉输注速度可增至 200～300 μg/（kg·min）。图 9-6 为术中常备的血管活性药物。

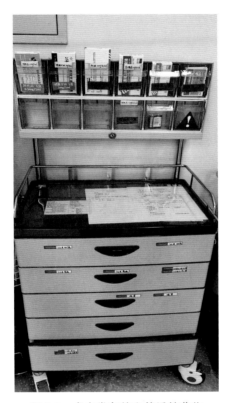

图 9-6　术中常备的血管活性药物

4. 术中并发症

麻醉医师在术前应综合考虑各方面因素并做好术中急救准备。发生紧急情况时，麻醉医师的首要任务是维持气体交换，即保持气道通畅，同时应判断是否出现出血或栓塞等并发症，其次应与外科医师及时沟通、商讨措施并协作处理，必要时及时寻求上级医师的帮助。

如并发症出现于手术刚结束时，可能需要进一步做 CT、MRI 等检查。基于对检查的需要和患者并发症的考虑，无论是全身麻醉还是监护麻醉，应继续维持麻醉，同时应全面考虑手术室外麻醉所强调的各项内容。

出现血管栓塞时，不论是否直接溶栓均需要通过升压来增加末梢灌注。出血时应立即停用肝素，并用鱼精蛋白进行拮抗。每 1 mg 鱼精蛋白用来拮抗 100 U 的肝素，必要时可以通过测定 ACT 来调整用量。应用鱼精蛋白的主要并发症有低血压、过敏反应和肺动脉高压。

清醒患者在致命性大出血前往往会诉头痛、恶心、呕吐及动脉穿破部位的血管疼痛。颅内出血常不会导致意识的迅速消失。造影剂、短暂性局部缺血及癫痫发作后状态均可导致癫痫发作。麻醉状态下或昏迷的患者若突然出现心动过缓、血压升高或术者发现造影剂外渗则说明有出血。血管造影术可以发现大部分的血管破裂。手术医师可以填塞破裂的动脉并停止手术，紧急行脑室引流。

四、术后管理

手术结束后应尽快复苏、尽早拔管。应避免复苏过程中的任何应激、躁动、呛咳和恶心反应。术后患者应送入监护室以监测血压及神经功能，术中及术后均应控制血压。出现并发症后首先应进行 CT 等影像学检查，在运送及进行影像学检查时均应进行监护。

血压的监控仍很重要。对于颅内高血流病变实施栓塞治疗的，术后 24 h 应将 MAP 维持在低于术前基础值 15%～20% 的水平，以防止脑水肿、出血或过度灌注综合征；而对有阻塞或血管痉挛性并发症的则建议将 MAP 维持在高于正常值 20%～30% 的水平以维持脑灌注压。长期低血压或缺血的血管再灌注时，往往会引起颅内出血或脑水肿。血管成形术及 CEA 术颅内出血或脑水肿的发生率约为 5%，AVM 或 DAVF 栓塞术的发生率较低。虽然机制未明，但与脑内高灌注及术后血压不易控制有关。

由于术中应用的高渗性造影剂有大量利尿的作用，术后维持液体容量很重要。需要仔细观察穿刺点，及时发现血肿。术后的恶心、呕吐发生率高可能与术中应用造影剂和麻醉剂有关，可以给予氟哌利多、恩丹西酮等处理。

五、特殊体位的全身麻醉手术

颅内及脊髓病变的手术根据原发位置的不同采取各种不同的手术体位。体位直接决定术中手术入路的操作空间及术者的舒适度，对手术效果有着至关重要的作用，根据文献报道，神经外科常用的体位包括仰卧位、侧卧位、俯卧位、协和式飞机体位、侧俯卧位或公园长椅卧位、坐位、半坐位等。不同的术者对于体位的摆放会有些区别，神经外科手术开始前体位变换需包括 3 个部分内容：头部的位置、颈部的旋转及屈曲（伸展）、躯干位置的确认。躯干摆放应先于头部，通过头及颈部的屈伸、旋转和手术床的侧斜来变换和最终确定头位。

（一）仰卧位

头部均需抬到高于心脏水平位置 20 cm 处。在仰卧位进行麻醉诱导，通过给予合理的药物使用和液体补充，患者一般不会产生严重的心血管不良反应。仰卧位时气管插管移位的风险较小，肺部的功能残腔可以通过轻微调高上半身来保留，注意造影机器变动时呼吸管道管理和呼吸参数调整，一般呼吸系统安全系数高。

（二）俯卧位、侧俯卧位和跪俯卧位

用于颅后窝、颈椎、胸椎、腰椎（肿瘤）、脊髓血管病等处手术。包括水平俯卧位

和屈髋俯卧位,后者应用较少。患者腹部着床,头及肩下垫小枕,胸部两侧、髂部、耻骨联合、两小腿胫前各放置软垫。头部位置应视手术部位而定,颈椎手术应以专用头架由外科医师固定头位,而其他部位的手术一般将头部前额及两侧颞部为支点置于U型硅胶头垫上,眼和口鼻部置于头垫的空隙处(图 9-7~图 9-9 和视频 9-1)。

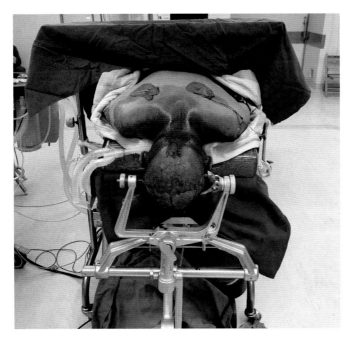

图 9-7 颅脑俯卧位手术

视频 9-1

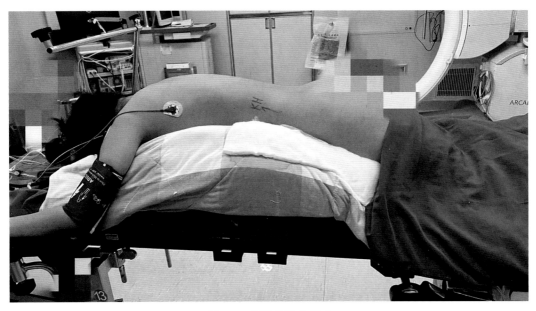

图 9-8 脊髓俯卧位手术

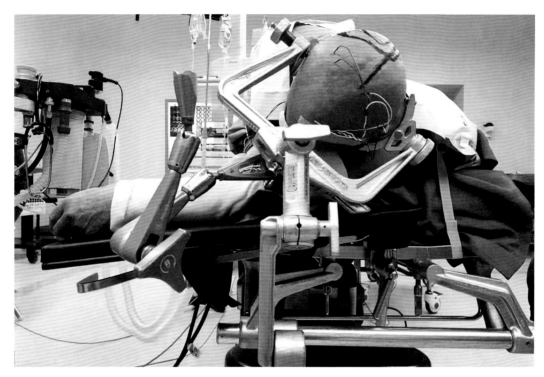

图 9-9　颅脑侧俯卧位手术

1. 特点

（1）手术时取俯卧位，而手术部位高于其他部位，此体位对呼吸和循环的影响较大，且有发生空气栓塞的危险。

（2）颈椎病变使头部活动受限，气管内插管较困难；胸椎腰椎病变也可能给椎管内麻醉的穿刺带来困难。

（3）脑肿瘤多入路时手术创伤大，失血可能较多。

（4）合并不同程度脑出血或者截瘫患者、有长期卧床病史者，麻醉时可能影响其心肺功能。

2. 注意事项

（1）脑脊髓手术患者的插管是在平卧位下常规诱导插管的。最好采用抗压、抗折的加强型气管导管，以防止体位改变后导管受压而变形、堵塞。气管插管要固定牢固，深度要适当。俯卧位后气管插管要移进气管一点，所以插管深度可以适当减浅。气管导管不宜用单纯的胶布固定，可以采用"口内疙瘩法"来固定。此方法虽然可以在一定程度上防止气管导管的脱出，但还是有可能使气管导管向气管深部移动一段距离。实践中两种方法联合固定要更稳妥一些。

（2）脑脊髓手术患者全身麻醉后，先是仰卧位再翻身成俯卧位。确定好翻转的方向，根据方向将所有导管及设备导线预留出足够长度，不够长的暂时撤掉。有时是插管后即刻翻身，有时是麻醉平稳中翻身，对血流动力学不稳定者，需在俯卧位通气前评估体位改变可能对血流动力学造成的影响并做好相应准备，如准备好血管活性药物、输液或抗心律失常药物等。避免一些压力性损伤，转换俯卧位后使患者头偏向一侧并用头圈固定可以更加直观地观察患者呼吸管道的情况，尤其是注意观察气管导管与舌头及口唇之间是否存在挤压、卷曲的情况。还有就是重点检查"减压部位"（眼部、额部、脸颊、手部、髂部、膝盖、足部、脚趾、肩部、肘部胸前区会阴部），使用泡沫型减压敷料，注意保护患者眼部，每 1～2 h 更换头部方向 1 次。

（3）防止并发症的发生。俯卧位通气过程中还可能发生视神经和周围神经损伤、面部水肿等并发症，俯卧位时应确保呼吸道通畅，防止导管扭折、脱出或滑入。在体位变更前后均应检查导管的位置。在头高位时，血压不宜维持过低，以免发生脑供血不足。只要血流动力学稳定，俯卧位在维持肺容量和氧合方面更有优势。俯卧位通气是一种重要的治疗 ARDS 的辅助措施，俯卧位通气使肺内通气改善，从而改善氧合。

3. 麻醉前准备

（1）术中可能会有空气栓塞、呼吸受限等情况出现，麻醉前应当对患者的心肺功能等做出评估，完善手术前的各项准备工作。

（2）手术创伤大时，失血会较多，尤其是颅骨颌面部渗血或椎管内出血很难控制，应有充分预估和准备。

（3）如手术患者已卧床较长时间，应注意防止下肢静脉血栓的形成。

4. 麻醉方法

特殊体位情况下，麻醉方法一般选择全身麻醉。经鼻、经口气管插管应选择加强型的弹簧管，可视喉镜或纤维支气管镜应随时可及。诱导前可使用长托宁防止腺体分泌，序贯治疗使用咪达唑仑、依托咪酯、舒芬太尼、肌松药罗库溴铵诱导。插管时应保证血流动力学稳定。气管插管深度在气管导管套囊过声门 2～3 cm 为宜，一般成年男性为气管导管尖端距门齿 22～24 cm，女性则为 20～22 cm；经鼻插管应该较经口插管长 3～4 cm。诱导后可根据手术需求和患者情况进行深静脉和外周动脉穿刺，检测中心静脉压和动脉压。鉴于需要摆放体位，可以在接通维持麻醉药物之前，使用丙泊酚（1～2.5 mg/kg）单次加深麻醉。摆放好体位后，再接通维持麻醉药物，通常使用七氟醚，或全凭静脉麻醉（如丙泊酚、瑞芬太尼复合静脉麻醉），或静吸复合麻醉。适时给予肌松药物。根据情况使用血管活性药物。

5. 麻醉后拔管

常规的麻醉后拔管为转为平卧位后拔管。需要注意的是，一般情况下，此时手术进程接近尾声，麻醉有可能已经变浅，翻身前建议适当加深麻醉。非常规的俯卧位下拔管不做推荐，原因如下。①俯卧位下吸痰不是很方便。虽然口咽内液体可以顺口角流出，但不是全部。②俯卧位下观察瞳孔变化或者观察皱眉、睁眼等情况不方便，对判断意识恢复可能会有影响。③用瑞芬维持并逐渐减量的拔管方法，往往患者是"一叫就醒"且俯卧位下手臂位于头部周围的"线路及管路密集区"，需防止患者因躁动而拔线或拔管，更需要重视的问题是在拔管前，必须制订及准备好相应的气道管理计划，预估患者可能出现的呼吸抑制或氧供受限、气道管理困难、呼吸循环不稳定或急需再次插管的情况，并准备好相应的设备（随手可及）与药物（抽好备用），尤其是对于肥胖患者或者已经证实存在困难气道的患者。

（三）侧卧前倾位

主要用于神经外科手术，有时也用于背部和颈部的手术。在侧卧位的基础上再将患者躯体向前倾斜45°左右。下方的下肢保持伸展，上方的下肢维持髋膝屈曲位，在两下肢之间垫一块软垫。在下侧胸壁靠近腋窝处垫软枕，腋窝与软枕之间以能插入手掌为宜，以防腋窝部的血管和神经受压。双臂平行向前下方伸直，两肩尽量靠近手术台的边缘并与尾侧垂直，两臂之间以双层支架固定。头颈部与躯体保持正常关系，头部稍向前屈，一般都以特殊支架固定。

（四）坐位

坐位（图9-10～图9-12和视频9-2）主要用于颅后窝及颈脊髓等部位的手术。手术台上1/3部分置于头高45°，中1/3部分置于头低45°，而下1/3部分置于脚低10°～15°。患者坐于手术台上、中1/3交界处，而小腿放在下1/3处。头部以特殊支架支撑和固定，保持头屈曲位，使颈后部伸直，但下颌与胸骨之间应保持一定距离，一般以两指为宜，以防脊髓缺血损伤。两上肢的上臂应固定在躯体两旁，避免重力作用使上肢过度外展导致臂丛神经损伤。在坐骨、腘窝及足跟部位都应以厚软垫或凝胶垫加以保护，以免因压迫而损伤局部组织、神经或血管。

坐位手术的优点是术野暴露好，有利于手术操作；静脉回流好，可减少术野渗血，减轻面部水肿；脑脊液引流通畅，有利于降低颅内压；有利于呼吸道的管理，尤其是气管插管的管理；有利于观察面部对脑神经刺激时的反应。颅后窝坐位全身麻醉患者应先行气管插管，双下肢缠弹性绷带后再置于手术椅上，做好前额及双上肢支架固定，防止眼部挤压伤。坐位手术对患者呼吸和循环影响较大，应加强麻醉管理，避免颈部屈曲、气管导管打折导致气管梗阻，尤其是在脑干部位操作或刺激颅内神经时，更容易引起血压和心律的剧烈变化。由于脑的位置处于最高位，容易发生与体位相关的脑灌流量不足和脑缺血；因手术位置高于心脏，颅内静脉压力低于大气压，当静脉开放时容易发生静脉气栓。因此，应该根据患者的具体情况和手术条件，以决定是否采取坐位手术。

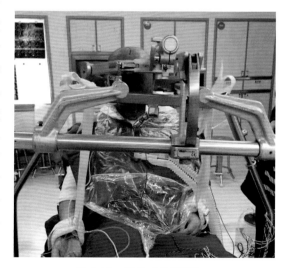

图 9-10　坐位（前面观）

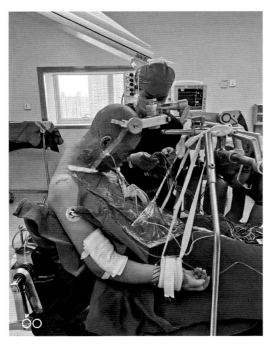

图 9-11 坐位（侧面观）

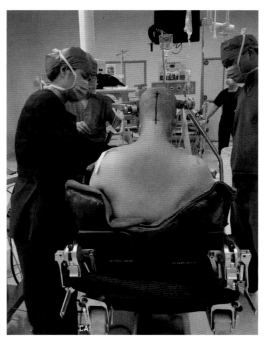

图 9-12 坐位（后面观）

视频 9-2

参 考 文 献

［1］ SANDOVAL-GARCIA C，YANG P，SCHUBERT T，et al.Comparison of the Diagnostic Utility of 4D-DSA with Conventional 2D-and 3D-DSA in the Diagnosis of Cerebrovascular Abnormalities ［J］.AJNR Am J Neuroradiol，2017,38(4):729-734.

［2］ RUEDINGER K L，SCHAFER S，SPEIDEL M A，et al.4D-DSA：Development and Current Neurovascular Applications［J］.American journal of neuroradiology：AJNR，2021,42(2):214-220.

［3］ HARTEVELD A A，VAN DER KOLK A G，ZWANENBURG J J，et al.7-T MRI in Cerebrovascular Diseases：Challenges to Overcome and Initial Results［J］.Top Magn Reson Imaging，2016,25(2):89-100.

［4］ VAN ROOIJ W J，SPRENGERS M E，DE GAST A N，et al.3D rotational angiography：the new gold standard in the detection of additional intracranial aneurysms［J］.Am J Neuroradiol，2008,29(5)：976-979.

［5］ DAVIS B，ROYALTY K，KOWARSCHIK M，et al.4D digital subtraction angiography：implementation and demonstration of feasibility［J］.Am J Neuroradiol，2013,34(10)：1914-1921.

［6］ NATORI Y，RHOTON A L.Transcranial approach to theorbit：microsurgical anatomy.［J］.Journal of Neurosurgery，1994,81(1):78.

［7］ NATORI Y，RHOTON A L.Microsurgical anatomy of the superior orbital fissure.［J］.Neurosurgery，1995,36(4):762-775.

［8］ DANDY，WALTER E.Prechiasmal Intracranial Tumors of the Optic Nerves［J］.American Journal of Ophthalmology，1922,5(3):169-188.

［9］ HASSLER W E，EGGERT H R.Extradural and intradural microsurgical approaches to lesions of the optic canal and the superior orbital fissure［J］.Acta Neurochirurgica，1985,74(3-4):87-93.

［10］ HOUSEPIAN，EDGAR M.Microsurgical anatomy of the orbital apex and principles of transcranial orbital exploration.［J］.Clin Neurosurg，1978,25:556-573.

［11］ ELIAS W I，CHADDUCK J B，ALDEN T D,et al.Framless stereotaxy for transsphenoidal surgery［J］.Neurosurgery,1999,45(2)：271-277.

［12］ ALLEYNE C H JR，BARROW D L，OYESIKU N M，Oyesiku N M.Combined transsphenoidal and pterional craniotomy approach to giant pituitary tumors［J］.Surg Neurol，2002,57(6)：380-390.

［13］ WACKYM P A,KING W A,POE D S,et al.Adjunctive use of endoscopy during.acoustic.neuroma,surgery［J］.Laryngoscope,1999,109(8):1193-1201.

［14］ KING WA,WACKYM PA.Endoscope-assisted surgery for acoustic neuromas (vestibular schwannomas)：early experience using the rigid Hopkins telescope［J］.Neurosurgery,1999,44(5):1095-1100.

［15］ MIYAZAKI H,DEVEZE A,MAGNAN J.Neuro-otologic surgerythrough minimally invasive retrosigmoid approach：endoscope assisted. microvascular. decompression，vestibular. neurotomy，and tumor removal[J].Laryngoscope,2005,115(9):1612-1617.

[16]　LOW W K.Enhancing hearing preservation in endoscopic-assisted excision of acoustic neuroma via the retrosigmoid approach[J].J Laryngol Otol,1999,113(11):973-977.

[17]　KONOVALOV A N，PITSKHELAURI D I.Principles of treatment of the pineal region tumors [J].Surg Neurol，2003,59(4):250-268.

[18]　GOKALP H Z，YUCEER N，ARASIL E，et al.Tumours of the lateral ventricle[J].A retrospective review of 112 cases operated upon 1970-1997. Neurosurg Rev，1998，21(2-3)：126-137.

[19]　HUSSEIN S. Operative management of trigono-atrial lesions[J].Zentralbl Neurochir.1998，59(4)：243-255.

[20]　DANDY W E.Benign Encapsulated Tumors in the Lateral Ventricles of the Brain：Diagnosis and Treatment[J].Ann Surg，1933，98(5):841-845.

[21]　POPPEN J L.The right occipital approach to a pinealoma[J].J Neurosurg，1966，25(6)：706-710.

[22]　ANDERSON R C，GHATAN S，FELDSTEIN N A.Surgical approaches to tumors of the lateral ventricle[J].Neurosurg Clin N Am，2003，14(4)：509-525.

[23]　MAZZA M，DI RIENZO A，COSTAGLIOLA C，et al.The interhemispheric transcallosal-transversal approach to the lesions of theanterior and middle third ventricle：surgical validity and neuropsychologicalevaluation of the outcome[J].Brain Cogn，2004，55(3)：525-534.

[24]　WEN H T，RHOTON A L JR，DE OLIVEIRA E. Transchoroidal approach to the third ventricle：an anatomic study of thechoroidal fissure and its clinical application.Neurosurgery[J]. Neurosurgery，1998，42(6)：1205-1217.

[25]　MOHAMMADIAN R，ASGARI M，SATTARNEZHAD N，et al. Endovascular treatment of very small and very.1arge ruptured aneurysms of the anterior cerebral circulation：a single-center experience[J].Cerebrovase Dis,2013,35(3):235-240.

[26]　MCCORMICK P C，POST K D，STEIN B M.Intradural extramedullary tumors in adults[J]. Neurosurg Clin N Am，1990，1(3):591-608.

[27]　SOO M Y.Chordoma：review of clinicoradiological features and factors affecting survival[J].Australas Radiol，2001,45(4):427-434.

[28]　RATLIFF J K，COOPER P R.Cervical laminoplasty：a critical review[J].J Neurosurg,2003,98(3):230-238.

[29]　KANG E，LEE K H，PARK J H. Comparison of Two Methods of Anesthesia Using Patient State Index：Propofol Versus Sevoflurane During Interventional Neuroradiology Procedure[J]. Anesth Pain Med，2019，9(2)：e87518.

[30]　马廉亭,杨铭,李俊,等.DSA 影像融合后处理新技术进展及其在神经外科的应用[J].中国临床神经外科杂志，2013，18(10):626-629.

[31]　向伟楚,李欢欢,李国栋,等."双血管三维影像整合"对脑血管病诊治评估的价值[J].中国临床神经外科杂志，2015，20(1):1-4.

[32]　向伟楚,杨铭,李俊,等.DSA 与 MRI 或 MRA 双三维影像融合技术要点及在颅内动脉瘤诊治中的应用[J].中国临床神经外科杂志，2015，20(2):65-70.

[33] 蔡明俊,丁建军,刘军,等.三维影像融合在软脑膜动静脉瘘诊断与治疗中的应用价值[J].中国临床神经外科杂志,2015,20(3):129-133.

[34] 盛柳青,李俊,陈刚,等.MRI与DSA三维影像数据输入神经导航融合行脑深部血管病直视手术的探讨[J].中国临床神经外科杂志,2015,20(4):193-197.

[35] 宋健,刘敏,丁慧超,等.术前MRI与Dyna-CTA三维影像融合对微血管减压术难易程度的评估价值[J].中国临床神经外科杂志,2015,20(10):597-599.

[36] 李欢欢,李俊,陈刚,等.平板DSA"双容积重建"评估颈内动脉颅内段管壁钙化及临床应用研究[J].中华神经外科杂志,2013,29(11):1143-1146.

[37] 盛柳青,李俊,李国栋,等.双血管融合技术在硬脑膜动静脉瘘诊断和手术计划中的应用[J].中华神经外科杂志,2015;31(8):768-771.

[38] 闫林海,潘力,杨铭,等.4D-DSA在脑动静脉畸形影像学评估中的应用[J].中国临床神经外科杂志,2020,25(3):134-137.

[39] 张敏,杨铭,潘力,等.4D-DSA在硬脑膜动静脉瘘诊治中的应用[J].中国临床神经外科杂志,2020,25(3):129-133.

[40] 向伟楚,李俊,吴婷婷.三维成像DSA在脑血管病诊断和治疗中应用价值的研究[J].华南国防医学杂志,2007,12(4):205-207.

[41] 杨铭,马廉亭.硬脑膜动静脉瘘治疗的新进展[J],中国临床神经外科杂志,2007,12(5):314-318.

[42] 李俊,陈刚,向伟楚,等.血管造影计算机断层成像在脑血管病诊治中应用价值的研究[J].中国临床神经外科杂志,2008,13(9):520-523.

[43] 盛柳青,李俊,陈刚,等.前交通动脉复合体临床解剖学的3D-DSA研究[J].中国临床神经外科杂志,2012,17(3):151-153.

[44] 姚国杰,秦尚振,马廉亭,等.Hunt-Hess Ⅳ、Ⅴ级颅内动脉瘤手术治疗的分析[J].中国临床神经外科杂志,2013,18(11):672-674.

[45] 潘力,杨铭,马廉亭,等.儿童颈内动脉创伤性假性动脉瘤的覆膜支架治疗[J].中国临床神经外科杂志,2013,18(12):720-722.

[46] 祝源,杨铭,潘力,等.椎动脉动静脉瘘的血管内治疗[J].中国临床神经外科杂志,2014,19(5):266-268.

[47] 马廉亭.脊髓血管造影诊断脊髓血管疾病的进展[J].中国临床神经外科杂志,2016,21(3):129-135.

[48] 马廉亭.SDAVF与SPAVF的诊治与鉴别[J].中国临床神经外科杂志,2016,21(7):385-393.

[49] 马廉亭,向伟楚,李国栋.动态三维融合立体解剖影像成像技术的创新与命名[J].中国临床神经外科杂志,2017,22(2):123-128.

[50] 马廉亭.微创神经外科学[M].河南:郑州大学出版社,2005.

[51] 马廉亭,杨铭.脑脊髓血管病血管内治疗学[M].2版.北京:科学出版社,2010.

[52] 马廉亭,向伟楚.神经系统疾病三维影像融合技术、应用及图谱[M].湖北:湖北科学技术出版社,2016.

[53] 马廉亭,杨铭,李俊,等.DSA与Dyna-CT、MRI影像融合新技术在脑脊髓血管病中的应用[J].中华脑血管病杂志(电子版),2014,8(2):30-37.

[54] 张运宏,高永中,肖利华,等.颅眶显微外科解剖学研究及其手术入路探讨[J].中华神经外科杂志,1999(2):105-108.

[55] 苏家豪,林少华,王辉,等.开颅视神经减压术与内镜下视神经减压术疗效的 Meta 分析[J].中国现代医学杂志,2018,28(27):64-70.

[56] 周定标,段国升,张纪,等.颅眶部肿瘤及其手术治疗[J].解放军医学杂志,1990(5):321-323.

[57] 马生辉,向伟楚,谢天浩,等.颅眶手术入路双容积融合影像的临床应用解剖学研究[J].中国临床神经外科杂志,2020,25(2):66-69.

[58] 张秋航,倪志立.经鼻内窥镜垂体瘤切除术[J].中国微侵袭神经外科杂志,2001,6(2):76-78.

[59] 王忠诚.神经导航系统的应用现状及发展前景[J].中华神经外科杂志,1998,14(1):197-198.

[60] 张亚卓,王忠诚.神经内窥镜技术的临床应用[J].中华神经外科杂志,2000,16(1):3-7.

[61] 章翔,张剑宁,曹卫东,等.神经内镜下经单鼻孔-蝶窦摘除大型垂体腺瘤[J].中华神经外科疾病研究杂志,2004,3(6):497-500.

[62] 郝文文,彭玉平.神经内镜下经鼻蝶手术入路的研究进展[J].中华神经医学杂志,2016,15(6):639-643.

[63] 陈明振,何东升.经蝶窦切除垂体瘤手术并发症的防治[J].临床外科杂志,2004,12(4):203-204.

[64] 田广永,徐达传,彭志强.内镜下乙状窦前后入路的临床解剖学比较研究[J].中国临床解剖学杂志,2007,25(5):485-488.

[65] 王玉海,王春莉,卢亦成.经颞骨岩部乙状窦前入路处理岩斜区病变的应用解剖[J].中国临床解剖学杂志,2003,21(6):545-548.

[66] 江涛,王忠诚,于春江,等.经岩骨乙状窦前入路-骨迷路与面神经管保护的解剖与临床研究[J].中国微侵袭神经外科杂志,2000,5(2):65-68.

[67] 彭志强,田广永,何永垣,等.神经内镜辅助下乙状窦前迷路后锁孔入路处理岩斜区病变的应用解剖研究[J].中华神经医学杂志,2009,8(8):810-812.

[68] 张亚卓,刘恩重,江涛.脑室外科学[M].1 版.北京:中国协和医科大学出版社,2001.

[69] 刘雪松,毛庆,刘艳辉.经额胼胝体-穹隆间入路切除第三脑室肿瘤[J].华西医学.2006,21(4):674.

[70] 祝斐,黄新,陈谦学,等.神经内镜在侧脑室脑膜瘤显微手术中的应用[J].中国临床神经外科杂志,2008,13(3):146-148.

[71] 申明峰,李家亮,梁树新,等.经胼胝体入路切除侧脑室及第三脑室肿瘤[J].中华神经外科杂志,1999,15(4):59-60.

[72] 陈菊祥,卢亦成,孙克华,等.侧脑室胶质瘤的显微外科手术策略[J].中华神经医学杂志,2007,(11):1143-1147.

[73] 赵春生,朱凤仪,江晓春,等.经胼胝体-穹隆间入路显微手术切除第三脑室肿瘤[J].中华显微外科杂志,2006,29(4):257-259.

[74] 黎介寿,吴孟超,段国升,等.手术学全集:神经外科卷[M].北京:人民军医出版社,2004.

[75] 康得智,吴喜跃,林元湘,等.颅后窝肿瘤术后早期急性脑积水[J].中国临床神经外科杂志,2000,5(2):88-89.

[76] 赵孟尧,郝文清,周晓平.扩大外侧入路切除枕大孔前及前外侧肿瘤(J].中华神经外科杂志,1995,11(5):284-286.

[77]　刘道坤,蔡用武,陈长.枕骨大孔区肿瘤[J].中华神经外科杂志,1995,11(3):129-130.

[78]　张玉琪,王忠诚,马振宇,等.儿童后颅窝肿瘤手术入路及骨瓣复位[J].中华神经外科杂志,1998,
　　　14(5):266-268.

[79]　杨立庄,杨海成,马东营,等.重型破裂脑动脉瘤的手术治疗[J].中华神经外科杂志,2008,24:
　　　848-850.

[80]　段国升,朱诚.神经外科手术学[M].北京:人民军医出版社,2004.

[81]　王永和,刘维生,卜振富,等.颅内多发动脉瘤的诊断和显微外科治疗[J].中华显微外科杂志,
　　　2010,33(6):512-514.

[82]　李俊,张戈,陈刚,等.非优势供血侧翼点入路手术夹闭前交通动脉瘤(附 12 例报告)[J].中国临床
　　　神经外科杂志,2011,16(6):327-332.

[83]　陈刚,李俊,徐国政,等.翼点与纵裂联合入路手术治疗大脑前动脉－胼周动脉瘤[J].中国临床神
　　　经外科杂志,2009,14(5):260-262.

[84]　伍杰,杨铭,潘力,等.颅内破裂动脉瘤合并脑内血肿的复合手术治疗[J].中国临床神经外科杂志,
　　　2016,21(4):193-195.

[85]　陶海鹰,陈家禄.脊柱外科手术入路与技巧[M].北京:人民军医出版社出版,2013.

[86]　王锡阳,周炳炎,李伟伟,等.肿瘤切除同时后路内固定手术治疗胸腰椎肿瘤[J].实用骨科杂志,
　　　2011,17(1):1-6.

[87]　林国中,马长城,吴超.显微镜下微通道锁孔技术在椎管肿物手术中的应用[J].中国微创外科杂
　　　志,2019,19(6):494-497.

[88]　马长城,王振宇.半椎板切除入路治疗颈椎管哑铃型肿瘤[J].中国微创外科杂志,2001,1(6):
　　　336-337.

[89]　林国中,王振宇,谢京城,等.半椎板入路显微手术治疗颈椎椎管内肿瘤[J].中国临床神经外科杂
　　　志,2010,15(7):390-392.

[90]　李欢欢,宋雪倩,陈迎春,等.复合手术治疗硬脊膜外动静脉瘘合并硬脊膜动静脉瘘 1 例并文献复
　　　习[J].中国临床神经外科杂志,2020,25(10):667-669.

[91]　马廉亭,杨铭,潘力,等.避免脊髓血管病误诊的新见解及对策[J].中国临床神经外科杂志,2021,
　　　26(11):817-822.

[92]　周龙,陈谦学,王军民,等.颅颈交界区血管病 2 例[J].中国临床神经外科杂志,2022,27(5):
　　　422-423.

[93]　王伟,王毅,王东,等.复合手术室在硬脊膜动静脉瘘手术治疗中的应用[J].中华医学杂志,2017,
　　　97(11):814-816.

[94]　甄英伟,周国胜,郭社卫,等.复合手术在脑和脊髓血管病治疗中的初步应用[J].中华神经外科杂
　　　志,2019,35(5):498-503.

[95]　蔡宏伟,周艳平,杜珊,等.不同剂量异丙酚对脑血流动力学的影响[J].临床麻醉学杂志,2000,16
　　　(8):390-392.

[96]　邓小明,姚尚龙,于布为,等.现代麻醉学[M].5 版.北京:人民卫生出版社,2020.

[97]　张鹏,侯景利,魏敬松,等.鼻咽通气道在脑血管造影术中的临床应用[J].西南军医,2016,18(4):
　　　349-350.

[98]　周颖奇,单培佳,周建光,等.丙泊酚静脉麻醉在脑血管造影检查中的应用[J].疑难病杂志,2009,8

(7):409-411.

[99] 李坤,秦明哲,黎笔熙,等.右美托咪定用于全脑血管造影检查的临床观察[J].中国医师进修杂志,2013,36(36):7-10.

[100] 秦明哲,黎笔熙,甘国胜,等.小剂量异丙酚复合右美托咪定在脑血管造影术中的应用[J].中国临床神经外科杂志,2013,18(7):407-410.

[101] 阮剑辉,张燕辉,甘国胜,等.帕瑞昔布钠用于脑血管造影术辅助麻醉效果观察[J].人民军医,2012,55(3):229-231.

[102] 熊国强,贾军,黄仁健,等.异丙酚和依托咪酯在颅脑手术中的脑保护作用[J].实用神经疾病杂志,2005,8(4):13-14.